国家卫生健康委员会"十四五"规划教材
全国高等学校配套教材
供基础、临床、预防、口腔医学类专业用

U0591710

妇产科学
学习指导与习题集

第**4**版

主　编　李雪兰　崔保霞

副主编　薛凤霞　王子莲

编　委　（以姓氏笔画为序）

马宏伟	四川大学	孙路明	同济大学	哈春芳	宁夏医科大学
王子莲	中山大学	李科珍	华中科技大学	贺　芳	广州医科大学
王丽娟	中山大学	李笑天	深圳大学	贺小进	安徽医科大学
王彦龙	厦门大学	李雪兰	西安交通大学	秦莹莹	山东大学
王晓黎	海南医科大学	李维丽	南方医科大学	顾蔚蓉	复旦大学
王颖梅	天津医科大学	杨　红	空军军医大学	郭　丰	南通大学
王新宇	浙江大学	杨　清	中国医科大学	郭　清	河北医科大学
邓　姗	中国医学科学院	时青云	首都医科大学	崔竹梅	青岛大学
	北京协和医学院	何　津	吉林大学	崔保霞	山东大学
包州州	上海交通大学	宋　坤	山东大学	梁斯晨	北京大学
冯　玲	华中科技大学	张　瑜	中南大学	程文俊	南京医科大学
任琛琛	郑州大学	邵小光	大连大学	谭文华	哈尔滨医科大学
刘　丹	西安交通大学	林永红	电子科技大学	薛凤霞	天津医科大学
刘　铭	同济大学	周　玮	重庆医科大学	魏　瑷	北京大学
许君芬	浙江大学	胡　争	武汉大学		
孙　阳	福建医科大学	胡丽娜	重庆医科大学		

编写秘书　刘　丹　（兼）

人民卫生出版社

·北　京·

图书在版编目（CIP）数据

妇产科学学习指导与习题集 / 李雪兰，崔保霞主编.
4 版. -- 北京 ：人民卫生出版社，2025. 3. --（全国高等
学校五年制本科临床医学专业第十轮规划教材配套教材）.
ISBN 978-7-117-37741-6

Ⅰ. R71

中国国家版本馆 CIP 数据核字第 2025KE8869 号

人卫智网	www.ipmph.com	医学教育、学术、考试、健康，购书智慧智能综合服务平台
人卫官网	www.pmph.com	人卫官方资讯发布平台

妇产科学学习指导与习题集
Fuchankexue Xuexi Zhidao yu Xitiji
第 4 版

主　　编：李雪兰　　崔保霞
出版发行：人民卫生出版社（中继线 010-59780011）
地　　址：北京市朝阳区潘家园南里 19 号
邮　　编：100021
E - mail：pmph @ pmph.com
购书热线：010-59787592　010-59787584　010-65264830
印　　刷：保定市中画美凯印刷有限公司
经　　销：新华书店
开　　本：787×1092　1/16　印张：20
字　　数：525 千字
版　　次：2008 年 7 月第 1 版　　2025 年 3 月第 4 版
印　　次：2025 年 4 月第 1 次印刷
标准书号：ISBN 978-7-117-37741-6
定　　价：65.00 元

打击盗版举报电话：010-59787491　E-mail：WQ @ pmph.com
质量问题联系电话：010-59787234　E-mail：zhiliang @ pmph.com
数字融合服务电话：4001118166　E-mail：zengzhi @ pmph.com

前言

为建设一流医学核心教材，培养高素质医疗卫生人才，推动医药卫生事业发展，全国高等学校五年制本科临床医学专业规划教材第十轮修订工作于 2023 年 6 月正式启动。新一轮教材以全球医学教育和国家医学教育标准、培养合格执业医师为目标，注重体现素质教育和创新能力与实践能力的培养，充分利用现代化教学手段，打造医学精品教材。《妇产科学》（第 10 版）在传承《妇产科学》第 1~9 版特色和风格基础上，实现妇产科学教材现代化，以充分反映国内外最新学术成就和成熟诊疗理念，传承医学教育"干细胞"教材的优势特色。为了更好地配合教材学习，在遵循新一轮教材修订工作原则和要求的基础上，特编写了《妇产科学学习指导与习题集》（第 4 版），作为《妇产科学》（第 10 版）的配套教材。

本书的编排顺序与《妇产科学》（第 10 版）基本一致。在内容上继承经典，吐故纳新，充分契合《妇产科学》（第 10 版）学习需要，参考新版国家临床医学执业医师考试大纲要求，更好地帮助学生完成对教材学习的自我评价。每章首先以思维导图的方式列出"学习重点难点"，然后分别列出各类习题，包括客观题和主观题两大类。客观题按照国家执业医师资格考试综合笔试采用的 4 种题型（即 A1、A2、A3/A4 和 B1 型题），用以提高学生的临床思维能力，其中，A2、A3/A4 和 B1 型题附有解析；主观题为简答题，用于加强学生对重点内容的掌握。通过随学随测，检测学生对基本理论和基本知识的掌握，提高临床思维能力。全书在每章习题之后，附有"参考答案"，扫描二维码可查看"解析"，所有答案和解析均以《妇产科学》（第 10 版）教材内容为标准。

本书适用于使用《妇产科学》（第 10 版）教材进行教学的教师和学生。通过习题练习，有利于学生更好地掌握和理解教材内容，并熟悉国家执业医师资格考试形式。本书也可作为教师考试出题时的参考和妇产科医师的参考用书。

为体现教学的延续性，本书在《妇产科学学习指导与习题集》（第 3 版）的基础上修订而成，在此特向第 3 版的全体编者致以衷心的感谢。为保证题干和答案的正确性，本书习题由各章节相应编者命题并解答。但内容难免有不妥甚至错误之处，恳请使用本书的广大师生和妇产科同道指正，以便再次修订时纠正和改进。

李雪兰　崔保霞

2024 年 10 月

目录

选择题解析

第一章　女性生殖系统发育与解剖 ·· 1

第二章　女性生殖系统生理 ··· 13

第三章　妊娠生理 ·· 22

第四章　妊娠诊断 ·· 34

第五章　产前检查与孕期保健 ·· 39

第六章　产前诊断与胎儿宫内干预 ·· 46

第七章　妊娠并发症 ··· 50

第八章　妊娠合并内外科疾病 ·· 67

第九章　胎儿异常与多胎妊娠 ·· 83

第十章　胎儿附属物异常 ··· 96

第十一章　正常分娩 ·· 110

第十二章　异常分娩 ·· 123

第十三章　分娩并发症 ·· 142

第十四章　产褥期与产褥期疾病 ·· 155

第十五章　妇科病史及检查 ·· 166

第十六章　外阴色素减退性疾病 ·· 168

第十七章　外阴及阴道炎 ·· 170

第十八章　子宫颈炎 ·· 179

第十九章　盆腔炎性疾病及生殖器结核 ······································ 184

第二十章　性传播疾病 ·· 194

第二十一章　子宫内膜异位症与子宫腺肌病 ·································· 200

第二十二章　女性生殖器官与性发育异常 ···································· 213

第二十三章　盆底功能障碍性疾病与生殖道瘘 ································ 216

第二十四章　外阴及阴道肿瘤 ·· 222

第二十五章　子宫颈肿瘤 ·· 226

第二十六章　子宫体肿瘤 ·· 236

第二十七章　卵巢肿瘤、输卵管肿瘤及腹膜肿瘤 ······························ 247

第二十八章　妊娠滋养细胞疾病 ·· 262

第二十九章　妇科肿瘤基因检测与靶向治疗和免疫治疗 ························ 270

第三十章　生殖内分泌疾病 ·· 273

第三十一章　不孕症与辅助生殖技术 …………………………………………………………… 291

第三十二章　生育规划 …………………………………………………………………………… 294

第三十三章　妇女保健与全生命周期健康管理 ………………………………………………… 299

第三十四章　性及女性性功能障碍 ……………………………………………………………… 303

第三十五章　妇产科常用辅助检查 ……………………………………………………………… 305

第三十六章　妇产科内镜 ………………………………………………………………………… 311

第一章 | 女性生殖系统发育与解剖

学习重点难点

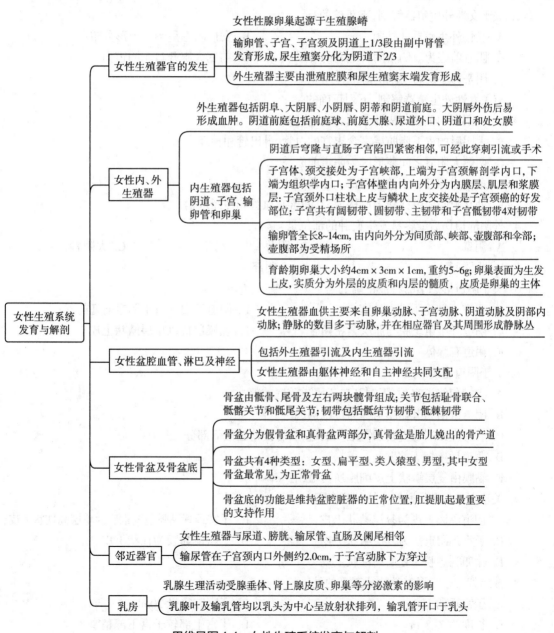

思维导图 1-1　女性生殖系统发育与解剖

习题

一、选择题

【A1 型题】

1. 生殖腺和生殖器向男性发育的决定因素是
   A. X 染色体
   B. Y 染色体上的睾丸决定因子
   C. 抗米勒管激素
   D. 雌激素
   E. 中肾管的存在

2. 关于女性外生殖器解剖,**不正确**的是
   A. 女性外生殖器即外阴
   B. 女性阴毛呈倒三角形分布
   C. 阴道前庭为双侧小阴唇之间的菱形区
   D. 前庭大腺开口于阴道内
   E. 阴蒂为小阴唇前端的海绵体组织

3. 有关女性外生殖器解剖,下列正确的是
   A. 大阴唇内侧面与皮肤不同,无皮脂腺和汗腺
   B. 大阴唇的皮下脂肪层富含丰富的血管、淋巴管和神经
   C. 两侧大阴唇之间菱形区为阴道前庭
   D. 前庭大腺开口于前庭后部大小阴唇之间
   E. 处女膜两面由柱状上皮构成,其间含有血管和神经末梢

4. 外阴部损伤后最容易发生血肿的部位是
   A. 阴阜
   B. 阴蒂
   C. 大阴唇
   D. 小阴唇
   E. 会阴部

5. 关于阴道形态学的特征正确的是
   A. 阴道下端比阴道上端宽
   B. 阴道下端开口于阴道前庭前部
   C. 阴道纤维组织膜与肌层紧密贴合
   D. 黏膜层覆以单层鳞状上皮
   E. 阴道有腺体

6. 关于阴道正确的是
   A. 上端包绕子宫颈,下端开口于阴道前庭前部
   B. 阴道壁由光滑黏膜与弹力纤维构成
   C. 后穹隆顶端与直肠子宫陷凹贴近,后者是盆腔最低部分
   D. 阴道后壁短于前壁
   E. 黏膜由复层鳞状上皮细胞所覆盖,有腺体

7. 关于女性生殖器黏膜上皮**错误**的是
   A. 阴道黏膜上皮为复层鳞状上皮
   B. 子宫颈管黏膜上皮细胞为单层高柱状上皮
   C. 子宫颈阴道部为复层鳞状上皮
   D. 子宫体黏膜为柱状上皮
   E. 输卵管黏膜为复层高柱状上皮

8. 成年妇女子宫形态学特征正确的是
   A. 子宫重约100g
   B. 子宫腔容量20ml
   C. 长度约7~8cm
   D. 子宫上部较子宫下部稍窄
   E. 育龄期妇女宫体与宫颈之比为1∶2

9. 未生育成年妇女的子宫大小一般为
    A. 8cm×5cm×4cm　　　　B. 7cm×5cm×3cm　　　　C. 8cm×6cm×4cm
    D. 5cm×4cm×2cm　　　　E. 5cm×3cm×2cm

10. 子宫最狭窄的部分是
    A. 子宫颈阴道部　　　　B. 子宫颈阴道上部　　　　C. 子宫颈外口
    D. 子宫颈管　　　　E. 子宫峡部

11. 关于子宫峡部形态学特征正确的是
    A. 为子宫较宽的部分
    B. 上端为组织学内口
    C. 非孕期长度约为 2cm
    D. 妊娠期长度不变
    E. 妊娠末期可达 7~10cm,形成子宫下段,成为软产道的一部分

12. 子宫能在盆腔维持在正常位置,主要依靠
    A. 子宫韧带及骨盆底肌和筋膜的支托
    B. 膀胱和直肠的支托
    C. 子宫四对韧带的作用
    D. 骶结节韧带和骶棘韧带的支托
    E. 骨盆的支托

13. 维持子宫体处于前倾前屈位置的韧带是
    A. 子宫圆韧带　　　　B. 子宫阔韧带
    C. 子宫主韧带　　　　D. 子宫骶韧带
    E. 以上四对韧带的共同作用

14. 固定宫颈位置的主要韧带是
    A. 圆韧带　　　　B. 主韧带　　　　C. 骨盆漏斗韧带
    D. 阔韧带　　　　E. 子宫骶韧带

15. 横行于子宫颈两侧和骨盆侧壁之间的韧带是
    A. 圆韧带　　　　B. 阔韧带　　　　C. 主韧带
    D. 子宫骶韧带　　　　E. 卵巢固有韧带

16. 关于子宫阔韧带,说法正确的是
    A. 卵巢被阔韧带包裹
    B. 防止子宫下垂
    C. 维持子宫向前倾斜
    D. 起自子宫体与宫颈交界处,向两侧绕过直肠达第 2、3 骶椎前面的筋膜
    E. 子宫动静脉和输尿管从其基底部穿过

17. 防止子宫脱垂最主要的韧带是
    A. 子宫圆韧带　　　　B. 子宫阔韧带　　　　C. 子宫主韧带
    D. 子宫骶韧带　　　　E. 腹股沟韧带

18. 有卵巢动静脉通过的韧带是
    A. 圆韧带　　　　B. 主韧带　　　　C. 子宫骶韧带
    D. 阔韧带　　　　E. 骨盆漏斗韧带

19. 欲行全子宫加双侧附件切除,**不需要**切断的韧带是
    A. 圆韧带   B. 卵巢固有韧带
    C. 骨盆漏斗韧带   D. 阔韧带
    E. 主韧带

20. 关于输卵管的组织解剖及生理作用正确的是
    A. 全长约 6~8cm   B. 峡部为输卵管腔最狭窄的部分
    C. 伞部有"拾卵"的作用   D. 内层为复层柱状上皮
    E. 输卵管肌肉的收缩不受性激素的影响

21. 受精常发生在以下哪个部位
    A. 子宫体   B. 子宫底
    C. 输卵管壶腹部   D. 输卵管伞部
    E. 卵巢

22. 卵巢表面的组织为
    A. 腹膜   B. 卵巢白膜   C. 卵巢皮质
    D. 结缔组织   E. 生发上皮

23. 关于卵巢形态学的特征正确的是
    A. 成年妇女卵巢重约 10g   B. 卵巢表面无腹膜
    C. 卵巢白膜是一层平滑肌组织   D. 皮质内不含卵泡
    E. 髓质内含数以万计的原始卵泡

24. 右侧卵巢动脉来自
    A. 腹主动脉   B. 髂总动脉   C. 髂外动脉
    D. 髂内动脉   E. 肾动脉

25. 子宫动脉来自
    A. 腹主动脉   B. 髂总动脉   C. 髂外动脉
    D. 髂内动脉   E. 肾动脉

26. 阴道动脉来自
    A. 腹主动脉   B. 髂总动脉   C. 髂外动脉
    D. 髂内动脉   E. 肾动脉

27. 阴部内动脉来自
    A. 腹主动脉   B. 髂总动脉   C. 髂外动脉
    D. 髂内动脉   E. 肾动脉

28. 下列哪项**不是**来自阴部内动脉
    A. 痔下动脉   B. 会阴动脉   C. 阴唇动脉
    D. 阴蒂动脉   E. 膀胱下动脉

29. 下列哪项**不是**女性生殖器血液供应的主要来源
    A. 髂外动脉   B. 卵巢动脉   C. 子宫动脉
    D. 阴道动脉   E. 阴部内动脉

30. 左侧卵巢静脉汇入
    A. 髂总静脉   B. 髂内静脉   C. 髂外静脉
    D. 肾静脉   E. 腹主动脉

31. 关于女性生殖器的淋巴流向正确的是
    A. 腹股沟浅、深淋巴全部汇入髂外淋巴结
    B. 阴道下段淋巴汇入闭孔淋巴结
    C. 阴道上段淋巴汇入腹股沟浅淋巴结
    D. 子宫体两侧淋巴沿圆韧带汇入腹股沟浅淋巴结
    E. 宫底、输卵管、卵巢淋巴大部分汇入髂内外淋巴结

32. 下列有关骨盆的描述，**错误**的是
    A. 骨盆由骶骨、尾骨及左右两块髋骨组成
    B. 骶岬是妇科腹腔镜手术的重要标志之一
    C. 大骨盆是胎儿娩出的骨产道
    D. 骨盆以耻骨联合上缘、髂耻缘及骶岬上缘的连线为界分为假骨盆和真骨盆两部分
    E. 骶尾关节有一定活动度，分娩时尾骨后移可加大出口前后径

33. 分娩过程中，衡量胎先露部下降程度的重要标志是
    A. 坐骨结节　　　B. 坐骨棘　　　C. 骶骨岬
    D. 尾骨尖　　　E. 耻骨联合

34. 我国妇女最常见的骨盆类型是
    A. 漏斗型骨盆　　　B. 男型骨盆　　　C. 扁平骨盆
    D. 类人猿型骨盆　　　E. 女型骨盆

35. 临床**最少见**的女性骨盆类型是
    A. 女型骨盆　　　B. 扁平型骨盆　　　C. 男型骨盆
    D. 类人猿型骨盆　　　E. 混合型骨盆

36. 关于骨盆底形态学特征正确的是
    A. 外层为盆膈　　　B. 内层为泌尿生殖膈
    C. 肛提肌构成骨盆底的大部分　　　D. 球海绵体肌有松弛阴道作用
    E. 肛门外括约肌属盆膈范畴

37. 加强骨盆底托力的肌肉是
    A. 球海绵体肌　　　B. 会阴浅横肌　　　C. 肛门括约肌
    D. 会阴深横肌　　　E. 肛提肌

38. 关于输尿管解剖正确的是
    A. 在骶髂关节处跨髂外动脉起点的前方进入腹腔内
    B. 在位于宫颈阴道上部的外侧 1.5~2.0cm 处，斜向外穿越输尿管隧道进入膀胱
    C. 输尿管全长约 20cm
    D. 内径最粗达 4mm
    E. 在子宫颈部外侧约 2.0cm，于子宫动脉下方穿过

39. 有关乳房的生理，**错误**的是
    A. 乳腺的生理活动仅受腺垂体、卵巢分泌的激素影响
    B. 女性乳房在青春期开始发育生长
    C. 女性乳房在妊娠期和哺乳期均有分泌活动
    D. 胎儿娩出后，乳汁量随婴儿长大而增多
    E. 哺乳停止后乳房内腺体萎缩、变小

40. 关于乳房的叙述,下列正确的是
    A. 位于胸肌筋膜内
    B. 可分为 5~10 个乳腺叶
    C. 有 10~15 根输乳管
    D. 输乳管开口于乳头,管腔粗细均匀
    E. 乳腺叶和输乳管均以乳头为中心呈放射状排列

【A2 型题】

41. 18 岁女性,骑自行车与三轮车相撞,自觉外阴疼痛难忍并肿胀就诊。根据女性外阴解剖学的特点,可能发生的是
    A. 小阴唇裂伤   B. 处女膜破裂   C. 大阴唇血肿
    D. 阴道前庭损伤   E. 前庭大腺囊肿伴出血

42. 30 岁女性,外阴部被踢伤半小时后,外阴部出现肿块,疼痛难忍,不敢行走,最可能发生的是
    A. 前庭大腺血肿   B. 阴蒂血肿   C. 阴阜血肿
    D. 大阴唇血肿   E. 小阴唇血肿

43. 28 岁女性,3 日前外阴部发现囊肿前来就诊,经检查后发现囊肿位于大阴唇后部前庭后方小阴唇与处女膜之间的沟内,最可能的诊断为
    A. 外阴恶性肿瘤   B. 外阴良性肿瘤
    C. 外阴上皮肉瘤样病变   D. 前庭大腺囊肿
    E. 外阴血肿

44. 31 岁女性,孕 1 产 1,3 年前剖宫产 1 女婴,现来妇科检查,其宫颈正常,宫颈外口形状最可能呈
    A. 圆形   B. 椭圆形   C. 横裂状
    D. 纵裂状   E. 不规则形

45. 32 岁女性,孕 3 产 2,人工流产术后 3 个月未行经,基础体温呈双相型,无腹胀和腹痛等不适,其原因最可能是
    A. 功能层破坏   B. 宫颈粘连   C. 基底层破坏
    D. 致密层破坏   E. 海绵层破坏

【A3/A4 型题】

(46~48 题共用题干)

30 岁女性,发现左侧外阴部包块半年,疼痛 2 日。检查:体温 38℃,在大阴唇后部可触及一囊性肿物,约 5cm×5cm×4cm 大小,表面红、肿、热,触痛明显,有波动感。

46. 最可能的诊断是
    A. 前庭大腺炎   B. 外阴囊肿   C. 前庭大腺囊肿
    D. 外阴肿瘤   E. 前庭大腺脓肿

47. 首选的处理是
    A. 观察   B. 中药坐浴   C. 局部热敷
    D. 切开引流术   E. 囊肿剥除术

48. 本例**不恰**当的处理是
    A. 中药清热解毒治疗   B. 卧床休息   C. 选用广谱抗生素
    D. 确定病原体   E. 囊肿剥除术

【B1 型题】

（49~50 题共用备选答案）

　　A. 大阴唇　　　　　　　B. 小阴唇　　　　　　　C. 阴阜

　　D. 阴蒂　　　　　　　　E. 前庭大腺

49. 当外阴部发生炎症时,最易形成囊肿的部位是

50. 当外阴部受损伤时,最易形成血肿的部位是

（51~52 题共用备选答案）

　　A. 单层高柱状上皮　　　B. 有纤毛的高柱状上皮　　C. 复层扁平上皮

　　D. 鳞状上皮化生　　　　E. 生发上皮

51. 阴道黏膜上皮为

52. 宫颈黏膜上皮为

（53~56 题共用备选答案）

　　A. 子宫骶韧带　　　　　　　　B. 圆韧带

　　C. 主韧带　　　　　　　　　　D. 阔韧带

　　E. 骨盆漏斗韧带

53. 起自子宫角前面、输卵管近端下方,止于大阴唇前端的是

54. 位于子宫两侧呈翼状的双层腹膜皱襞,由覆盖子宫前后壁的腹膜自子宫侧缘向两侧延伸达盆壁而成的是

55. 在阔韧带下部,横行于子宫颈两侧和骨盆侧壁之间的是

56. 起自子宫体子宫颈交界处后面上侧方,止于第 2、3 骶椎前面筋膜的是

（57~59 题共用备选答案）

　　A. 阴道动脉　　　　　　　　　B. 会阴动脉

　　C. 痔下动脉　　　　　　　　　D. 子宫动脉子宫颈-阴道支

　　E. 阴部内动脉和痔中动脉

57. 供应阴道上段的动脉是

58. 供应阴道中段的动脉是

59. 供应阴道下段的动脉是

（60~62 题共用备选答案）

　　A. 右卵巢静脉　　　　　　B. 阴道动脉　　　　　　C. 阴部内动脉

　　D. 卵巢动脉　　　　　　　E. 左卵巢静脉

60. 自腹主动脉分出的动脉是

61. 髂内动脉前干终支的动脉是

62. 汇入下腔静脉的是

（63~66 题共用备选答案）

　　A. 女型骨盆　　　　　　　B. 男型骨盆　　　　　　C. 扁平型骨盆

　　D. 类人猿型骨盆　　　　　E. 均小骨盆

63. 骨盆入口呈横椭圆形,骨盆侧壁直,坐骨棘不突出,耻骨弓较宽,为

64. 骨盆入口略呈三角形,骨盆侧壁内聚,坐骨棘突出,耻骨弓较窄,为

65. 骨盆入口前后径大于横径,骨盆侧壁稍内聚,坐骨棘较突出,耻骨弓较窄,为

66. 骨盆入口呈扁椭圆形,骶骨变直向后翘或深弧形,耻骨弓宽,为

（67~68 题共用备选答案）

| A. 坐骨海绵体肌 | B. 球海绵体肌 | C. 会阴浅横肌 |
| D. 肛提肌 | E. 肛门外括约肌 | |

67. 覆盖前庭球及前庭大腺,向后与肛门外括约肌互相交叉而混合的肌肉是

68. 自两侧坐骨结节内侧面中线汇合于中心腱的肌肉是

（69~70 题共用备选答案）

| A. 乳腺叶 | B. 乳腺小叶 | C. 输乳管 |
| D. 小乳管 | E. 输乳管窦 | |

69. 乳腺的基本单位是

70. 导管内乳头状瘤的好发部位是

二、简答题

1. 女性外生殖器包括哪些组织？各有哪些解剖特点？

2. 何谓阴道前庭？阴道前庭范围内有哪些结构？

3. 前庭大腺位于何处？有何功能？

4. 女性内生殖器包括哪些组织？

5. 阴道穹隆有何临床意义？

6. 简述子宫的大小；青春期前、育龄期及绝经后子宫体与子宫颈的比例是什么。

7. 子宫峡部上下端的名称是什么？

8. 子宫内膜有何特点？

9. 成年妇女子宫颈黏膜有何特点？

10. 子宫颈外口有何临床意义？

11. 子宫韧带有哪些？哪些韧带使子宫保持前倾位置？

12. 简述圆韧带的起止点及作用有哪些。

13. 简述主韧带的位置及作用有哪些。

14. 什么是宫旁组织？

15. 输卵管分为哪几部分？各有什么特点？

16. 输卵管黏膜层由何种上皮组成？上皮细胞的种类及功能是什么？

17. 卵巢有哪些解剖特点？

18. 女性内外生殖器有哪些血液供应？

19. 为什么说盆腔静脉感染易于蔓延？

20. 为何左侧盆腔静脉曲张较多？

21. 简述内生殖器的淋巴引流有哪些。

22. 女性生殖器淋巴如何分组？

23. 临床上可见低位截瘫产妇仍能自然分娩的原因？

24. 骨盆是由哪些骨骼构成的？

25. 根据形状骨盆分为几种类型？哪类最常见？

26. 女型骨盆有哪些特点？

27. 简述骨盆底的分层有哪些。

28. 简述广义的会阴及狭义的会阴是什么。

29. 简述会阴中心腱的组成有哪些。

30. 女性生殖器有哪些邻近器官？
31. 乳房脓肿切开引流时应如何选择切口？

参考答案

一、选择题
【A1 型题】

1. B	2. D	3. B	4. C	5. C	6. C	7. E	8. C	9. B	10. E
11. E	12. A	13. E	14. B	15. C	16. E	17. C	18. E	19. E	20. C
21. C	22. E	23. B	24. A	25. D	26. D	27. D	28. E	29. A	30. D
31. D	32. C	33. B	34. E	35. C	36. C	37. E	38. E	39. A	40. E

【A2 型题】

41. C　42. B　43. D　44. A　45. C

【A3/A4 型题】

46. E　47. D　48. E

【B1 型题】

49. E	50. A	51. C	52. A	53. B	54. D	55. C	56. A	57. D	58. A
59. E	60. D	61. C	62. A	63. A	64. B	65. D	66. D	67. B	68. C
69. B	70. E

二、简答题

1. 女性外生殖器包括哪些组织？各有哪些解剖特点？

答：女性外生殖器包括两股内侧从耻骨联合至会阴体之间的组织，包括阴阜、大阴唇、小阴唇、阴蒂及阴道前庭。①阴阜：为耻骨联合前面隆起的脂肪垫。②大阴唇：为两股内侧一对纵行隆起的皮肤皱襞，内侧面湿润似黏膜；皮下为疏松结缔组织和脂肪组织，含丰富血管、淋巴管和神经。③小阴唇：系位于两侧大阴唇内侧的一对薄皮肤皱襞，表面湿润、色褐、无毛，富含神经末梢，非常敏感。④阴蒂：位于两小阴唇顶端下方，由海绵体构成，具有勃起性，分为头、体和脚三部分。⑤阴道前庭包括前庭球、前庭大腺、尿道外口、阴道口和处女膜。

2. 何谓阴道前庭？阴道前庭范围内有哪些结构？

答：阴道前庭为一菱形区域，前为阴蒂，后为阴唇系带，两侧为小阴唇。在此区内有前庭球、前庭大腺、尿道外口、阴道口及处女膜。

3. 前庭大腺位于何处？有何功能？

答：前庭大腺又称巴氏腺，位于大阴唇后部，被球海绵体肌覆盖，如黄豆大，左右各一。腺管细长（1~2cm），向内侧开口于阴道前庭后方小阴唇与处女膜之间的沟内。性兴奋时，分泌黏液起润滑作用。

4. 女性内生殖器包括哪些组织？

答：女性内生殖器包括阴道、子宫、输卵管及卵巢。

5. 阴道穹隆有何临床意义？

答：阴道穹隆按其位置分为前、后、左、右4部分，其中后穹隆最深，与盆腔最低的直肠子宫陷凹紧密相邻，临床上可经此穿刺、引流或作为手术入路。

6. 简述子宫的大小；青春期前、育龄期及绝经后子宫体与子宫颈的比例是什么。

答:成人子宫长约7~8cm,宽4~5cm,厚2~3cm,容量约5ml。子宫体与子宫颈的比例因年龄和卵巢功能而异,青春期前为1∶2,育龄期妇女为2∶1,老年期为1∶1。

7. 子宫峡部上下端的名称是什么?

答:子宫峡部,在非孕期长约1cm,其上端因解剖上狭窄,称解剖学内口;其下端因在此处子宫内膜转变为子宫颈黏膜,称组织学内口。

8. 子宫内膜有何特点?

答:子宫内膜分为3层:致密层、海绵层和基底层。内膜表面2/3为致密层和海绵层,统称功能层,受卵巢性激素影响,发生周期变化而脱落。基底层为靠近子宫肌层的1/3内膜,不受卵巢性激素影响,不发生周期变化。

9. 成年妇女子宫颈黏膜有何特点?

答:子宫颈管黏膜为单层高柱状上皮,黏膜内腺体分泌碱性黏液,形成黏液栓堵塞子宫颈管。黏液栓成分及性状受性激素影响,发生周期性变化。

10. 子宫颈外口有何临床意义?

答:子宫颈外口位于坐骨棘水平稍上方,子宫颈外口柱状上皮与鳞状上皮交接处是子宫颈癌的好发部位。未产妇的子宫颈外口呈圆形;经产妇受分娩影响形成横裂,将子宫颈分为前唇和后唇。

11. 子宫韧带有哪些? 哪些韧带使子宫保持前倾位置?

答:子宫韧带有4对,即圆韧带、阔韧带、主韧带和子宫骶韧带。圆韧带和子宫骶韧带能使子宫保持前倾位置。

12. 简述圆韧带的起止点及作用有哪些。

答:圆韧带起自子宫角的前面、输卵管近端的稍下方,在阔韧带前叶的覆盖下向前外侧走行,达两侧骨盆侧壁后,经腹股沟管止于大阴唇前端,有维持子宫前倾位置的作用。

13. 简述主韧带的位置及作用有哪些。

答:主韧带又称子宫颈横韧带。在阔韧带的下部,横行于子宫颈两侧和骨盆侧壁之间。为一对坚韧的平滑肌和结缔组织纤维束,是固定子宫颈位置、防止子宫下垂的主要结构。

14. 什么是宫旁组织?

答:在子宫体两侧的阔韧带中有丰富的血管、神经、淋巴管及大量疏松结缔组织,称宫旁组织。

15. 输卵管分为哪几部分? 各有什么特点?

答:根据输卵管的形态,由内向外分为4部分。①间质部:潜行于子宫壁内的部分,长约1cm,管腔最窄。②峡部:在间质部外侧,细而较直,管腔较窄,长2~3cm,血管分布少,输卵管结扎多在此部位施行。③壶腹部:在峡部外侧,壁薄,管腔宽大且弯曲,长5~8cm,内含丰富皱襞,受精常发生于此。④伞部:在输卵管最外侧端,长1~1.5cm,开口于腹腔,管口处有许多指状突起,有"拾卵"作用。

16. 输卵管黏膜层由何种上皮组成? 上皮细胞的种类及功能是什么?

答:黏膜层由单层高柱状上皮覆盖。上皮细胞分为纤毛细胞、无纤毛细胞、楔状细胞和未分化细胞4种。纤毛细胞的纤毛摆动,能协助运送受精卵;无纤毛细胞有分泌作用,又称分泌细胞;楔状细胞可能是无纤毛细胞的前身;未分化细胞又称游走细胞,是上皮的储备细胞。

17. 卵巢有哪些解剖特点?

答:卵巢表面无腹膜,由单层立方上皮覆盖,称生发上皮。上皮的深面有一层致密纤维组织,称卵巢白膜。再往内为卵巢实质,又分为外层的皮质和内层的髓质。皮质是卵巢的主体,由大小不等的各级发育卵泡、黄体和它们退化形成的残余结构及间质组织组成,皮质的厚度随年龄增长而变薄;髓质与卵巢门相连,由疏松结缔组织及丰富的血管、神经、淋巴管以及少量与卵巢韧带相延续的平滑肌纤维构成。

18. 女性内外生殖器有哪些血液供应?

答:女性内外生殖器的血液供应主要来自卵巢动脉、子宫动脉、阴道动脉及阴部内动脉。

19. 为什么说盆腔静脉感染易于蔓延?

答:盆腔静脉与同名动脉伴行,但数目比其动脉多,并在相应器官及其周围形成静脉丛,且相互吻合,使盆腔静脉感染容易蔓延。

20. 为何左侧盆腔静脉曲张较多?

答:左侧卵巢静脉直角汇入左肾静脉,且因肾静脉较细,容易发生回流受阻,故左侧盆腔静脉曲张较多。

21. 简述内生殖器的淋巴引流有哪些。

答:阴道下段淋巴主要汇入腹股沟浅淋巴结。阴道上段淋巴回流基本与子宫颈淋巴回流相同,大部汇入髂内及闭孔淋巴结,小部汇入髂外淋巴结,经髂总淋巴结汇入腰淋巴结和/或骶前淋巴结。子宫底、输卵管、卵巢淋巴部分汇入腰淋巴结,部分汇入髂内外淋巴结。子宫底及子宫体上部淋巴部分汇入腰淋巴结,部分汇入髂内外淋巴结,部分沿圆韧带汇入腹股沟浅淋巴结。子宫体前后壁淋巴可分别回流至膀胱淋巴结和直肠淋巴结。

22. 女性生殖器淋巴如何分组?

答:女性生殖器淋巴分为外生殖器淋巴引流和内生殖器淋巴引流。外生殖器淋巴引流分为腹股沟浅淋巴结和腹股沟深淋巴结两部分。内生殖器淋巴引流又分为髂淋巴组、骶前淋巴组和腰淋巴组(也称腹主动脉旁淋巴结组)。

23. 临床上可见低位截瘫产妇仍能自然分娩的原因?

答:子宫平滑肌有自主节律活动,完全切除其神经后仍能有节律性收缩,还能完成分娩活动。因此临床上可见低位截瘫产妇仍能自然分娩。

24. 骨盆是由哪些骨骼构成的?

答:骨盆由骶骨、尾骨及左右两块髋骨组成。每块髋骨又由髂骨、坐骨和耻骨融合而成;骶骨由5~6块骶椎融合而成,呈楔(三角)形;尾骨由4~5块尾椎合成。

25. 根据形状骨盆分为几种类型? 哪类最常见?

答:根据形状,骨盆可分为4种类型:女型骨盆最常见,扁平型骨盆次之,类人猿型骨盆列第三位,最少见的是男型骨盆。

26. 女型骨盆有哪些特点?

答:女型骨盆入口呈横椭圆形,入口横径较前后径稍长。耻骨弓较宽,坐骨棘间径≥10cm。最常见,为女性正常骨盆,我国妇女占52%~58.9%。

27. 简述骨盆底的分层有哪些。

答:骨盆底由外向内分为3层。①外层:位于外生殖器及会阴皮肤及皮下组织的下面,由会阴浅筋膜及其深面的球海绵体肌、坐骨海绵体肌、会阴浅横肌和肛门外括约肌组成。②中层:即为泌尿生殖膈,由上下两层筋膜及其间的会阴深横肌和尿道括约肌组成。③内层:即为盆膈,是骨盆底最坚韧的一层,由肛提肌及其内、外面的筋膜组成。自前向后依次有尿道、阴道和直肠穿过。

28. 简述广义的会阴及狭义的会阴是什么。

答:广义的会阴是指封闭骨盆出口的所有软组织,前起自耻骨联合下缘,后至尾骨尖,两侧为耻骨降支、坐骨升支、坐骨结节和骶结节韧带。狭义的会阴是指位于阴道口和肛门之间的楔形软组织，厚3~4cm，又称会阴体，由表及里为皮肤、皮下脂肪、筋膜、部分肛提肌和会阴中心腱。

29. 简述会阴中心腱的组成有哪些。

答：会阴中心腱由部分肛提肌及其筋膜和会阴浅横肌、会阴深横肌、球海绵体肌及肛门外括约肌的肌腱共同交织而成。

30. 女性生殖器有哪些邻近器官？

答：女性生殖器与尿道、膀胱、输尿管、直肠及阑尾相邻。

31. 乳房脓肿切开引流时应如何选择切口？

答：乳腺叶和输乳管均以乳头为中心呈放射状排列，故乳房脓肿切开引流时宜做放射状切口，避免损伤输乳管。

（谭文华　李维丽）

第二章 女性生殖系统生理

学习重点难点

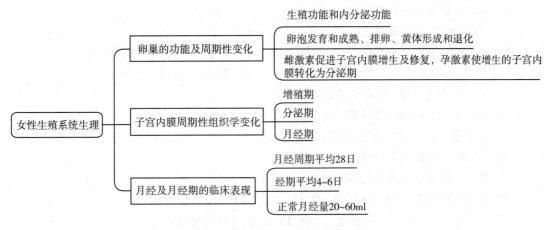

思维导图 2-1 女性生殖系统生理

习题

一、选择题

【A1 型题】

1. 卵巢的生殖功能和内分泌功能最旺盛的时期是
   A. 胎儿期　　　B. 新生儿期　　　C. 儿童期　　　D. 青春期　　　E. 性成熟期

2. 女性的基本生殖单位
   A. 原始卵泡　　　　　　　B. 窦前卵泡　　　　　　　C. 窦状卵泡
   D. 排卵前卵泡　　　　　　E. 以上均不正确

3. 青春期至绝经前卵巢形态和功能呈现的变化为
   A. 非规律性　　　　　　　B. 规律性　　　　　　　C. 周期性
   D. 非周期性　　　　　　　E. 以上均不正确

4. 以下关于卵巢的周期性变化不正确的是
   A. 卵泡的发育与成熟　　　B. 排卵　　　　　　　C. 黄体形成
   D. 黄体退化　　　　　　　E. 妊娠黄体形成

5. 以下关于雌激素和孕激素生理作用的描述正确的是
   A. 单纯协同作用　　　　　B. 单纯拮抗作用　　　　C. 既协同又拮抗作用
   D. 无相互作用　　　　　　E. 以上均不正确

6. 关于卵巢功能的描述**不正确**的是
   A. 卵巢为女性的性腺
   B. 卵巢可以产生卵子
   C. 卵巢可以分泌女性激素
   D. 卵巢可以分泌雄激素
   E. 卵巢可以分泌 FSH

7. 关于卵泡的描述**错误**的是
   A. 原始卵泡由停留于减数分裂双线期的初级卵母细胞被单层梭形前颗粒细胞围绕而形成
   B. 原始卵泡由停留于减数分裂双线期的初级卵母细胞被多层梭形前颗粒细胞围绕而形成
   C. 原始卵泡的梭形前颗粒细胞分化为单层立方形细胞之后成为初级卵泡
   D. 在被募集的发育卵泡群中,FSH 阈值最低的一个卵泡优先发育成为优势卵泡
   E. 排卵前卵泡是成熟卵泡

8. 关于原始卵泡,**不正确**的是
   A. 是女性的基本生殖单位
   B. 是卵细胞储备的唯一形式
   C. 在出生时约剩 60 万个
   D. 在青春期只剩 30 万个
   E. 可以在卵巢中处于休眠状态数十年

9. 关于卵泡发育和成熟,**不正确**的是
   A. 卵泡发育始于原始卵泡到次级卵泡的转化
   B. 原始卵泡发育远在月经周期起始之前
   C. 从原始卵泡至形成窦前卵泡需 9 个月以上的时间
   D. 从窦前卵泡发育到成熟卵泡共需 85 日,跨越了 3 个月经周期
   E. 一般卵泡生长的最后阶段正常约需 15 日,是月经周期的卵泡期

10. 关于排卵前卵泡,正确的是
    A. 卵泡外膜与卵巢间质有明显界限
    B. 卵泡内膜层无血管存在
    C. 颗粒细胞层血管丰富
    D. 卵丘内深藏有卵细胞
    E. 卵泡内膜细胞衍变为放射冠

11. 关于黄体形成和退化,**不正确**的是
    A. 排卵后 7~8 日,黄体体积和功能达到高峰
    B. 正常黄体功能的建立需要理想的排卵前卵泡发育
    C. 正常黄体功能的建立需要一定水平的持续性 LH 维持
    D. 非受孕周期的黄体在排卵后 7~8 日开始退化
    E. 黄体功能限于 14 日

12. **不属于**卵巢甾体激素的是
    A. 雌二醇
    B. 雌酮
    C. 黄体酮
    D. 睾酮
    E. 卵泡刺激素

13. 关于卵巢激素的生物合成过程,正确的是
    A. 在 FSH 刺激下卵泡膜细胞内胆固醇经线粒体内细胞色素 P450 侧链裂解酶催化形成孕烯醇酮
    B. 孕烯醇酮合成雄烯二酮有 Δ^4 和 Δ^5 两条途径及其他途径
    C. 卵巢在排卵前以 Δ^4 途径合成雌激素
    D. 孕酮的合成是通过 Δ^4 途径
    E. 卵巢雌激素的合成是由颗粒细胞在 FSH 与 LH 的共同作用下完成的

14. 关于女性体内雄激素来源,**错误**的是
    A. 大部分来源于肾上腺
    B. 卵巢也能分泌包括睾酮、雄烯二酮和脱氢表雄酮在内的部分雄激素
    C. 卵泡内膜层是合成分泌雄烯二酮的主要部位
    D. 卵巢间质细胞和门细胞主要合成与分泌睾酮
    E. 排卵前循环中雄激素不升高

15. 使子宫内膜从增殖期转变为分泌期的激素是
    A. GnRH　　　　　　　B. 促性腺激素　　　　　　C. 雌激素
    D. 雌激素　　　　　　E. 孕激素

16. 子宫内膜腺上皮细胞的核下开始出现含糖原小泡表明子宫内膜处于
    A. 增殖期中期　　　　B. 增殖期晚期　　　　　　C. 分泌期早期
    D. 分泌期中期　　　　E. 分泌期晚期

17. 属于子宫内膜分泌期中期变化的是
    A. 腺上皮细胞呈立方形或低柱状
    B. 腺上皮细胞核下开始出现含糖原小泡
    C. 内膜腺体开口面向子宫腔,有糖原等分泌物溢出
    D. 见到顶浆分泌
    E. 在月经周期第 15~19 日

18. 关于月经周期子宫内膜甾体激素受体变化,正确的是
    A. 增殖期子宫内膜腺细胞含少量雌激素受体,排卵后明显增加
    B. 孕激素受体在排卵时达高峰
    C. 排卵后腺上皮孕激素受体逐渐增加
    D. 排卵后间质细胞孕激素受体含量相对下降
    E. 子宫内膜螺旋小动脉平滑肌细胞雌、孕激素受体无周期性变化

19. 关于催乳素,正确的是
    A. 由神经垂体催乳细胞分泌　　　　B. 为糖蛋白激素
    C. 功能与促进乳汁合成有关　　　　D. 促甲状腺激素释放激素能抑制催乳素分泌
    E. 由 166 个氨基酸组成

20. 子宫颈黏液的周期性变化和作用**不包括**
    A. 子宫颈黏膜周期性脱落
    B. 子宫颈腺细胞的活动受卵巢性激素的调节
    C. 排卵前体内雌激素水平升高,子宫颈黏液分泌量增加、稀薄、透明
    D. 排卵前子宫颈黏液最适合精子通过
    E. 孕激素使子宫颈细胞分泌物黏稠呈凝胶状,阻止精子及微生物进入子宫

21. 月经周期为 28 日,子宫颈黏液出现清晰而典型的羊齿植物叶状结晶,相当于月经周期的
    A. 第 6~7 日　　　　　B. 第 9~10 日　　　　　C. 第 13~14 日
    D. 第 16~17 日　　　　E. 第 19~20 日

22. 月经周期为 28 日,子宫颈黏液羊齿植物叶状结晶完全消失相当于月经周期的
    A. 第 1 日左右　　　　B. 第 14 日左右　　　　C. 第 18 日左右
    D. 第 20 日左右　　　　E. 第 22 日左右

23. 关于月经,**错误**的是
    A. 月经是指有规律的、周期性的子宫出血
    B. 规律的月经是生殖功能成熟的标志
    C. 有月经表示有排卵
    D. 第一次来潮月经称月经初潮
    E. 月经血的特点是不凝固

24. 关于分泌期晚期子宫内膜,**错误**的是
    A. 内膜继续增厚呈海绵状
    B. 表面上皮细胞下的间质分化为肥大的蜕膜样细胞
    C. 间质水肿明显
    D. 细胞内的糖原排入腺腔
    E. 螺旋小动脉迅速增长,超出内膜厚度

25. 正常月经来潮是由于体内
    A. 雌激素的撤退性出血　　　　　　　　　B. 孕激素的突破性出血
    C. 雌孕激素的撤退性出血　　　　　　　　D. 雌孕激素的突破性出血
    E. 孕激素的撤退性出血

26. 关于月经周期调节的描述,**错误**的是
    A. 月经是子宫内膜周期性变化的临床表现
    B. 子宫内膜的周期性变化受卵巢激素的影响
    C. 卵巢周期性变化直接受垂体、下丘脑的控制
    D. 孕激素对下丘脑产生正负反馈调节
    E. 雌激素对下丘脑产生正负反馈调节

27. 甲状腺对生殖功能的影响**不包括**
    A. 参与性腺的发育成熟
    B. 甲状腺功能减退发生在青春期前,可使青春期延迟
    C. 甲状腺功能减退发生在生育期,可导致月经过少、稀发,甚至闭经
    D. 甲状腺功能减退与自然流产、胎儿畸形或神经认知缺陷发生无关
    E. 甲状腺功能亢进也可表现为月经稀发、月经减少,甚至闭经

【A2 型题】

28. 女性,47 岁,月经周期不规律,潮热、出汗、失眠,下列表述**错误**的是
    A. 卵巢功能已经逐渐衰退　　　　　　　　B. 常为无排卵性月经
    C. 雌激素水平降低　　　　　　　　　　　D. 是血管舒缩障碍和神经精神症状的表现
    E. 处于绝经后期

29. 女性,28 岁,月经周期规律,为 28 日,经期 4~5 日,基础体温呈双相型,若于月经周期第 17 日刮宫,镜检子宫内膜应为
    A. 增殖期中期　　　　　　　　　　　　　B. 增殖期晚期
    C. 分泌期早期　　　　　　　　　　　　　D. 分泌期中期
    E. 分泌期晚期

30. 女性,14 岁,13 岁月经初潮,现月经周期不规则,下列表述**错误**的是
    A. 下丘脑-垂体-卵巢轴尚未完全协调

B. 初潮后最初 2 年无排卵性月经周期常见

C. 已初步具有生育能力,生殖系统功能发育已完善

D. FSH 可逐渐升高出现正反馈

E. 该患者无须用药物治疗

31. 女性,28 岁,14 岁初潮,月经周期规律,周期 35 日,持续 6 日,预测排卵日期应在月经周期的

A. 第 14 日　　　　B. 第 17 日　　　　C. 第 21 日

D. 第 25 日　　　　E. 第 29 日

32. 女性,50 岁,月经周期紊乱 2 年,现停经 40 日,基础体温单相,子宫颈黏液呈典型羊齿植物叶状结晶,相应的子宫内膜表现应是

A. 增殖期图像　　　　B. 分泌期早期图像　　　　C. 分泌期中期图像

D. 分泌期晚期图像　　　　E. 萎缩型图像

【A3/A4 型题】

(33~34 题共用题干)

女性,47 岁。14 岁月经初潮,既往月经规律,周期 28~30 日,持续 5 日,近一年月经周期不规则,20~35 日行经一次,持续 7~12 日干净,经量多,每次需用卫生巾两包。

33. 目前该妇女处于

A. 性成熟期　　　　B. 绝经前期　　　　C. 绝经过渡期

D. 绝经期　　　　E. 绝经后期

34. 目前该妇女的卵巢状况为

A. 卵巢功能属于成熟阶段

B. 常为有排卵性月经

C. 卵巢内卵泡已完全耗竭

D. 卵巢内剩余卵泡完全丧失对垂体促性腺激素的反应

E. 卵巢内卵泡数明显减少且易发生卵泡发育不全

(35~37 题共用题干)

女性,30 岁。15 岁月经初潮,月经周期规律,5/32 日。结婚 4 年夫妻同居,有正常性生活,至今未怀孕。末次月经 6 月 24 日。

35. 从理论推算,该患者排卵日应在

A. 7 月 1 日左右　　　　B. 7 月 7 日左右

C. 7 月 12 日左右　　　　D. 7 月 14 日左右

E. 7 月 21 日左右

36. 判断该患者有无排卵,最简便的检查方法是

A. 尿孕二醇测定　　　　B. 雌孕激素序贯试验

C. 孕激素试验　　　　D. 基础体温测定

E. 子宫内膜活检

37. 若该患者有排卵,检查结果能反映体内已受孕激素影响的是

A. 阴道上皮表层细胞为主,富含糖原　　　　B. 子宫颈黏液出现羊齿植物叶状结晶

C. 基础体温呈单相型　　　　D. 子宫内膜腺上皮细胞出现核下空泡

E. 子宫内膜呈增殖期图像

17

【B1 型题 】

（38~40 题共用备选答案）

    A. 雌激素　　　　　　　　B. 孕激素　　　　　　　　C. 黄体生成素

    D. 雄激素　　　　　　　　E. 甲状腺素

38. 在排卵前 24 小时左右出现峰值的是

39. 在排卵前呈低值，排卵后出现峰值的是

40. 在卵巢周期中出现两个峰值的是

（41~44 题共用备选答案）

    A. 下丘脑　　　　　　　　B. 腺垂体　　　　　　　　C. 神经垂体

    D. 卵巢　　　　　　　　　E. 子宫内膜

41. 分泌 FSH 和 LH 的是

42. 分泌促性腺激素释放激素的是

43. 分泌催乳素的是

44. 分泌雌孕激素的是

（45~49 题共用备选答案）

    A. 雄激素　　　　　　　　B. 孕激素　　　　　　　　C. 雌激素

    D. LH　　　　　　　　　　E. FSH

45. 促进乳腺管增生的是

46. 抑制输卵管的节律性收缩振幅的是

47. 有蛋白质合成作用的是

48. 促进卵泡发育的是

49. 诱发排卵的是

二、简答题

1. 女性青春期按照顺序先后重叠经历哪几个不同阶段？其中被称为青春期重要标志的是什么？

2. 什么是卵巢的生殖功能？卵泡生长至排卵前的过程分为哪几个阶段？

3. 什么是卵巢的分泌功能？简述什么是雌激素合成的两细胞-两促性腺激素学说。

4. 卵泡液中的三种多肽以及卵巢分泌的细胞因子和生长因子是什么？

5. 简述排卵前卵泡的结构和卵细胞的位置是什么。

6. 简述卵泡发育过程中的募集和选择是什么。

7. 简述卵巢雌激素分泌的周期性变化是什么。

8. 简述卵巢孕激素分泌的周期性变化是什么。

9. 简述卵巢雄激素分泌的周期性变化是什么。

10. 简述甾体激素的代谢产物和排出路径是什么。

11. 简述子宫内膜组织学的周期性变化是什么。

12. 简述阴道黏膜的组织学周期性变化是什么。

13. 简述子宫颈黏液的周期性变化是什么。

14. 月经初潮的定义是什么？

15. 简述月经的临床表现是什么。

16. 月经血的特征有哪些？

17. 简述下丘脑-垂体-卵巢轴的相互关系是什么。

18. 简述高胰岛素血症患者为什么会发生月经紊乱。

参考答案

一、选择题

【A1 型题】

1. E　2. A　3. C　4. E　5. C　6. E　7. B　8. C　9. A　10. D

11. D　12. E　13. D　14. E　15. E　16. C　17. D　18. B　19. C　20. A

21. C　22. E　23. C　24. D　25. C　26. D　27. D

【A2 型题】

28. C　29. C　30. C　31. C　32. A

【A3/A4 型题】

33. C　34. E　35. C　36. D　37. D

【B1 型题】

38. C　39. B　40. A　41. B　42. A　43. B　44. A　45. C　46. B　47. A

48. E　49. D

二、简答题

1. 女性青春期按照顺序先后重叠经历哪几个不同阶段？其中被称为青春期重要标志的是什么？

答：女性青春期按照顺序先后重叠经历乳房萌发、肾上腺功能初现、生长加速、月经初潮 4 个不同阶段。其中女性月经初潮为青春期的重要标志。

2. 什么是卵巢的生殖功能？卵泡生长至排卵前的过程分为哪几个阶段？

答：卵巢是女性的性腺,其产生卵子并排卵的功能称为卵巢的生殖功能。卵泡生长至排卵前的过程分为以下几个阶段:原始卵泡、窦前卵泡(初级卵泡、次级卵泡)、窦状卵泡和排卵前卵泡。

3. 什么是卵巢的分泌功能？简述什么是雌激素合成的两细胞-两促性腺激素学说。

答：卵巢是女性的性腺,其分泌女性激素的功能称为卵巢的内分泌功能。雌激素合成的两细胞-两促性腺激素学说是:卵巢雌激素的合成是由卵泡膜细胞与颗粒细胞在卵泡刺激素(FSH)与黄体生成素(LH)的共同作用下完成的。LH 与卵泡膜细胞 LH 受体结合后可使胆固醇形成睾酮和雄烯二酮,后两者进入颗粒细胞内成为雌激素的前身物质;FSH 与颗粒细胞上 FSH 受体结合后激活芳香化酶,将睾酮和雄烯二酮分别转化为雌二醇和雌酮,进入血液循环和卵泡液中。

4. 卵泡液中的三种多肽以及卵巢分泌的细胞因子和生长因子是什么？

答：在卵泡液中可分离到三种多肽:抑制素(inhibin)、激活素(activin)和卵泡抑制素(follistatin, FST)。卵巢分泌的细胞因子和生长因子包括白细胞介素-1、肿瘤坏死因子-α、胰岛素样生长因子、血管内皮生长因子、表皮生长因子、成纤维细胞生长因子、转化生长因子、血小板衍生生长因子等。

5. 简述排卵前卵泡的结构和卵细胞的位置是什么。

答：①卵泡外膜;②卵泡内膜;③颗粒细胞;④卵泡腔;⑤卵丘:呈丘状突出于卵泡腔,卵细胞深藏其中;⑥放射冠;⑦透明带。

6. 简述卵泡发育过程中的募集和选择是什么。

答：窦状卵泡发育的后期,相当于前一次卵巢周期的黄体晚期及本次周期的卵泡早期,血清

FSH水平及其生物活性增高,超过一定阈值后,卵巢内有一组窦状卵泡群进入了"生长发育轨道",这种现象称为募集(recruitment)。约在本次月经周期第7日,在被募集的发育卵泡群中,FSH阈值最低的一个卵泡,优先发育成为优势卵泡(dominant follicle),其余的卵泡逐渐退化闭锁,这个现象称为选择(selection)。

7. 简述卵巢雌激素分泌的周期性变化是什么。

答:卵泡开始发育时,雌激素分泌量很少;至月经第7日卵泡分泌雌激素量迅速增加,于排卵前达高峰;排卵后由于卵泡液中雌激素释放至腹腔使循环中雌激素暂时下降,排卵后1~2日,黄体开始分泌雌激素使循环中雌激素又逐渐上升,约在排卵后7~8日黄体成熟时,循环中雌激素形成又一高峰。此后,黄体萎缩,雌激素水平急剧下降,在月经期达最低水平。

8. 简述卵巢孕激素分泌的周期性变化是什么。

答:卵泡期卵泡不分泌孕酮,排卵前成熟卵泡的颗粒细胞在LH排卵峰的作用下黄素化,开始分泌少量孕酮,排卵后黄体分泌孕酮逐渐增加至排卵后7~8日黄体成熟时,分泌量达最高峰,以后逐渐下降,到月经来潮时降到卵泡期水平。

9. 简述卵巢雄激素分泌的周期性变化是什么。

答:卵巢也能分泌部分雄激素,包括睾酮、雄烯二酮和脱氢表雄酮。排卵前循环中雄激素升高,一方面可促进非优势卵泡闭锁,另一方面可提高性欲。

10. 简述甾体激素的代谢产物和排出路径是什么。

答:甾体激素主要在肝内代谢。雌二醇的代谢产物为雌酮及其硫酸盐、雌三醇、2-羟雌酮等,主要经肾脏排出;有一部分经胆汁排入肠内可再吸收入肝,即肝肠循环。孕激素主要代谢为孕二醇,经肾脏排出体外;睾酮代谢为雄酮、原胆烷醇酮,主要以葡萄糖醛酸盐的形式经肾脏排出体外。

11. 简述子宫内膜组织学的周期性变化是什么。

答:在卵泡期(月经周期的第5~14日)雌激素作用下,子宫内膜腺体和间质细胞呈增生状态为增殖期。排卵后黄体形成(月经周期的第15~28日),在孕激素作用下,子宫内膜呈分泌反应,成为分泌期内膜。如果未怀孕,黄体退化,雌孕激素水平骤降,子宫内膜剥脱出血为月经期(月经周期的第1~4日)。

12. 简述阴道黏膜的组织学周期性变化是什么。

答:排卵前在雌激素影响下,阴道底层细胞增生,逐渐演变为中层细胞和表层细胞,使阴道上皮增厚,以排卵期最显著。排卵后在孕激素作用下,阴道上皮细胞大量脱落,脱落细胞主要是表层细胞。

13. 简述子宫颈黏液的周期性变化是什么。

答:月经来潮后,体内雌激素水平低,子宫颈管分泌的黏液量少。随着雌激素水平升高,子宫颈黏液分泌量不断增加,至排卵期变得稀薄、透明,拉丝度可达10cm以上。若将黏液作涂片检查,干燥后可见羊齿植物叶状结晶,这种结晶在月经周期第6~7日开始出现,到排卵期最为清晰而典型。排卵后受孕激素影响,黏液分泌量逐渐减少,质地变黏稠而浑浊,拉丝度差,易断裂。涂片检查发现结晶逐渐模糊,至月经周期第22日左右结晶完全消失,而代之以排列成行的椭圆体。

14. 月经初潮的定义是什么?

答:女性第一次月经来潮称月经初潮(menarche),为青春期的重要标志。月经初潮年龄多在13~14岁之间,但可能早在11岁或迟至15岁。15岁以后月经仍未来潮应当引起临床重视,排查原因。

15. 简述月经的临床表现是什么。

答:月经(menstruation)是指伴随卵巢周期性变化而出现的子宫内膜周期性脱落及出血。规律月经的出现是生殖功能成熟的重要标志,月经来潮提示卵巢产生的雌孕激素足以使子宫内膜发生周期性变化,雌孕激素撤退引起子宫内膜脱落即出现月经。正常月经具有周期性。一般为21~35日,平均28日,经期多为2~8日,平均4~6日。一次月经的总失血量为经量,正常经量为20~60ml,超过80ml称月经过多。月经期一般无特殊症状,有些妇女出现下腹部及腰骶部下坠不适或子宫收缩痛,并可出现腹泻等胃肠功能紊乱症状。少数妇女有头痛及轻度神经系统不稳定症状。

16. 月经血的特征有哪些?

答:月经血呈暗红色,除血液外,还有子宫内膜碎片、子宫颈黏液及脱落的阴道上皮细胞。月经血中含有前列腺素及来自子宫内膜的大量纤维蛋白溶酶。由于纤维蛋白溶酶对纤维蛋白的溶解作用,故月经血不凝,在出血量多或速度快的情况下可出现血凝块。

17. 简述下丘脑-垂体-卵巢轴的相互关系是什么。

答:下丘脑-垂体-卵巢轴(hypothalamic-pituitary-ovarian axis,HPO)是一个完整而复杂的神经内分泌系统,相互协调完成月经周期的调节。下丘脑分泌促性腺激素释放激素(GnRH),通过调节垂体促性腺激素的分泌,调控卵巢功能。卵巢分泌的性激素对下丘脑和垂体又有反馈调节作用。下丘脑、垂体与卵巢之间相互调节、相互影响,形成一个完整而协调的神经内分泌系统,称为下丘脑-垂体-卵巢轴。

18. 简述胰岛素抵抗的高胰岛素血症患者为什么会发生月经紊乱。

答:因为胰岛素抵抗的高胰岛素血症患者血中胰岛素水平升高,过高的胰岛素促进卵巢产生过多雄激素,高雄激素血症会导致月经失调,甚至闭经。

(邵小光　郭　丰)

第三章 | 妊娠生理

学习重点难点

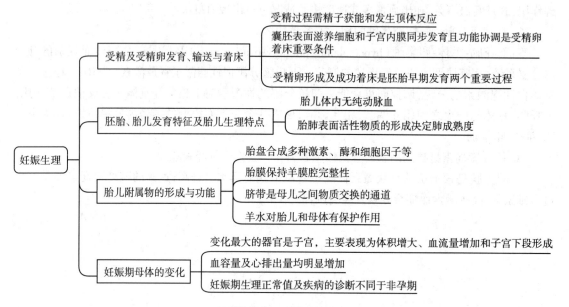

思维导图 3-1 妊娠生理

习题

一、选择题

【A1 型题】

1. 有关受精的描述**错误**的是
   - A. 获能的精子与次级卵母细胞相结合形成受精卵的过程称受精
   - B. 受精过程发生在输卵管壶腹部与峡部连接处
   - C. 多个精子可同时穿过透明带与次级卵母细胞融合
   - D. 输卵管粘连可干扰受精卵形成,导致不孕
   - E. 单倍体的卵原核与精原核融合后形成二倍体的受精卵

2. 有关受精过程正确的是
   - A. 卵子完成第二次减数分裂形成卵原核后由卵巢排出
   - B. 精子获能的主要部位是阴道
   - C. 获能的精子与卵子相遇时发生顶体反应

D. 受精过程在排卵后 36 小时完成

E. 精原核和卵原核融合,标志受精过程的开始

3. 关于蜕膜正确的是

A. 受精卵着床后,子宫颈黏膜发生蜕膜变

B. 受精卵着床后,在孕激素、雌激素作用下子宫内膜发生蜕膜变

C. 底蜕膜为胎膜的组成部分

D. 包蜕膜最终发育成胎盘的母体部分

E. 分娩后,全部蜕膜组织随胎盘娩出

4. 关于着床正确的是

A. 受精卵着床是妊娠的开始

B. 受精卵形成后 72 小时内着床

C. 受精卵形成后即能着床

D. 受精卵着床需要孕妇体内分泌足够量的孕酮

E. 囊胚黏附在子宫内膜即完成了受精卵的着床过程

5. 关于滋养层发育过程正确的是

A. 滋养层外层是细胞滋养细胞

B. 细胞滋养细胞由合体滋养细胞分化而来

C. 合体滋养细胞是分裂生长的细胞

D. 细胞滋养细胞是执行功能的细胞

E. 合体滋养细胞能合成多种激素、酶和细胞因子

6. 关于人绒毛膜促性腺激素(hCG)正确的是

A. 由绒毛细胞滋养细胞分泌

B. 受精卵形成后滋养细胞即开始分泌 hCG,是诊断早孕的最敏感方法

C. 有与黄体生成素相似的 β 亚基

D. 为不含糖分子单链多肽激素

E. 参与母胎界面的免疫调节机制,以免胚胎滋养层被母体淋巴细胞攻击

7. 可自母体血清中测出人绒毛膜促性腺激素最早的时间是在受精卵着床后

A. 1 日　　B. 2 日　　C. 10 日

D. 2 周　　E. 7 周

8. 关于人胎盘催乳素(hPL)正确的是

A. 由绒毛细胞滋养细胞分泌　　B. 是糖蛋白激素

C. 促进妊娠期乳汁分泌　　D. 可以在孕妇血浆中测出

E. 有胰岛素拮抗作用

9. 脐带的长度为

A. 30~50cm　　B. 30~70cm　　C. 30~100cm

D. 50~100cm　　E. 70~100cm

10. 有关脐带的描述错误的是

A. 华通胶有保护脐血管的作用

B. 脐带过度扭曲可影响胎儿血供,导致胎儿生长受限

C. 脐带绕颈 1 周易导致胎儿宫内死亡

D. 脐带是母、胎之间物质交换的重要通道

E. 少数胎儿为单脐动脉

11. 脐带中的脐动脉有

A. 5 条　　　B. 4 条　　　C. 3 条　　　D. 2 条　　　E. 1 条

12. 有关羊水的描述正确的是

A. 胎儿尿液是妊娠早期羊水的主要来源

B. 胎儿肺泡分泌羊水

C. 胎儿的消化道畸形可致羊水过少

D. 胎儿角化前皮肤是吸收羊水的主要途径

E. 妊娠中期以后,羊水渗透压逐渐增高

13. 有关羊水功能的描述**错误**的是

A. 羊水恒温,适宜胎儿的生长

B. 羊水过少可致胎儿肢体粘连

C. 羊水可促进胎肺的发育

D. 羊水为酸性,破膜后羊水冲洗阴道,减少感染机会

E. 适量的羊水缓冲胎动对母体所致的不适感

14. 有关胎膜的描述正确的是

A. 由一层无血管的透明膜组成

B. 能转运溶质和水,参与羊水平衡的维持

C. 胎膜破裂后,不会诱发子宫收缩

D. 质脆,易破裂

E. 表面的绒毛膜为叶状绒毛膜

15. 有关妊娠期母体血液的改变正确的是

A. 血容量于妊娠 10 周开始增加,妊娠 36 周时达高峰

B. 妊娠期血液处于高凝状态,血小板数轻度增加

C. 白细胞总数增高,中性粒细胞减少

D. 妊娠期血红蛋白的平均值低于非妊娠期

E. 生理性血液稀释,血浆纤维蛋白原含量降低

16. 有关妊娠期母体内分泌系统的变化正确的是

A. 腺垂体促性腺激素分泌增加

B. 腺垂体无明显变化

C. 血清中甲状腺素水平自妊娠 8 周开始增加,孕妇有轻微甲状腺功能亢进表现

D. 皮质醇轻度减少

E. 腺垂体促黑素细胞激素(MSH)的分泌增多

17. 孕妇体内代谢改变正确的是

A. 蛋白质代谢呈负氮平衡状态

B. 基础代谢率于妊娠晚期增高 15%~20%

C. 胰腺分泌胰岛素不足

D. 胎儿骨骼钙的储存主要在妊娠头 3 个月内积累

E. 血脂降低

18. 有关妊娠期母体循环系统变化**错误**的是
    A. 心电图可出现轻度电轴左偏
    B. 妊娠早期、中期血压偏低
    C. 心输出量至妊娠 32~34 周达高峰
    D. 侧卧位能避免低血压
    E. 心尖区闻及Ⅰ~Ⅱ级收缩期杂音,提示孕妇有心脏病

19. 有关妊娠期母体乳房变化正确的是
    A. 大量雌激素刺激乳腺腺泡发育
    B. 大量孕激素刺激乳腺腺管发育
    C. 雌、孕激素促进乳汁生成
    D. 乳头增大、乳晕变黑
    E. 一般妊娠晚期即有乳汁分泌

20. 有关妊娠期生殖系统的变化,**错误**的是
    A. 子宫血流量增加,其中 80%~85% 供应胎盘
    B. 妊娠 12 周后,增大的子宫可在耻骨联合上方触及
    C. 妊娠期子宫增大主要是由于肌细胞数目的增加
    D. 妊娠后子宫峡部逐渐伸展扩展成为产道一部分,称子宫下段
    E. 妊娠期子宫颈黏稠的黏液栓,富含免疫球蛋白及细胞因子,有保护子宫腔免受外来感染侵袭的作用

21. 关于胎儿发育过程正确的是
    A. 受精后 10 周内的人胚称胚胎,是器官分化、形成的时期
    B. 妊娠 10 周末:胎儿外生殖器已可初辨性别
    C. 妊娠 12 周末:部分孕妇已能自觉胎动,自该孕周起胎儿体重呈线性增长
    D. 妊娠 24 周末:胎儿出生后可有呼吸,但生存力极差
    E. 妊娠 28 周末:胎儿出生后能啼哭及吸吮,存活能力很强

22. 有关胎儿呼吸系统的描述以下正确的是
    A. 胎儿出生前肺泡已扩张,开始具备呼吸功能
    B. 胎儿期羊水进出呼吸道,胎儿肺泡分泌羊水
    C. 肺泡Ⅰ型细胞内的板层小体能合成肺表面活性物质
    D. 甲状腺素可刺激肺表面活性物质的产生
    E. 通过检测羊水中胆红素含量,可以判定胎肺成熟度

23. 关于胎儿血液循环正确的是
    A. 脐动脉血含氧浓度比脐静脉血高
    B. 绝大部分肺动脉血液经肺静脉进入左心房
    C. 下腔静脉进入右心房的血液绝大部分流向右心室,随后进入肺动脉
    D. 胎儿体内无纯动脉血,而是动静脉混合血
    E. 因生后左心房压力增高,卵圆孔多在生后 1 个月完全关闭

24. 有关胎儿各系统的发育,以下正确的是
    A. 在整个妊娠期胎儿红细胞均为胎儿血红蛋白
    B. 足月新生儿的红细胞数与成人相同

C. 胎儿脑脊髓和脑干神经根的髓鞘形成主要发生在出生后 1 年内

D. 胎儿甲状腺对碘的蓄积低于母亲甲状腺,孕期补碘安全

E. 妊娠 24~26 周胎儿眼开始出现对光反应

25. 胎儿血液含氧量最低的血管是

A. 静脉导管   B. 脐动脉   C. 下腔静脉

D. 肺静脉   E. 主动脉

26. 关于受精卵**错误**的是

A. 依靠输卵管蠕动和输卵管上皮纤毛推动被送入子宫腔

B. 在输卵管运送期间发生减数分裂

C. 经桑葚胚发育为早期的囊胚

D. 最外层是滋养层

E. 滋养细胞穿透侵入子宫内膜、囊胚完全埋入子宫内膜中完成受精卵的着床

27. 关于胎儿附属物的构成**错误**的是

A. 羊膜为光滑、无血管、无神经、无淋巴的半透明薄膜

B. 叶状绒毛膜是构成胎盘的主要部分

C. 胎膜由羊膜和平滑绒毛膜组成

D. 脐带一端连于胎儿腹壁脐轮,另一端附着于胎盘母体面

E. 胎盘由羊膜、叶状绒毛膜和底蜕膜构成

28. 关于妊娠足月胎盘的大体结构**错误**的是

A. 呈盘状,多为圆形或椭圆形

B. 重约 450~650g

C. 中间厚,边缘薄,有胎儿面和母体面

D. 胎儿面有羊膜覆盖,脐带附着于中央附近

E. 母体面被绒毛膜间隔形成若干浅沟分成多个母体叶

29. 关于人绒毛膜促性腺激素(hCG)**错误**的是

A. 是由绒毛合体滋养细胞分泌

B. 是糖蛋白激素

C. 至妊娠末期血清浓度达高峰

D. 其 α 亚基有与黄体生成素类似的生物活性

E. 维持黄体继续发育,成为妊娠黄体

30. 关于胎盘合成甾体激素**错误**的是

A. 主要有孕激素和雌激素

B. 主要生理作用与分娩发动有关

C. 雌激素由胎儿-胎盘单位产生

D. 胎儿肾上腺及肝产生雌激素前身物质,是胎盘合成雌三醇的主要来源

E. 妊娠 8~10 周后,胎盘合体滋养细胞是产生孕激素的主要来源

31. 关于胎盘功能**错误**的是

A. 胎儿-胎盘循环的建立为母胎之间物质交换的基础

B. 足月胎盘的绒毛表面积相当于成人肠道总面积,母儿之间有一个巨大的交换面积

C. 母儿间通过简单扩散进行 O_2、CO_2 交换

D. 胎盘屏障能有效防御有害因素对胎儿的影响

E. 胎盘的合成功能细胞为合体滋养细胞

32. 关于人胎盘催乳素（hPL）**错误**的是

    A. 由绒毛细胞滋养细胞分泌

    B. 为不含糖分子的单链多肽激素

    C. 是通过母体促进胎儿发育的"代谢调节因子"

    D. 至妊娠晚期分泌达高峰

    E. 抑制母体对胎儿的排斥作用

33. 有关胎盘的功能**错误**的是

    A. 胎儿体内的葡萄糖均来自母体

    B. 氨基酸经胎盘的转运从高浓度区向低浓度区扩散，不消耗能量，但需特异性载体转运

    C. 缩宫素酶至妊娠末期达高峰

    D. 妊娠期雌激素由胎儿肾上腺、肝及胎盘滋养细胞参与下合成

    E. 胎盘合体滋养细胞能合成多种激素、酶和细胞因子

34. 以下乳房变化与妊娠**无关**的是

    A. 乳晕皮脂腺肥大形成蒙氏结节   B. 乳头增大并变黑

    C. 可以挤出稀薄黄色液体   D. 乳头凹陷

    E. 乳晕变黑

【B1 型题】

（35~36 题共用备选答案）

    A. 叶状绒毛膜   B. 绒毛合体滋养细胞

    C. 绒毛细胞滋养细胞   D. 胎膜

    E. 脐带血

35. 孕期含大量花生四烯酸的磷脂的部位是

36. 孕妇血清耐热性碱性磷酸酶的产生部位是

二、简答题

1. 如何判断妊娠开始和妊娠终止？

2. 简述受精的过程是什么。

3. 何谓受精卵着床？着床需经过哪几个阶段？

4. 受精卵着床必须具备哪些条件？

5. 受精卵着床后，按蜕膜与囊胚的部位关系，蜕膜分为几部分？

6. 简述胎儿发育几个关键孕周的特点是什么。

7. 简述新生儿血液循环的特点是什么。

8. 简述胎儿血液循环的特点是什么。

9. 胎儿血液有哪些特殊之处？

10. 简述胎儿附属物包括哪些。

11. 简述妊娠足月胎盘的大体结构是什么。

12. 胎盘有哪些功能？

13. 简述母胎界面的构成及作用是什么。

14. 叶状绒毛膜的发育要经过哪几个阶段？

15. 人绒毛膜促性腺激素在何处产生？妊娠多少周血清浓度达高峰？

16. 简述人绒毛膜促性腺激素的主要功能是什么。

17. 子宫-胎盘循环是如何建立的？

18. 简述胎盘生成雌三醇的步骤是什么。

19. 简述胎膜的组成和作用是什么。

20. 简述妊娠足月胎儿的脐带特征及功能是什么。

21. 简述羊水的来源是什么。

22. 简述妊娠足月时的羊水量、性状及成分是什么。

23. 羊水有哪些功能？

24. 简述母体、胎儿、羊水三者间的液体平衡是如何实现的。

25. 妊娠期子宫有哪些变化？

26. 简述 Braxton Hicks 收缩的特征是什么。

27. 乳房在妊娠期间增大的原因有哪些？

28. 孕妇在妊娠期心脏位置、心输出量、血压有哪些变化？

29. 孕妇血液系统在妊娠期间有哪些变化？

30. 孕妇泌尿系统在妊娠期间有哪些变化？

31. 孕妇消化系统在妊娠期间有哪些变化？

参考答案

一、选择题

【A1 型题】

1. C 2. C 3. B 4. D 5. E 6. E 7. A 8. D 9. C 10. C

11. D 12. B 13. D 14. B 15. D 16. E 17. B 18. E 19. D 20. C

21. D 22. B 23. D 24. C 25. B 26. B 27. D 28. E 29. C 30. B

31. D 32. A 33. B 34. D

【B1 型题】

35. D 36. B

二、简答题

1. 如何判断妊娠开始和妊娠终止？

答：成熟卵子受精是妊娠开始。胎儿及其附属物（胎盘、胎膜、脐带和羊水）自母体排出是妊娠终止。

2. 简述受精的过程是什么。

答：精液射入阴道后，精子离开精液经子宫颈管、子宫腔进入输卵管腔，在此过程中精子顶体表面的糖蛋白被生殖道分泌物中的 α、β 淀粉酶降解，同时顶体膜结构中胆固醇与磷脂比值和膜电位发生变化，降低顶体膜的稳定性，此过程称为精子获能，需 7 小时左右。卵子（次级卵母细胞）从卵巢排出，经输卵管伞部进入输卵管，在输卵管内与获能的精子相遇，精子头部顶体外膜破裂，释放出顶体酶（含顶体素、玻璃酸酶、酯酶等），溶解卵子外围的放射冠和透明带，称为顶体反应。借助酶的作用，精子穿过放射冠和透明带。只有发生顶体反应的精子才能与次级卵母细胞融合。精子头部与卵子表面接触时，卵子细胞质内的皮质颗粒释放溶酶体酶，引起透明带结构改变,精子受体分子变性,阻止其他精子进入透明带,这一过程称为透明带反应。穿过透明带的精子外膜与卵子胞膜接触并融合,精子进入卵子内。随后卵子迅即完成第二次减数分裂形成卵原核,卵原核与精原核融合,核膜消失,染色体相互混合,形成二倍体的受精卵,完成受精过程。

3. 何谓受精卵着床? 着床需经过哪几个阶段?

答:晚期囊胚种植于子宫内膜的过程称受精卵着床。着床需经过定位、黏附和侵入3个阶段。①定位:透明带消失,囊胚以其内细胞团端接触子宫内膜;②黏附:囊胚黏附在子宫内膜,囊胚表面滋养细胞分化为两层,外层为合体滋养细胞,内层为细胞滋养细胞;③侵入:滋养细胞穿透侵入子宫内膜、内1/3肌层及血管,囊胚完全埋入子宫内膜中且被内膜覆盖。

4. 受精卵着床必须具备哪些条件?

答:着床必备的条件有:①透明带消失;②囊胚细胞滋养细胞分化出合体滋养细胞;③囊胚和子宫内膜同步发育且功能协调;④体内分泌足量的雌激素和孕酮。

5. 受精卵着床后,按蜕膜与囊胚的部位关系,蜕膜分为几部分?

答:按蜕膜与囊胚的关系,将蜕膜分为底蜕膜(囊胚着床部位的子宫内膜,与叶状绒毛膜相贴以后发育成胎盘母体部分)、包蜕膜(覆盖在囊胚表面的蜕膜,随囊胚发育逐渐突向子宫腔,因高度伸展缺乏营养逐渐退化)和真蜕膜(为底蜕膜和包蜕膜以外覆盖子宫腔其他部分的蜕膜)3部分。

6. 简述胎儿发育几个关键孕周的特点是什么。

答:妊娠8周末:胚胎初具人形,各器官正在分化发育。16周末:从外生殖器可确认胎儿性别,胎儿已开始出现呼吸运动,部分孕妇已能自觉胎动。20周末:胎儿运动明显增加,胎儿体重开始呈线性增长。24周末:各脏器均已发育,出生后可有呼吸,但生存能力极差。28周末:四肢活动好,有呼吸运动;出生后可存活,但易患特发性呼吸窘迫综合征。36周末:出生后能啼哭及吸吮,存活能力强。40周末:足月成熟儿,出生后哭声响亮,吸吮能力强,能很好存活。

7. 简述新生儿血液循环的特点是什么。

答:新生儿血液循环特点:胎儿出生后,胎盘脐带循环中断,肺开始呼吸,肺循环阻力降低,新生儿血液循环逐渐发生改变。①脐静脉闭锁为肝圆韧带,脐静脉的末支静脉导管闭锁为静脉韧带;②脐动脉闭锁,与相连的闭锁的腹下动脉成为脐内侧韧带;③动脉导管位于肺动脉与主动脉弓之间,出生后2~3个月完全闭锁为动脉韧带;④出生后左心房压力增高,卵圆孔开始关闭,多在生后6个月完全关闭。

8. 简述胎儿血液循环的特点是什么。

答:胎儿血液循环特点:①来自胎盘的血液进入胎儿体内后分为3支:一支直接入肝,一支与门静脉汇合入肝,此两支血液经肝静脉入下腔静脉;另一支经静脉导管直接入下腔静脉。静脉导管是胎儿期特有的一条短血管,连接脐静脉与下腔静脉近心端,是胎儿血液循环中的重要通道,出生后闭锁为静脉韧带。下腔静脉血是混合血,有来自脐静脉含氧量较高的血液,也有来自胎儿身体下半部含氧量较低的血液。②卵圆孔位于左右心房之间,其开口处正对下腔静脉入口,下腔静脉进入右心房的血液绝大部分经卵圆孔进入左心房。上腔静脉进入右心房的血液流向右心室,随后进入肺动脉。③肺循环阻力较大,肺动脉血液绝大部分经动脉导管流入主动脉,仅部分血液经肺静脉进入左心房。左心房血液进入左心室,继而进入主动脉直至全身,然后经腹下动脉再经脐动脉进入胎盘,与母血进行气体及物质交换。

9. 胎儿血液有哪些特殊之处?

答:胎儿血液的特殊之处有:①胎儿体内无纯动脉血,而是动静脉混合血,各部位血氧含量不一,进入肝、心、头及上肢的血液含氧量较高、营养较丰富,注入肺及身体下部的血液含氧量及营养较少;②红细胞计数于 32 周以后高达 $6.0 \times 10^{12}/L$,胎儿红细胞生命周期短,仅为 90 日,需不断生成红细胞;③在妊娠前半期均为胎儿血红蛋白,至妊娠最后 4~6 周,成人血红蛋白增多,至临产时胎儿血红蛋白仅占 25%;④白细胞计数于妊娠足月时可高达($15~20$)$\times 10^{9}/L$。

10. 简述胎儿附属物包括哪些。

答:胎儿附属物包括胎盘、胎膜、脐带和羊水,它们对维持胎儿宫内的生命及生长发育起重要作用。

11. 简述妊娠足月胎盘的大体结构是什么。

答:胎盘由胎儿部分的羊膜和叶状绒毛膜及母体部分的底蜕膜构成。妊娠足月胎盘呈盘状,多为圆形或椭圆形,重 450~650g,直径 16~20cm,厚 1~3cm,中央部位厚约 3cm,边缘薄。胎盘分胎儿面和母体面。胎儿面被覆羊膜,呈灰白色,光滑半透明,脐带动静脉从附着处分支向四周呈放射状分布达胎盘边缘,其分支穿过绒毛膜板,进入绒毛干及其分支。母体面呈暗红色,蜕膜间隔形成若干浅沟分成母体叶。

12. 胎盘有哪些功能?

答:胎盘的功能包括:①物质交换功能。包括气体交换(供给胎儿 O_2 并排出 CO_2)、营养物质供应(如葡萄糖、氨基酸、游离脂肪酸、电解质、维生素等)、排出胎儿代谢产物(如尿素、尿酸、肌酸、肌酐等,经胎盘送入母血,由母体排出体外)。②防御功能(胎盘的屏障作用有限,却能使血中免疫抗体 IgG 通过胎盘)。③合成功能(胎盘合体滋养细胞合成多种激素、酶、神经递质和细胞因子等,对维持正常妊娠起重要作用)。④免疫功能(胎儿是同种半异体移植物,正常妊娠母体能容受、不排斥胎儿,可能与早期胚胎组织无抗原性、母胎界面的免疫耐受以及妊娠期母体免疫力低下有关)。

13. 简述母胎界面的构成及作用是什么。

答:胎儿血和母血不直接相通,之间隔有绒毛毛细血管壁、绒毛间质及绒毛滋养细胞层,构成母胎界面,有胎盘屏障、免疫耐受等作用。

14. 叶状绒毛膜的发育要经过哪几个阶段?

答:滋养层内面有一层胚外中胚层,与滋养层共同组成绒毛膜。与底蜕膜接触的绒毛营养丰富发育良好,称为叶状绒毛膜,其形成历经 3 个阶段:①初级绒毛:绒毛膜表面长出呈放射状排列的合体滋养细胞小梁,绒毛膜深部增生活跃的细胞滋养细胞伸入其中,形成合体滋养细胞小梁的细胞中心索;②次级绒毛:初级绒毛继续增长,胚外中胚层长入细胞中心索,形成间质中心索;③三级绒毛:约在受精后第 15~17 日,胚胎血管长入间质中心,绒毛内血管形成。

15. 人绒毛膜促性腺激素在何处产生?妊娠多少周血清浓度达高峰?

答:人绒毛膜促性腺激素由合体滋养细胞产生。于受精卵着床后 1 日可自母体血清中测出,至妊娠 8~10 周达高峰,以后迅速下降,产后 2 周内消失。

16. 简述人绒毛膜促性腺激素的主要功能是什么。

答:人绒毛膜促性腺激素的功能有:①维持月经黄体寿命,使月经黄体增大成为妊娠黄体,增加甾体激素分泌以维持妊娠;②促进雄激素芳香化转化为雌激素,同时能刺激孕酮的形成;③抑制植物血凝素对淋巴细胞的刺激作用,人绒毛膜促性腺激素能吸附于滋养细胞表面,以免胚胎滋养层被母体淋巴细胞攻击;④刺激胎儿睾丸分泌睾酮,促进男胎性分化;⑤能与母体甲状腺细胞促甲状腺激素(TSH)受体结合,刺激甲状腺活性。

17. 子宫-胎盘循环是如何建立的?

答:子宫-胎盘循环建立的一个重要环节是子宫螺旋动脉重塑,该过程由两种绒毛外滋养细胞完成:①间质滋养细胞:穿透蜕膜、子宫内膜和子宫肌层内 1/3 处,聚集在螺旋动脉周围,为血管内滋养细胞的侵入做准备;②血管内滋养细胞:以逆行方式沿螺旋动脉内腔迁移,取代血管内皮,使狭窄肌性管腔转变为扩张的低阻力子宫胎盘血管。妊娠早期迁移的血管内滋养细胞在螺旋动脉末端形成栓子并将其堵塞。至早孕末期栓子消失,子宫-胎盘的循环得以建立。

18. 简述胎盘生成雌三醇的步骤是什么。

答:母体胆固醇在胎盘内转变为孕烯醇酮后,经胎儿肾上腺胎儿带转化为硫酸脱氢表雄酮(DHEAS),再经胎儿肝内 16α-羟化酶作用,形成 16α-羟基硫酸脱氢表雄酮(16α-OH-DHEAS)后,在胎盘合体滋养细胞硫酸酯酶作用下,去硫酸根形成 16α-OH-DHEA,随后经胎盘芳香化酶作用成为 16α-羟基雄烯二酮,最终形成游离雌三醇。

19. 简述胎膜的组成和作用是什么。

答:胎膜是由外层的平滑绒毛膜和内层的羊膜组成。囊胚表面非着床部位的绒毛膜在发育过程中缺乏营养逐渐退化萎缩成为平滑绒毛膜。胎膜的重要作用是维持羊膜腔的完整性,对胎儿起到保护作用。胎膜含大量花生四烯酸(前列腺素前身物质)的磷脂,且含能催化磷脂生成游离花生四烯酸的溶酶体,在分娩发动上有一定作用。

20. 简述妊娠足月胎儿的脐带特征及功能是什么。

答:脐带是连接胎儿与胎盘的条索状组织,脐带一端连于胎儿腹壁脐轮,另一端附着在胎盘胎儿面。足月妊娠的脐带长 30~100cm,平均约 55cm,直径 0.8~2.0cm。脐带自身呈螺旋形态,表面有羊膜覆盖呈灰白色,内有一条脐静脉,两条脐动脉,脐血管周围为含水量丰富来自胚外中胚层的胶样组织,称华通胶,有保护脐血管的作用。脐带是母体与胎儿气体交换、营养物质供应和代谢产物排出的重要通道。脐带受压使血流受阻时,可致胎儿缺氧,甚至危及胎儿生命。

21. 简述羊水的来源是什么。

答:羊水的来源:①妊娠早期的羊水主要来自母体血清经胎膜进入羊膜腔的透析液;②妊娠中期以后,胎儿尿液成为羊水的主要来源,使羊水的渗透压逐渐降低;③妊娠晚期胎肺参与羊水的生成,每日大约 350ml 液体从肺泡分泌至羊膜腔;④羊膜、脐带华通胶及胎儿皮肤渗出液体,但量少。

22. 简述妊娠足月时的羊水量、性状及成分是什么。

答:妊娠期羊水量逐渐增加,妊娠 38 周约 1 000ml,此后羊水量逐渐减少。至妊娠 40 周羊水量约 800ml。过期妊娠羊水量明显减少,可减少至 300ml 以下。妊娠早期羊水为无色澄清液体。妊娠足月羊水略混浊、不透明,可见羊水内悬有小片状物(胎脂、胎儿脱落上皮细胞、毳毛、毛发、少量白细胞、白蛋白、尿酸盐等)。羊水中含大量激素和酶。足月妊娠时羊水比重为 1.007~1.025,pH 约为 7.20,内含水分 98%~99%,1%~2% 为无机盐及有机物。

23. 羊水有哪些功能?

答:①保护胎儿:羊膜腔内恒温,适量的羊水对胎儿有缓冲作用,避免胎儿受挤压,防止胎肢粘连,避免子宫肌壁或胎儿对脐带直接压迫所致的胎儿窘迫;临产宫缩时,羊水能使宫缩压力均匀分布,避免胎儿局部受压所致的胎儿窘迫。胎儿吞咽或吸入羊水可促进胎儿消化道和肺的发育,孕期羊水过少可引起胎儿肺发育不良。②保护母体:妊娠期减少胎动所致的不适感;临产后,前羊水囊借助楔形水压扩张宫口及阴道;破膜后羊水冲洗阴道,减少感染机会。

24. 简述母体、胎儿、羊水三者间的液体平衡是如何实现的。

答:羊水在羊膜腔内不断进行液体交换,以保持羊水量相对恒定。母儿间的液体交换主要通过胎盘,每小时约 3 600ml。羊水量的调节包括以下四个因素:①自妊娠后半期开始胎儿排尿是羊水的主要来源;②胎儿分泌的肺泡液;③每日约有 400ml 的羊水通过膜内运输进入胎盘表面的胎儿血管;④胎儿吞咽是羊水吸收的主要途径。

25. 妊娠期子宫有哪些变化?

答:①随着妊娠进展,子宫体逐渐增大变软。至妊娠足月时子宫增加近 20 倍。子宫增大主要是由于肌细胞的肥大,细胞质内富含有收缩功能的肌动蛋白和肌球蛋白,为临产后子宫收缩提供物质基础。②妊娠期子宫血管扩张、增粗,子宫血流量增加,以适应胎儿-胎盘循环的需要。③子宫内膜在孕激素、雌激素作用下内膜腺体增大,腺上皮细胞内糖原增加,结缔组织细胞肥大,血管充血,称蜕膜。④子宫峡部变软,逐渐伸展拉长变薄,扩展成宫腔一部分,临产后伸展至 7~10cm,称子宫下段。⑤子宫颈逐渐变软、呈紫蓝色;子宫颈黏液增多,形成黏稠黏液栓,富含免疫球蛋白及细胞因子,有保护子宫腔免受外来感染侵袭的作用。

26. 简述 Braxton Hicks 收缩的特征是什么。

答:自妊娠早期开始,子宫可出现不规律无痛性收缩。其特点为稀发、不规律和不对称,随妊娠进展而逐渐增加,但宫缩时宫腔内压力通常为 5~25mmHg,持续时间不足 30 秒,不伴子宫颈扩张,这种生理性无痛性宫缩称为 Braxton Hicks 收缩。

27. 乳房在妊娠期间增大的原因有哪些?

答:乳房在妊娠期间增大、充血,腺泡增生使乳房硬韧,是因为胎盘分泌大量雌激素刺激乳腺腺管发育,分泌大量孕激素刺激乳腺腺泡发育。乳腺发育完善还需垂体催乳素、人胎盘催乳素、胰岛素、皮质醇、甲状腺激素等的参与。

28. 孕妇在妊娠期心脏位置、心输出量、血压有哪些变化?

答:①妊娠期增大的子宫使膈肌升高,心脏向左、上、前方移位,心脏沿纵轴顺时针方向扭转,加之血流量增加及血流速度加快,心浊音界稍扩大,心尖搏动左移 1~2cm;②心输出量自妊娠 8~10 周逐渐增加,至妊娠 32~34 周达高峰,持续至分娩,左侧卧位测量心输出量较未孕时约增加 30%;③妊娠早期及中期血压偏低,妊娠 24~26 周后血压轻度升高。一般收缩压无变化,舒张压轻度降低,脉压增大;孕妇体位影响血压,妊娠晚期仰卧位时增大的子宫压迫下腔静脉,回心血量减少、心输出量减少使血压下降,形成仰卧位低血压综合征。

29. 孕妇血液系统在妊娠期间有哪些变化?

答:孕妇血液系统在妊娠期间的变化有:①妊娠期循环血容量增加以适应子宫胎盘及各组织器官增加的血流量,血容量于妊娠 6~8 周开始增加,至妊娠 32~34 周达高峰,血浆量的增加多于红细胞的增加,出现血液稀释;②网织红细胞轻度增多,由于血液稀释,红细胞计数约为 $(3.5\sim5.0)\times10^{12}/L$,血红蛋白约为 110~130g/L,血细胞比容约为 0.31~0.34;③白细胞计数轻度增加,一般为 $(5\sim12)\times10^9/L$,主要为中性粒细胞增多;④妊娠期由于血小板破坏增加、血液稀释或免疫因素等,可导致妊娠期血小板减少,部分孕妇在妊娠晚期会进展为妊娠期血小板减少症;⑤妊娠期血液呈高凝状态,凝血因子 Ⅱ、Ⅴ、Ⅶ、Ⅷ、Ⅸ、Ⅹ 均增加,仅凝血因子 Ⅺ、ⅩⅢ 减少,妊娠晚期凝血酶原时间及活化部分凝血酶原时间轻度缩短,血浆纤维蛋白原于妊娠末期增至 4.5g/L;⑥由于血液稀释,血浆蛋白减少,尤其是白蛋白,约为 35g/L。

30. 孕妇泌尿系统在妊娠期间有哪些变化?

答:妊娠期间肾略增大,肾血浆流量比非孕时约增加 35%,肾小球滤过率比非孕时约增加 50%。约 15% 的孕妇因肾小球滤过率增加而肾小管对葡萄糖再吸收能力不能相应增加,出现饭后生理性糖尿。孕激素使输尿管蠕动减弱,尿流缓慢,且右侧输尿管易受右旋妊娠子宫压迫,有尿液逆流现象,使孕妇易患右侧急性肾盂肾炎。孕期膀胱受增大子宫或胎头入盆的压迫,部分孕妇可出现尿频及尿失禁。

31. 孕妇消化系统在妊娠期间有哪些变化?

答:妊娠期消化系统变化有:①受雌激素影响,妊娠期齿龈肥厚,容易充血、水肿、出血。②受孕激素影响,平滑肌张力降低、肌肉松弛。胃贲门括约肌松弛,胃内酸性内容物逆流至食管下部产生胃烧灼感,而胃排空时间并不延长。胆囊排空时间延长,胆汁稍黏稠使胆汁淤积,易诱发胆囊炎及胆石症。肠蠕动减弱,粪便在大肠停留时间延长出现便秘,加之直肠静脉压增高,孕妇易发生痔疮或使原有痔疮加重。③受增大的子宫影响,胃、肠管向上及两侧移位,这些部位发生病变时,体征往往有变异,如阑尾炎可表现为右侧腹中部或上部的疼痛。

(冯 玲)

第四章 | 妊娠诊断

学习重点难点

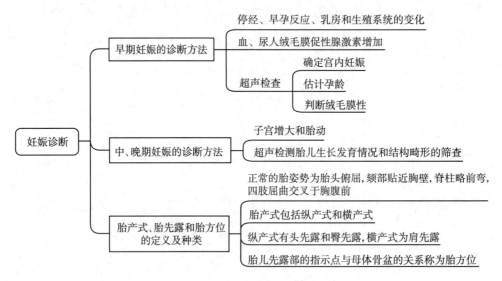

思维导图 4-1 妊娠诊断

习题

一、选择题

【A1 型题】

1. 诊断宫内早孕最可靠的辅助检查方法是
   - A. 阴道脱落细胞学检查
   - B. 基础体温测定
   - C. 尿妊娠试验
   - D. B 型超声检查
   - E. 宫颈黏液涂片干燥后镜检

2. 初孕妇自觉胎动多数开始于
   - A. 妊娠 12~14 周
   - B. 妊娠 15~17 周
   - C. 妊娠 16~20 周
   - D. 妊娠 21~23 周
   - E. 妊娠 24~26 周

3. 胎儿心音听诊正确的是
   - A. 为单音
   - B. 初孕妇在妊娠 18~20 周经腹壁可听到
   - C. 妊娠 24 周后,在胎儿肢体侧听得最清楚
   - D. 常伴有脐带杂音
   - E. 胎儿心率与孕妇心率近似

4. 足月妊娠胎心率正常的范围是

    A. 每分钟 100~140 次   B. 每分钟 120~160 次   C. 每分钟 110~160 次

    D. 每分钟 130~170 次   E. 每分钟 140~180 次

5. 在孕妇腹壁上听诊,节律与母体心率相一致的声音是

    A. 胎心音   B. 子宫血流杂音   C. 脐带杂音

    D. 胎动音   E. 肠蠕动音

6. 节律与胎心率相一致的声音是

    A. 腹主动脉音   B. 子宫血流杂音   C. 脐带杂音

    D. 胎动音   E. 肠蠕动音

7. 目前常用于推算预产期的方法是

    A. 开始胎动的日期   B. 开始早孕反应的日期   C. 末次月经第 1 日

    D. 基础体温测定   E. 测量子宫大小

8. 胎姿势是指

    A. 最先进入骨盆入口的胎儿部分   B. 胎儿先露部的指示点与母体骨盆的关系

    C. 胎儿纵轴与母体纵轴的关系   D. 胎儿身体各部分的相互关系

    E. 胎儿先露部与胎儿身体各部分的相互关系

9. 胎产式是指

    A. 最先进入骨盆入口的胎儿部分   B. 胎儿先露部的指示点与母体骨盆的关系

    C. 胎儿纵轴与母体纵轴的关系   D. 胎儿身体各部分的相互关系

    E. 胎儿先露部与胎儿身体各部分的相互关系

10. 胎先露是指

    A. 最先进入骨盆入口的胎儿部分   B. 胎儿先露部的指示点与母体骨盆的关系

    C. 胎儿纵轴与母体纵轴的关系   D. 胎儿身体各部分的相互关系

    E. 胎儿先露部与胎儿身体各部分的相互关系

11. 胎方位是指

    A. 最先进入骨盆入口的胎儿部分   B. 胎儿先露部的指示点与母体骨盆的关系

    C. 胎儿纵轴与母体纵轴的关系   D. 胎儿身体各部分的相互关系

    E. 胎儿先露部与胎儿身体各部分的相互关系

12. 关于胎儿在子宫内的姿势错误的是

    A. 整个胎体呈椭圆形   B. 胎头俯屈

    C. 颏部贴近胸壁   D. 脊柱伸直

    E. 四肢屈曲交叉于胸腹前

13. 不能用来估计孕周的是

    A. 末次月经第 1 日   B. 早孕反应开始出现的日期

    C. 开始觉察胎动的日期   D. 测量子宫长度值

    E. 测量腹围值

【A2 型题】

14. 某孕妇,月经周期规则,末次月经第 1 日是 2007 年 10 月 26 日,计算预产期应是

    A. 2008 年 7 月 2 日   B. 2008 年 7 月 4 日   C. 2008 年 8 月 2 日

    D. 2008 年 8 月 4 日   E. 2008 年 8 月 5 日

15. 26岁初孕妇,末次月经日期记不清。自觉5周前出现胎动,检查子宫长度为23cm,比较符合实际的妊娠周数应该是

    A. 12~14周   B. 15~17周   C. 18~20周   D. 21~25周   E. 23~26周

16. 25岁初孕妇,末次月经2007年4月12日,于2007年11月15日就诊,检查宫底在脐上3横指,枕右前位,胎心率正常,血压160/110mmHg,尿蛋白2.8g/24h。本例应是

    A. 妊娠满30周,子宫底高度符合正常情况

    B. 妊娠满30周,子宫底高度低于正常情况

    C. 妊娠满31周,子宫底高度符合正常情况

    D. 妊娠满31周,子宫底高度低于正常情况

    E. 妊娠满32周,子宫底高度低于正常情况

17. 某初孕妇,妊娠38周。腹部检查:子宫呈椭圆形,胎先露部较软且不规则,胎心在脐上偏左,本例的胎先露应是

    A. 肩先露   B. 臀先露   C. 面先露   D. 枕先露   E. 颏先露

【A3/A4型题】

(18~19题共用题干)

25岁已婚女性,以往月经不规则,3~4日/(1~3)月。现停经6个多月,于停经3个多月时感恶心,食欲减退。最近几日感觉胎动,检查乳头、乳晕着色加深,宫底达脐耻之间。借助多普勒探测仪可听到胎心。

18. 该病例应初步诊断为

    A. 妊娠2个月左右   B. 妊娠3个月左右   C. 妊娠4个月左右

    D. 妊娠6个月左右   E. 妊娠7个月左右

19. 推算孕周较准确的方法是

    A. 测血β-hCG   B. 测量子宫长度   C. 测量腹围

    D. 测量雌、孕激素   E. B型超声测量胎头双顶径

(20~22题共用题干)

28岁已婚女性,平素月经规则,周期均为28日。末次月经为2007年5月7日,于2007年6月14日来院就诊,主诉为"少量阴道血性分泌物3日",无腹痛。

20. 本患者首先应选择

    A. 尿hCG检查   B. 基础体温检查   C. 尿常规检查

    D. 子宫颈黏液涂片   E. 诊断性刮宫

21. 假设该女性已妊娠,确诊宫内妊娠应选择

    A. 最早在停经4周时行阴道B型超声查看宫内妊娠囊

    B. 最早在停经5周时行阴道B型超声检查看妊娠囊内是否有胚芽和原始心管搏动

    C. 最早在停经6周时行阴道B型超声检查看妊娠囊内是否有胚芽和原始心管搏动

    D. 行妇科检查看子宫是否增大变软

    E. 行子宫颈黏液检查

22. 若本例患者于停经6周行B型超声检查,宫内未见妊娠囊,见左侧附件区低回声包块,应高度怀疑是

    A. 葡萄胎   B. 左侧附件异位妊娠   C. 左卵巢囊肿

    D. 左输卵管积水   E. 左卵巢黄体

【B1 型题】

（23~26 题共用备选答案）

  A. 脐耻之间　　　　　　B. 脐上 1 横指　　　　　　C. 脐上 3 横指

  D. 脐与剑突之间　　　　E. 剑突下 2 横指

23. 妊娠 16 周末，子宫底高度在

24. 妊娠 28 周末，子宫底高度在

25. 妊娠 32 周末，子宫底高度在

26. 妊娠 36 周末，子宫底高度在

（27~29 题共用备选答案）

  A. LOA　　　　　　　　B. ROA　　　　　　　　C. ROT

  D. LOP　　　　　　　　E. ROP

27. 胎头矢状缝在骨盆入口右斜径上，小囟门在骨盆的左前方，为

28. 胎头矢状缝在骨盆入口左斜径上，大囟门在骨盆的右前方，为

29. 胎头矢状缝在骨盆入口横径上，小囟门在骨盆正右方，为

（30~33 题共用备选答案）

  A. 孕 24 周后　　　　　B. 孕 36 周后　　　　　C. 孕 20~24 周后

  D. 孕 30 周后　　　　　E. 孕 16~22 周

30. 产前检查应常规每周 1 次，应在

31. 超声胎儿大畸形筛查，应在

32. 腹部检查可区别胎头、胎体，应在

33. 抽羊水细胞可做染色体检查，应在

二、简答题

1. 何谓黑加征？

2. B 型超声确诊早期妊娠活胎有哪些依据？

3. 试述妊娠 28 周末、36 周末、40 周末时的手测子宫底高度值及尺测子宫长度值是什么。

4. 试述胎儿心音的特点有哪些。

5. 胎儿心音需与哪些声音相鉴别？

6. 何谓胎姿势？

7. 何谓胎产式？

8. 何谓胎先露？

9. 何谓胎方位？

参考答案

一、选择题

【A1 型题】

1. D　　2. C　　3. B　　4. C　　5. B　　6. C　　7. C　　8. D　　9. C　　10. A

11. B　　12. D　　13. E

【A2 型题】

14. C　　15. D　　16. D　　17. B

【A3/A4 型题】

18. C　19. E　20. A　21. C　22. B

【B1 型题】

23. A　24. C　25. D　26. E　27. A　28. D　29. C　30. B　31. C　32. A

33. E

二、简答题

1. 何谓黑加征?

答:于停经 6~8 周行双合诊检查,发现子宫稍大,子宫峡部极软,感觉宫颈与宫体之间似不相连,称为黑加征,是早期妊娠特有的变化。

2. B 型超声确诊早期妊娠活胎有哪些依据?

答:妊娠 5 周时,在增大的子宫轮廓中见到来自羊膜囊的圆形或椭圆形光环称为孕囊,妊娠 6 周时可见到胎芽及原始心管搏动,可确诊为早期妊娠、活胎。

3. 试述妊娠 28 周末、36 周末、40 周末时的手测子宫底高度值及尺测子宫长度值是什么。

答:手测子宫底高度,于妊娠 28 周末为脐上 3 横指,于妊娠 36 周末为剑突下 2 横指,于妊娠 40 周末为脐与剑突之间或略高。尺测子宫底高度,于妊娠 28 周末为 26(22.4~29.0)cm,于妊娠 36 周末为 32(29.8~34.5)cm,于妊娠 40 周末为 33(30.0~35.3)cm。

4. 试述胎儿心音的特点有哪些。

答:胎儿心音呈双音,似钟表"滴答"声,速度较快,正常时每分钟 110~160 次,多于胎儿背部所在侧听得最清楚。

5. 胎儿心音需与哪些声音相鉴别?

答:胎儿心音应与子宫杂音、腹主动脉音及脐带杂音相鉴别。子宫杂音为血液流过扩大的子宫血管时出现的柔和吹风样低音响,与孕妇心率一致;腹主动脉音为单调咚咚样强音响,与孕妇脉搏数相一致;脐带杂音为脐带血流受阻出现的与胎心率一致的吹风样低音响,改变体位后可消失。

6. 何谓胎姿势?

答:胎儿在子宫内的姿势称胎姿势。正常胎姿势为胎头俯屈,颏部贴近胸壁,脊柱略前弯,四肢屈曲交叉于胸腹前。整个胎体成为头端小、臀端大的椭圆形。

7. 何谓胎产式?

答:胎产式是指胎体纵轴与母体纵轴的关系。两纵轴平行者为纵产式;两纵轴垂直者为横产式;两纵轴交叉成锐角为斜产式。

8. 何谓胎先露?

答:胎先露是指最先进入骨盆入口的胎儿部分。纵产式有头先露和臀先露,横产式为肩先露。

9. 何谓胎方位?

答:胎方位是指胎儿先露部的指示点(枕先露为枕骨、面先露为颏骨、臀先露为骶骨、肩先露为肩胛骨)与母体骨盆前后左右横的关系。

(李笑天)

第五章 | 产前检查与孕期保健

学习重点难点

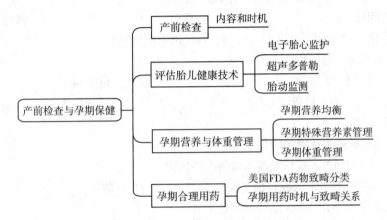

思维导图 5-1 产前检查与孕期保健

习题

一、选择题

【A1 型题】

1. 产前检查和孕期保健的主要目的是
    A. 让孕妇了解胎儿生长情况
    B. 让医生了解胎儿生长发育
    C. 使孕妇和家属知道下次具体产检时间
    D. 便于统计区域和全国孕产妇数据
    E. 加强孕产妇系统化管理,保障母儿安全

2. 目前国内采用的围产期时间范围是
    A. 妊娠 20 周至产后 1 周
    B. 妊娠 20 周至产后 2 周
    C. 妊娠 28 周至产后 1 周
    D. 妊娠 28 周至产后 2 周
    E. 妊娠 28 周至产后 3 周

3. 首次产前检查的时间应是
    A. 出现早孕反应时
    B. 确诊早孕时
    C. 自觉胎动时
    D. 孕 12 周时
    E. 孕 16 周时

4. 关于检查胎位的四步触诊法**错误**的是
    A. 可了解子宫的大小、胎先露、胎方位等
    B. 第一步是双手置于子宫底部,判断是胎头还是胎臀
    C. 第二步是双手分别置于腹部两侧,辨别胎背方向

D. 第三步是双手置于耻骨联合的上方,了解先露是头还是臀

E. 第四步是双手沿骨盆入口向下深按,进一步核实先露部,并确定入盆程度

5. 自耻骨联合到骶岬上缘中点的距离是

　　A. 骨盆入口横径　　　　　　　　B. 骨盆出口前后径　　　　　　C. 中骨盆前后径

　　D. 真结合径　　　　　　　　　　E. 对角径

6. 骨盆测量小于正常值的是

　　A. 髂棘间径 25cm　　　　　　　　B. 髂嵴间径 28cm　　　　　　C. 骶耻外径 20cm

　　D. 坐骨结节间径 7.5cm　　　　　　E. 对角径 12.5cm

7. 骨盆出口横径小于 8cm,应进一步检查的径线是

　　A. 髂嵴间径　　　　　　　　　　B. 对角径　　　　　　　　　　C. 骶耻外径

　　D. 骨盆出口前矢状径　　　　　　E. 骨盆出口后矢状径

8. 骨盆测量在正常范围的是

　　A. 骨盆倾斜度 70°　　　　　　　　　　　B. 耻骨弓角度 90°

　　C. 坐骨切迹可容 2 横指　　　　　　　　D. 坐骨结节间径 7cm

　　E. 对角径 12cm

9. 关于骨盆径线的表述错误的是

　　A. 对角径小于 12cm 提示骨盆入口前后径狭窄

　　B. 坐骨结节间径与后矢状径值之和小于 15cm 时为出口狭窄

　　C. 坐骨棘间径小于 10cm 提示中骨盆狭窄

　　D. 测量髂棘间径,可以间接推测中骨盆横径

　　E. 耻骨弓角度可反映骨盆出口横径的宽度

10. 关于耻骨弓角度的表述错误的是

　　A. 测量时孕妇取截石位

　　B. 左右手拇指指尖斜着对拢,放置在耻骨联合下缘

　　C. 左右两拇指平放在耻骨降支上,测量两拇指间角度

　　D. 正常值为 90°,小于 90° 为异常

　　E. 此径线反映骨盆出口横径的宽度

11. 首次产检的必查项目有

　　A. 甲状腺功能　　　　　　　　　　　　B. 血型 ABO 分型和抗 Rh 抗体滴度

　　C. HCV 筛查　　　　　　　　　　　　　D. HIV 筛查

　　E. 细菌性阴道病的筛查

12. 电子胎心监护提示胎儿缺氧的表现是出现

　　A. 加速　　　　　　　　　　　　B. 早期减速　　　　　　　　　C. 轻度变异减速

　　D. 晚期减速　　　　　　　　　　E. NST 反应型

13. 关于听诊胎心下列描述错误的是

　　A. 胎心在靠近胎背上方的孕妇腹壁上听得最清楚

　　B. 胎先露枕左位时,胎心在脐左下方

　　C. 胎先露枕右位时,胎心在脐右下方

　　D. 臀先露时,胎心在脐下方

　　E. 肩先露时,胎心在靠近脐部下方听得最清楚

14. 以下关于电子胎心监护的描述正确的是
    A. 胎心率基线正常 FHR 为 120~160 次/分
    B. FHR 变异指 FHR 有小的周期性波动
    C. 宫缩时胎心率基线暂时降低 15 次/分以上,持续时间>15 秒,是胎儿良好的表现
    D. 变异减速一般认为是胎盘功能不良、胎儿缺氧的表现
    E. 晚期减速特点是 FHR 减速多在宫缩高峰后开始出现,即波谷落后于波峰,时间少于 30 秒,下降幅度大于 50 次/分

15. 检查能提示胎盘功能下降的是
    A. 胎动<6 次/2 小时   B. 电子胎心监护提示早期减速
    C. NST 反应型   D. OCT 试验阴性
    E. 胎儿生物物理评分 10 分

16. 电子胎心监护胎心率(FHR)变化与子宫收缩完全无关的是
    A. 加速   B. 早期减速   C. 变异减速
    D. 晚期减速   E. 正弦波形

17. 以下可以考虑诊断为胎儿窘迫的是
    A. 臀位临产后羊水粪染
    B. 伴随宫缩开始时胎心减慢,减速最低点与宫缩峰值同步
    C. 电子胎心监护出现晚期减速
    D. 孕妇持续高热时,胎心加快大于 160 次/分
    E. 胎儿脐动脉 S/D>3.0

18. 关于电子胎儿监测错误的是
    A. 胎心率基线包括每分钟心搏次数及 FHR 变异两种基本变化
    B. FHR 基线表示胎儿储备能力
    C. 无应激试验是宫缩时的 FHR 变化
    D. 晚期减速是胎儿缺氧的表现
    E. OCT 阳性提示胎儿窘迫

19. 关于妊娠期孕妇体重营养管理正确的是
    A. 正常体重孕妇理想增长 11.5~16kg
    B. 肥胖孕妇增长 9~10kg
    C. 妊娠早期应当开始大量摄入优质蛋白
    D. 肥胖孕妇应当尽量减少碳水化合物的摄入,每日不超过 100g
    E. 肥胖者孕中晚期每周增长不超过 0.3kg

【A2 型题】

20. 初孕妇 31 岁,既往月经规律,周期 28 日,末次月经是 2022 年 3 月 22 日,于 2023 年 1 月 10 日来院产检,胎心听诊正常,医生最适宜的处理是
    A. 检查血、尿常规,肝肾功   B. 检查宫颈成熟度   C. 骨盆测量
    D. 住院引产   E. 嘱每周定时产检

21. 孕妇因缺乏相关知识,30 周首次产检,应当开具的检查有
    A. 葡萄糖耐量检查 OGTT   B. 电子胎心监护   C. 胎儿成熟度检测
    D. 超声 NT 测量   E. 胎儿系统超声筛查

22. 孕妇 26 岁,孕 10 周首次产检,咨询孕期保健知识,以下建议正确的是
    A. 补充大量高能量、高营养饮食
    B. 孕期杜绝性生活
    C. 为避免滑倒,洗澡时建议盆浴
    D. 秋冬季建议接种流感疫苗
    E. 孕期建议多卧床休息

23. 多囊卵巢患者,30 岁,孕 21 周产检,下列最适合推算预产期的是
    A. 末次月经
    B. 早孕反应出现时间
    C. 超声 NT 检查的头臀径
    D. 胎动出现时间
    E. 早孕期可见卵黄囊的超声报告中胚芽长度

24. 初产妇 32 岁,孕 14 周,因先兆流产住院保胎,目前无腹痛、无阴道流血,近 3 日未解大便,排便困难,此时以下处理**不恰当**的是
    A. 多吃新鲜水果蔬菜
    B. 口服缓泻剂
    C. 肥皂水灌肠
    D. 口服乳果糖口服液
    E. 嘱每日定时排便

25. 初产妇 29 岁,孕 35 周,妊娠期糖尿病,电子胎心监护提示 FHR 140 次/分,变异正常,40 分钟内未见胎心加速,下面处理正确的是
    A. 回家休息,次日复查
    B. 生物物理评分
    C. 人工破膜,了解羊水情况
    D. 缩宫素静脉滴注引产
    E. 立即急诊剖宫产

26. 初产妇 31 岁,末次月经记不清楚,自觉 2 周前开始有胎动,检查宫底平脐,胎心率 152 次/分,根据这些推算可能的孕周是
    A. 20~22 周
    B. 23~25 周
    C. 16~18 周
    D. 18~20 周
    E. 24~26 周

27. 30 岁初产妇,妊娠 40 周,宫缩规律,枕左前位,胎心好,宫口开大 2cm,胎头未衔接。符合本产妇实际情况的骨盆测量最可能的是
    A. 骨盆入口平面狭窄
    B. 中骨盆平面狭窄
    C. 耻骨弓角度小于 80°
    D. 坐骨结节间径小于 8cm
    E. 出口后矢状径 9cm

28. 孕妇 30 岁,平素月经不规则,5/40~50,末次月经 2012 年 9 月 1 日,停经 55 日查尿 hCG(+),停经 70 日 B 型超声提示胎芽相当于孕 8 周大小,那么该孕妇的预产期应为
    A. 2013 年 6 月 8 日
    B. 2013 年 6 月 15 日
    C. 2013 年 6 月 22 日
    D. 2013 年 6 月 29 日
    E. 2013 年 7 月 6 日

29. 孕妇 35 岁,平素月经规则,5/28,末次月经为 2012 年 8 月 10 日,8 月 28 日曾因肠道感染应用庆大霉素 2 日,9 月 16 日查尿 hCG(+),来院咨询药物对胎儿的影响,对孕妇的解释应为
    A. 药物应用在早孕期,有导致胎儿畸形的危险
    B. 药物对胎儿的影响不确定,有可能导致胎儿畸形
    C. 药物对胎儿的影响不大,但需常规筛查胎儿畸形
    D. 药物对胎儿影响不大,故若有先兆流产应尽量保胎
    E. 药物对胎儿没有影响

【A3/A4 型题】

（30~32 题共用题干）

孕妇 28 岁，孕 37 周自觉胎动少 1 日，来院行产前检查。无腹痛、无阴道流液、无出血。查体：生命体征平稳，一般情况好，心肺查体未见异常，腹膨隆，宫高 28cm，腹围 90cm，FHR 120 次/分。

30. 为除外胎儿宫内缺氧，应首先进行的检查项目为
  A. 血、尿常规检查   B. 超声检查   C. 肝、肾功能检查
  D. 电子胎心监护   E. 生物物理评分

31. 若该孕妇电子胎心监护为无反应型，进一步行生物物理评分，见胎儿呼吸运动 1 次，持续>30 秒；无肢体活动；肌张力弱；羊水最大暗区 1cm，生物物理评分应为
  A. 6 分   B. 5 分   C. 4 分   D. 3 分   E. 2 分

32. 根据上述生物物理评分，提示胎儿宫内状态为
  A. 无急慢性缺氧   B. 可能有急性缺氧   C. 可能有慢性缺氧
  D. 有急性或慢性缺氧   E. 有急性缺氧伴慢性缺氧

（33~35 题共用题干）

孕妇 35 岁，孕 21 周，第 3 次来院行产前检查。

33. 采集病史应重点了解
  A. 胎动情况及有无不适   B. 家族遗传病史   C. 月经史
  D. 早孕期用药情况   E. 配偶健康情况

34. 不需检查的项目为
  A. 血常规   B. 尿常规   C. 唐氏综合征筛查
  D. 超声检查   E. 血压、体重、宫高、腹围及胎心情况

35. 下次产前检查间隔时间为
  A. 1 周   B. 2 周   C. 3 周   D. 4 周   E. 5 周

【B1 型题】

（36~38 题共用备选答案）

  A. 胎心早期减速   B. 胎心晚期减速   C. 胎心变异减速
  D. 延长减速   E. 正弦波形

36. 提示胎儿脐带暂时性受压的是

37. 提示第二产程胎头受压的是

38. 确定为Ⅲ类电子胎心监护的是

（39~41 题共用备选答案）

  A. 维生素 B_6 B. 铁剂药物   C. 钙剂
  D. 乳果糖   E. 开塞露

39. 妊娠期腿"抽筋"可以使用

40. 妊娠早期呕吐可以使用

41. 妊娠期便秘可以使用

二、简答题

1. 简述孕妇行四步触诊的步骤。

2. 什么是高龄孕妇，其产前筛查有何特殊？

3. 何谓正常无应激试验（NST）？

4. 生物物理评分的指标和意义是什么？

5. 简述胎心晚期减速的概念和意义是什么。

6. 妊娠妇女在孕期的用药原则是什么？

参考答案

一、选择题

【A1 型题】

1. E 2. C 3. B 4. D 5. D 6. D 7. E 8. B 9. D 10. D

11. D 12. D 13. D 14. B 15. A 16. E 17. C 18. C 19. E

【A2 型题】

20. D 21. A 22. D 23. C 24. C 25. B 26. A 27. A 28. C 29. C

【A3/A4 型题】

30. D 31. E 32. E 33. A 34. C 35. D

【B1 型题】

36. C 37. A 38. E 39. C 40. A 41. D

二、简答题

1. 简述孕妇行四步触诊的步骤。

答：第 1 步：检查者两手置于子宫底部，了解子宫外形并测得宫底高度，估计胎儿大小与孕周数是否相符。然后以两手指腹相对轻推，判断宫底部的胎儿部分，胎头硬而圆且有浮球感，胎臀软而宽且形状不规则。第 2 步：检查者左右手分别置于腹部左右侧，一手固定，另手轻轻深按检查，触及平坦饱满者为胎背，可变形的高低不平部分是胎儿肢体，有时感到胎儿肢体活动。第 3 步：检查者右手拇指与其余 4 指分开，置于耻骨联合上方握住胎先露部，进一步查清是胎头或胎臀，左右推动以确定是否衔接。若胎先露部仍浮动，表示尚未入盆。若已衔接，则胎先露部不能推动。第 4 步：检查者左右手分别置于胎先露部的两侧，向骨盆入口方向向下深按，再次核对胎先露部的判断是否正确，并确定胎先露部入盆的程度。

2. 什么是高龄孕妇，其产前筛查有何特殊？

答：准确推算预产期≥35 岁的孕妇称为高龄孕妇。①高龄孕妇的妊娠风险增加，应根据具体年龄和高危因素进行详细的咨询及评估。②规范补充叶酸、钙剂和铁剂，根据情况可考虑适当增加剂量；有指征的给予小剂量阿司匹林预防子痫前期。③对于预产期年龄 35~39 岁而且单纯年龄为高危因素者，签署知情同意书后，可先提供无创产前检测进行胎儿非整倍体异常的筛查；预产期年龄≥40 岁以上的孕妇，建议直接介入性产前诊断。④重视胎儿结构异常筛查、妊娠期糖尿病筛查、妊娠期高血压疾病和胎儿生长受限（FGR）的筛查。⑤年龄≥40 岁的孕妇，应加强胎儿监护，妊娠 40 周前适时终止妊娠。

3. 何谓正常无应激试验（NST）？

答：胎心率基线 110~160 次/分；基线变异 6~25 次/分（中度变异）；无减速或偶发变异减速，持续<30 秒；40 分钟内 2 次或 2 次以上加速超过 15 次/分，持续 15 秒。

4. 生物物理评分的指标和意义是什么？

答：生物物理评分是综合电子胎心监护及超声检查所示某些生理活动，以判断胎儿有无急、慢性缺氧的一种产前监护方法，常用的是 Manning 评分法。其具体指标包括无应激试验（NST）、胎儿呼吸运动（FBM）、胎动（FM）、胎儿肌张力（FT）、羊水最大暗区垂直深度（AFV）。每一项可评 2 分或 0 分,总分 8~10 分提示胎儿状况良好,但由于其耗时长且受到超声等主观因素的影响,目前在临床上应用并不广泛。

5. 简述胎心晚期减速的概念和意义是什么。

答:晚期减速指伴随宫缩出现的减速,通常是对称性地、缓慢地下降到最低点再恢复到基线。开始到胎心率最低点的时间≥30 秒,减速的最低点通常晚于宫缩峰值;一般来说,减速的开始、最低值及恢复分别延后于宫缩的起始、峰值及结束,一般认为是胎盘功能不良、胎儿缺氧的表现。

6. 妊娠妇女在孕期的用药原则是什么?

答:孕产妇用药原则:①用药必须有明确的指征,避免不必要的用药;②根据病情在医师指导下选用有效且对胎儿相对安全的药物;③应选择单独用药,避免联合用药;④应选用结论比较肯定的药物,避免使用较新的、尚未肯定对胎儿是否有不良影响的药物;⑤严格掌握剂量和用药持续时间,注意及时停药;⑥妊娠早期若病情允许,尽量推迟到妊娠中晚期再用药。

（周　玮）

第六章 | 产前诊断与胎儿宫内干预

学习重点难点

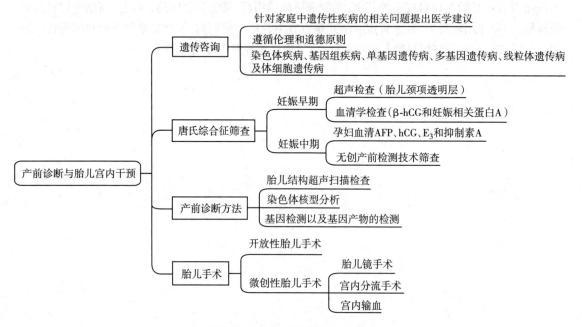

思维导图 6-1 产前诊断与胎儿宫内干预

习题

一、选择题

【A1 型题】

1. 人类遗传性疾病中**不涉及**

   A. 单基因遗传病　　　　　B. 多基因遗传病　　　　　C. 先天性疾病

   D. 染色体病　　　　　　　E. 线粒体遗传病

2. 下列哪项**不属于**孕期母血清学产前筛查的生化指标

   A. 血清甲胎蛋白　　　　　B. 血清人绒毛膜促性腺激素　　C. 非结合雌三醇

   D. 孕妇的年龄　　　　　　E. 妊娠相关血浆蛋白

3. 羊膜腔穿刺术的最佳适用孕周是

   A. 孕 11~13^{+6} 周　　　　B. 孕 14~18^{+6} 周　　　　C. 孕 16~22^{+6} 周

   D. 孕 18~24^{+6} 周　　　　E. 孕 24 周后

4. 在下列哪个年龄或者符合其他产前诊断指征的孕妇,均应推荐其做产前诊断

　　A. 30 岁以上　　　　　　　B. 35 岁以上　　　　　　　C. 40 岁以上

　　D. 45 岁以上　　　　　　　E. 25 岁以上

【A2 型题】

5. 某女,24 岁,系一白化病患者,其生殖系统均正常,欲与一患白化病成年男性婚配,前来进行咨询能否结婚并正常生育,以下正确的是

　　A. 可以结婚,但不适宜生育　　　　　B. 可以结婚并正常生育

　　C. 不能结婚　　　　　　　　　　　　D. 暂缓结婚

　　E. 可以结婚,但只能生男孩

6. 孕妇 35 岁,孕 12^{+5} 周超声检查提示颈项透明层(NT)3.2mm,下列哪项建议**不合适**

　　A. 行绒毛穿刺取样

　　B. 行胎儿羊水细胞染色体微阵列分析(CMA)

　　C. 孕 20~26 周大畸形筛查超声

　　D. 预后不良,建议终止妊娠

　　E. 行染色体核型分析

7. 孕妇 35 岁,22 周,NIPT 低风险,大畸形筛查发现胎儿室间隔缺损 3mm。以下建议中**错误**的是

　　A. 建议引产　　　　　　　　　　　　B. 建议羊水穿刺检查胎儿染色体

　　C. 建议胎儿心超检查　　　　　　　　D. 建议胎儿心脏专科会诊

　　E. 出生后进一步随访,部分可自行闭合

【B1 型题】

(8~9 题共用备选答案)

　　A. 整合产前筛查　　　　　　B. 血清序贯筛查　　　　　　C. 无创产前筛查

　　D. 羊水穿刺　　　　　　　　E. NT 筛查

8. 孕妇 23 岁,既往月经规则,G_1P_0,未正规产检,今日首次就诊,根据末次月经及超声结果推算预产期,目前孕 21^{+2} 周,可提供的产前筛查方式是

9. 孕妇 30 岁,既往月经规则,G_1P_0,正规产检,今日首次就诊,根据末次月经及超声结果推算预产期,目前孕 12^{+2} 周,可提供的产前筛查方式是

(10~11 题共用备选答案)

　　A. 孕 $10~13^{+6}$ 周　　　　　　B. 孕 $15~20^{+6}$ 周　　　　　　C. 孕 $16~22^{+6}$ 周

　　D. 孕 18 周后　　　　　　　　E. 孕 24 周后

10. 进行绒毛取材术的孕周

11. 进行经皮脐血管穿刺术的孕周

二、简答题

1. 遗传咨询的对象有哪些?

2. 遗传咨询的原则是什么?

3. 遗传病的种类有哪些?

4. 唐氏综合征的产前筛查策略有哪些?

5. 产前筛查的原则是什么?

6. 产前诊断的适宜人群是哪些?

7. 产前诊断的策略及方法有哪些?

8. 可用于诊治胎儿疾病的胎儿镜技术有哪些?

参考答案

一、选择题

【A1 型题】

1. C　　2. D　　3. C　　4. B

【A2 型题】

5. A　　6. D　　7. A

【B1 型题】

8. C　　9. E　　10. A　　11. D

二、简答题

1. 遗传咨询的对象有哪些?

答:①夫妇双方或一方家庭成员中有遗传病、出生缺陷、不明原因的癫痫、智力低下、肿瘤及其他与遗传因素密切相关的患者,曾生育过明确遗传病或出生缺陷儿的夫妇;②夫妻双方或之一本身罹患智力低下或出生缺陷;③不明原因的反复流产或有死胎、死产等病史的夫妇;④孕期接触不良环境因素及患有某些慢性病的夫妇;⑤常规检查或常见遗传病筛查发现异常者;⑥其他需要咨询者,如婚后多年不孕不育的夫妇,或 35 岁以上的高龄孕妇,近亲婚配。

2. 遗传咨询的原则是什么?

答:自主原则,知情同意原则,无倾向性原则,守密和尊重隐私原则,公平原则。

3. 遗传病的种类有哪些?

答:染色体病,基因组病,单基因遗传病,多基因遗传病,线粒体病,体细胞遗传病。

4. 唐氏综合征的产前筛查策略有哪些?

答:①妊娠早期联合筛查:包括超声测定胎儿颈项透明层(nuchal translucency,NT)厚度和孕妇血清学检查两类。②妊娠中期筛查:即血清学标志物联合筛查,还可作为 18-三体和神经管缺陷的筛查方式。③妊娠早、中期整合筛查:整合妊娠早期和中期的筛查指标,包括整合产前筛查(integrated prenatal screening,IPS)、血清序贯筛查(sequential integrated test)、酌情筛查(contingent screening)。④超声遗传学标志物筛查。⑤无创产前筛查(noninvasive prenatal test,NIPT)等。

5. 产前筛查的原则是什么?

答:被筛查疾病在被筛查人群中应有较高的发病率,疾病严重影响健康。筛查出后,有干预、预防或治疗的方法。筛查方法简便,成本低,安全,易被受检者接受。对疾病的检出率高,假阳性和假阴性率低,要被筛查者充分理解筛查中的假阳性与假阴性。有配套的遗传信息和医疗服务作为支持参考。

6. 产前诊断的适宜人群是哪些?

答:产前诊断的适宜人群是产前筛查高风险人群。常见的产前诊断指征包括:①夫妇一方患有先天性疾病、有遗传病家族史或近亲结婚;②曾经有先天性结构异常或遗传性疾病胎儿生育史;③反复发生原因不明的流产,死胎和新生儿死亡史的孕妇;④孕妇接触过可能导致胎儿出生缺陷的物质、辐射或感染病毒等;⑤预产期年龄≥35 岁的高龄孕妇;⑥产前筛查胎儿染色体异常高风险孕妇;⑦产前超声筛查发现胎儿结构异常、生长发育异常、羊水过多或者过少等;⑧医师认为其他有必要进行产前诊断的情况。

7. 产前诊断的策略及方法有哪些?

答:产前诊断的策略是综合各种方法获得胎儿疾病的诊断:通过超声、磁共振检查等影像学手段评估胎儿结构及发育异常;通过产前诊断取样技术获取羊水、绒毛或胎儿血液,根据不同的检测目的选择恰当的实验室检测技术,以明确胎儿是否罹患染色体异常、已知的单基因病或者有无合并宫内感染。

8. 可用于诊治胎儿疾病的胎儿镜技术有哪些?

答:目前开展的胎儿镜手术主要包括胎儿胸腔积液羊膜腔胸腔引流术、脊髓脊膜膨出的宫内修补、严重先天性膈疝的气管封堵术、胎儿后尿道瓣膜激光消融术、胎盘吻合血管激光电凝术、羊膜带松解术等。

(孙路明)

第七章 | 妊娠并发症

学习重点难点

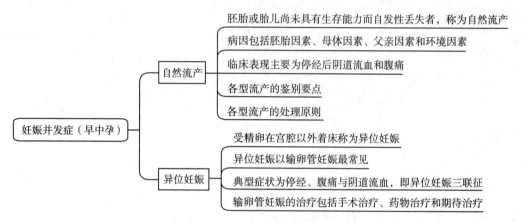

思维导图 7-1 妊娠并发症（早中孕）

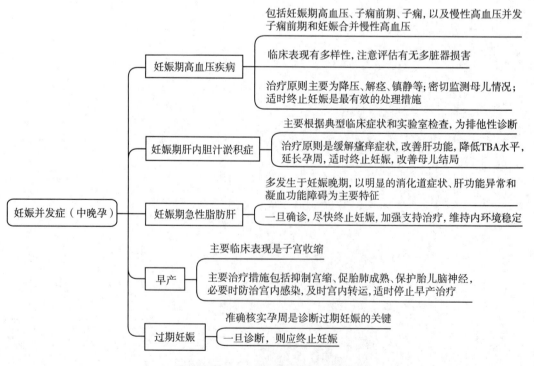

思维导图 7-2 妊娠并发症（中晚孕）

50

习题

一、选择题

【A1 型题】

1. 关于流产的概念,**错误**的是
   A. 胚胎或胎儿尚未具有生存能力而自发性丢失者,称为自然流产
   B. 发生在妊娠 12 周前者为早期流产
   C. 发生在月经期前的流产,称生化妊娠
   D. 流产是指妊娠小于 28 周、胎儿体重小于 800g 而终止者
   E. 复发性流产指与同一性伴侣连续发生 2 次及 2 次以上的自然流产(包括生化妊娠)

2. **不属于**早期复发性流产常见原因的是
   A. 免疫功能异常　　　　　B. 胚胎染色体异常　　　　　C. 血栓前状态
   D. 黄体功能不足　　　　　E. 甲状腺功能减退

3. 对于流产临床处理的描述,**错误**的是
   A. 完全流产一般无须特殊处理
   B. 不全流产易发生失血性休克,应尽快清宫
   C. 流产合并感染需全面搔刮宫腔清除感染残留组织
   D. 稽留流产时间过长可能发生凝血功能障碍
   E. 先兆流产经休息及治疗后症状消失,胚胎存活,可继续妊娠

4. 对于难免流产,描述**错误**的是
   A. 由先兆流产发展而来　　　　　B. 早期难免流产可行绒毛染色体核型分析
   C. 应给予孕酮制剂治疗　　　　　D. 子宫大小可与停经周数相符或略小
   E. 一旦确诊应尽早使胚胎组织排出

5. 关于流产的治疗措施,**错误**的是
   A. 宫颈机能不全应行宫颈环扎术
   B. 先兆流产,可给予孕酮制剂
   C. 难免流产应等待妊娠组织自然排出
   D. 不全流产应尽快行刮宫术或钳刮术
   E. 流产感染应在控制感染的同时尽快清除宫内残留物

6. 早期自然流产,最常见的原因为
   A. 胚胎因素　　　　　B. 母亲严重贫血　　　　　C. 母亲子宫畸形
   D. 母亲黄体功能不全　　　　　E. 父亲精子染色体异常

7. 最容易合并感染的流产类型是
   A. 先兆流产　　　　　B. 难免流产　　　　　C. 不全流产
   D. 复发性流产　　　　　E. 稽留流产

8. 导致输卵管妊娠的主要原因是
   A. 辅助生殖技术　　　　　B. 输卵管发育不良或功能异常
   C. 输卵管妊娠史或手术史　　　　　D. 避孕失败
   E. 输卵管炎症

9. 输卵管妊娠保守治疗最常用的药物是
   A. 米非司酮　　　　　　　　　B. 甲氨蝶呤（MTX）　　　　　　C. 天花粉
   D. 氟尿嘧啶　　　　　　　　　E. 前列腺素

10. 超声检查时,可确诊异位妊娠的是
   A. 附件区显示形状不规则包块　　　　　　B. 宫腔空虚
   C. 腹腔内肠管漂浮　　　　　　　　　　　D. 直肠子宫陷凹有积液
   E. 宫旁包块内可见妊娠囊

11. 异位妊娠的"三联征"指
   A. 停经、阴道流血、晕厥　　　　　　　　B. 腹痛、阴道流血、休克
   C. 停经、阴道流血、腹痛　　　　　　　　D. 腹痛、阴道流血、腹部包块
   E. 腹痛、阴道流血、晕厥

12. 关于输卵管妊娠手术治疗适应证,**不包括**
   A. 血压下降,心率增快,腹腔内出血量较多
   B. 输卵管妊娠未破裂,血 hCG<5 000U/L
   C. 持续性异位妊娠
   D. 随诊不可靠者
   E. 药物治疗禁忌证或无效者

13. 关于输卵管妊娠药物治疗适应证,**不包括**
   A. 无药物治疗的禁忌证　　　　　　　B. 输卵管包块直径 3.5cm 伴胎心搏动
   C. 血 hCG<5 000U/L　　　　　　　　D. 输卵管妊娠未破裂
   E. 无明显腹腔内出血

14. 对于妊娠剧吐的发病机制,**错误**的是
   A. 与 hCG 水平升高可能有关
   B. 与孕激素水平升高可能有关
   C. 精神过度紧张、焦虑的孕妇容易发生妊娠剧吐
   D. 经济状况差的孕妇容易发生妊娠剧吐
   E. 生活环境较差的孕妇容易发生妊娠剧吐

15. 治疗妊娠期肝内胆汁淤积症（ICP）的首选药物是
   A. 考来烯胺　　　　　　　　　B. S-腺苷甲硫氨酸　　　　　　C. 苯巴比妥
   D. 地塞米松　　　　　　　　　E. 熊去氧胆酸

16. 妊娠期急性脂肪肝的处理原则是
   A. 尽快终止妊娠　　　　　　　B. 维持内环境稳定　　　　　　C. 加强支持治疗
   D. 预防产后出血　　　　　　　E. 以上都是

17. 关于子痫的描述正确的是
   A. 于分娩期发生者占绝大多数　　　　　　B. 与是否定期作产前检查关系不大
   C. 是妊娠期高血压疾病最严重阶段　　　　D. 先为全身肌肉强烈抽动,随后全身肌肉强直
   E. 每次抽搐持续约 5 分钟

18. 子痫发作时孕妇的直接死因是
   A. 心脏病　　　　　　　　　B. 3 级胎盘早剥　　　　　　C. 脑出血
   D. 急性重型肝炎　　　　　　E. 急性肾衰竭

19. 子痫前期-子痫的基本病理生理变化是
    A. 血液浓缩
    B. 高凝状态
    C. 全身小血管痉挛
    D. 脏器功能受损或衰竭
    E. 血管通透性增加

20. 用硫酸镁治疗重度子痫前期及子痫时,最早出现的中毒反应是
    A. 血压降低
    B. 尿量减少
    C. 呼吸次数减少
    D. 心率减慢
    E. 膝反射减弱或消失

21. 妊娠 39 周伴重度子痫前期的初孕妇,恰当处理应是
    A. 积极治疗,等待产程发动
    B. 静脉滴注缩宫素引产
    C. 行人工破膜引产
    D. 积极治疗并尽快终止妊娠
    E. 积极治疗至预产期终止妊娠

22. 重度子痫前期孕妇于孕晚期出现腹痛伴阴道流血,最可能的疾病是
    A. 边缘性前置胎盘
    B. 胎盘早剥
    C. 子宫破裂
    D. 子宫颈癌
    E. 脐带帆状附着血管前置破裂

23. **不属于**重度子痫前期并发症的是
    A. 急性肾衰竭
    B. 脑出血
    C. 弥散性血管内凝血
    D. HELLP 综合征
    E. 肺炎

24. 在我国,早产的定义为
    A. 妊娠达到 28 周至未达到 37 周间分娩者
    B. 妊娠达到 24 周至未达到 37 周间分娩者
    C. 妊娠达到 28 周至未达到 40 周间分娩者
    D. 妊娠达到 24 周至未达到 40 周间分娩者
    E. 妊娠达到 28 周至未达到 36 周间分娩者

25. 以下**不属于**早产原因的是
    A. 宫颈机能不全
    B. 子宫内膜异位症
    C. 生殖道感染
    D. 羊水过多
    E. 子痫前期

26. 在早产治疗中,下列**不属于**宫缩抑制剂的是
    A. 盐酸利托君
    B. 地塞米松
    C. 硝苯地平
    D. 阿托西班
    E. 吲哚美辛

27. 在早产治疗中,以下需要使用糖皮质激素促胎肺成熟的是
    A. <37 周
    B. <36 周
    C. <35 周
    D. <34 周
    E. 以上均对

28. 大剂量长时间使用吲哚美辛对胎儿的副作用是
    A. 可延缓胎肺成熟
    B. 可致羊水过多
    C. 使胎儿动脉导管提前关闭
    D. 可致胎儿生长受限
    E. 可引起早产

29. 关于硫酸镁,以下**错误**的是
   A. 可以降低早产儿脑瘫风险
   B. 可抑制子宫收缩
   C. 可促胎肺成熟
   D. 可预防子痫发作
   E. 可治疗子痫抽搐

30. 关于过期妊娠以下**不正确**的是
   A. 巨大胎儿发生率增高
   B. 羊水过少及粪染率增高
   C. 新生儿呼吸窘迫综合征发生率增高
   D. 产程延长及难产率增高
   E. 胎盘钙化增加

【A2 型题】

31. 女,27 岁,已婚。平素月经规律,停经 50 日时彩超见胎心搏动,现孕 13 周,近半个月来有少量阴道出血,无腹痛,检查宫颈口未开,子宫增大如孕 10 周大小。最可能的诊断为
   A. 先兆流产
   B. 不全流产
   C. 完全流产
   D. 稽留流产
   E. 难免流产

32. 女,25 岁。孕 60 日,阴道不规则流血 10 日,持续下腹痛伴分泌物异味 2 日。查体:体温 38.5℃。妇科检查:阴道内血性分泌物中等量,有臭味;宫体略大,压痛明显;双侧附件增厚有压痛。血常规:白细胞 $15.8×10^9$/L,中性粒细胞比例 90%,血红蛋白 102g/L。尿妊娠试验阳性。该患者最可能的诊断是
   A. 先兆流产
   B. 流产合并感染
   C. 异位妊娠
   D. 完全流产
   E. 盆腔炎性疾病

33. 女,26 岁。停经 8 周,阴道少量流血 3 日,色鲜红,伴轻度下腹阵发性疼痛。妇科检查:宫颈口闭,子宫增大如孕 8 周大小,既往 2 个月流产 1 次。最可能的诊断是
   A. 先兆流产
   B. 难免流产
   C. 不全流产
   D. 稽留流产
   E. 复发性流产

34. 女,26 岁,G_3P_1。停经 60 日,阴道少量流血 5 日,流血量增多 1 日。入院查体:面色苍白,血压 100/70mmHg,脉搏 104 次/分。妇科检查:阴道内有大量血块,宫口有组织物堵塞,子宫约孕 50 日大小。最恰当的处理是
   A. 给予孕酮制剂
   B. 给予缩宫素
   C. 卧床休息
   D. 输血、输液
   E. 清宫术

35. 女,30 岁。停经 46 日,自测尿妊娠试验阳性。妇科查体:子宫稍大、质软,双侧附件未触及明显包块。于诊所行人工流产术,术中宫腔吸出组织约 3g,未见明确的绒毛组织,入院观察,当晚突发右下腹撕裂样疼痛,伴有肛门坠胀感,伴心率增快,血压下降。最可能的诊断是
   A. 急性子宫内膜炎
   B. 子宫穿孔
   C. 人工流产综合征
   D. 急性阑尾炎穿孔
   E. 输卵管妊娠破裂

36. 女,30 岁,G_3P_2。既往 5 年前行输卵管绝育术。2 个月前欲再次生育行输卵管复通手术,现停经 47 日,阴道不规则流血 5 日,突发性右下腹痛 2 小时,伴昏厥 1 次入院。查体:血压 80/50mmHg,心率 120 次/分,宫颈举痛(+),子宫漂浮感。后穹隆穿刺抽出不凝血 5ml。本病例最可能的诊断是
   A. 不全流产
   B. 卵巢黄体破裂
   C. 急性阑尾炎
   D. 输卵管脓肿
   E. 输卵管妊娠

37. 女,28岁,输卵管妊娠保守手术术后1年,现停经50日,阴道少量流血1周,今晨突发右下腹剧烈疼痛3小时来院。查体:血压82/46mmHg,心率116次/分,面色苍白,腹部稍膨隆,右下腹压痛明显。腹腔穿刺抽出不凝血5ml。本病例最恰当的处理是

    A. 保守治疗   B. 抗休克治疗   C. 抗感染治疗

    D. 腹腔镜探查   E. 抗休克同时手术治疗

38. 女,29岁,G_1P_0。停经56日,诊断"宫内早孕"2周,频繁呕吐1周,近2日几乎无法进食,尿量减少1日。患者无腹痛及阴道流血。**错误**的处理是

    A. 纠正脱水及电解质紊乱

    B. 补充多种维生素尤其是B族维生素

    C. 需住院治疗

    D. 立即终止妊娠

    E. 甲氧氯普胺止吐治疗

39. 初产妇,28岁。妊娠36周,自觉皮肤瘙痒1周,加重1日,以手脚及腹部皮肤瘙痒为主。查体:胎心率140次/分,全身皮肤未见明显皮疹。当前首选的处理方法是

    A. 卧床休息、口服镇静剂   B. 终止妊娠

    C. 检查肝功能、总胆汁酸   D. 超声检查胎儿脐血流

    E. 低盐饮食

40. 初产妇,33岁。妊娠38周,恶心、呕吐5日,嗜睡1日,伴皮肤巩膜黄染。查体:血压140/90mmHg,胎心率140次/分。辅助检查提示转氨酶、胆红素、尿酸、白细胞计数明显升高,低血糖,凝血时间延长,纤维蛋白原降低及血小板减少,超声检查肝、胆、胰、脾未见明显异常。应考虑的诊断是

    A. 妊娠期肝内胆汁淤积症   B. 妊娠期急性脂肪肝   C. 妊娠期急性胰腺炎

    D. 子痫前期   E. 妊娠合并胃炎

41. 孕妇,27岁,重度子痫前期,以下对估计其病情及决定处理方案最有价值的辅助检查方法是

    A. 全血黏度比值及血浆黏度比值   B. 测定血细胞比容

    C. 测定血胆固醇   D. 眼底检查

    E. 测定尿雌激素/肌酐值

42. 初孕妇,25岁,妊娠37周。既往血压正常。未做产前检查。7日前突觉头痛,逐渐加重。血压166/112mmHg,尿蛋白(3g/24h),水肿(++),血细胞比容0.40。此时正确处置应是

    A. 立即行剖宫产术   B. 头部CT检查

    C. 呋塞米40mg静脉注射   D. 立即引产

    E. 25%硫酸镁16ml缓慢静脉注射后改静脉滴注硫酸镁

43. 初产妇,26岁,妊娠36周,血压150/90mmHg,尿蛋白0.4g/24h,下肢明显水肿,有右上腹胀痛等自觉症状。既往无高血压病史。本例应诊断为

    A. 妊娠期水肿   B. 妊娠期高血压   C. 妊娠期蛋白尿

    D. 子痫前期   E. 子痫

44. 初孕妇,25岁,孕31周产前检查正常,孕33周出现头痛、眼花症状。检查血压180/110mmHg,尿蛋白2.6g/24h,眼底A/V=1:2,视网膜水肿。本例应诊断为

    A. 慢性高血压并发子痫前期   B. 子痫前期   C. 妊娠期蛋白尿

    D. 妊娠合并慢性高血压   E. 妊娠合并慢性肾炎

45. 初孕妇,27 岁,既往血压正常,妊娠 38 周,枕左前位,胎心率 140 次/分,血压 190/120mmHg,尿蛋白 3g/24h,骨盆外测量正常。本例恰当处理应是

  A. 积极治疗,等待产程发动   B. 积极治疗后尽快终止妊娠

  C. 积极治疗 1 周后予以引产   D. 立即引产

  E. 立即行剖宫产术

46. 初产妇,25 岁,妊娠 38 周,自觉头痛、眼花 4 日就诊。下列与妊娠期高血压疾病的分类**不相关**的项目是

  A. 自觉症状   B. 测量血压数值

  C. 检查尿常规   D. 检查水肿程度

  E. 进行眼底检查

47. 初孕妇,24 岁,经检查确诊为妊娠 33 周子痫前期。为防止子痫前期病情进一步加重,下列处置**不恰当**的是

  A. 适当减轻工作,保证每晚睡眠 10 小时

  B. 休息和睡眠时取左侧卧位

  C. 适当服用镇静药物

  D. 严格限制食盐摄入量

  E. 适当增加产前检查次数

48. 初孕妇,25 岁,妊娠 38 周,晨起突发剧烈头痛伴喷射性呕吐,测血压 160/110mmHg,尿蛋白(+++)。下列治疗措施**错误**的是

  A. 静脉注射硫酸镁 4g 后,继续静脉滴注 1~2g/h

  B. 肌内注射地西泮 10mg

  C. 口服硝苯地平 10mg

  D. 快速静脉滴注 20% 甘露醇 250ml

  E. 静脉注射地塞米松 20mg

49. 初孕妇,27 岁,妊娠 37 周,头痛、眼花 1 周。测血压 170/110mmHg,尿蛋白(++),胎心良好,无宫缩,正常胎位,血细胞比容 0.43。下列紧急处理措施**不恰当**的是

  A. 静脉滴注地塞米松   B. 静脉滴注硫酸镁

  C. 静脉注射拉贝洛尔降压   D. 积极治疗后及时终止妊娠

  E. 左侧卧位

50. 初孕妇,27 岁,妊娠 38 周,半月前产前检查未见异常。近 1 周自觉头痛、眼花,测血压 160/108mmHg,尿蛋白 2g/24h,下肢水肿。检查子宫高度 33cm,胎心率 68 次/分。B 型超声检查测胎头双顶径 8.0cm,羊水最大深度 2.0cm。下列诊断**错误**的是

  A. 妊娠合并慢性高血压 B. 胎儿生长受限   C. 胎儿窘迫

  D. 羊水过少   E. 子痫前期

51. 女,32 岁,初产妇,妊娠 36 周,既往产检未发现妊娠合并症及并发症,今日出现少量阴道流血,无明显下腹痛。体检:宫底高度 31cm,LOA,胎心率 150 次/分,无宫缩,无阴道流液,宫口未开,一般情况好。恰当的处理是

  A. 静脉滴注宫缩抑制剂   B. 人工破膜

  C. 静脉滴注缩宫素   D. 密切监测胎儿情况,无须特殊处理

  E. 肌内注射地塞米松促胎肺成熟

52. 女,20 岁,G₁P₀,妊娠 42 周,头位。阴道流血 2 日,量少,无明显宫缩,胎心正常。以下处理**不恰当**的是

    A. 核实孕周,并评估胎儿宫内状况

    B. 若无胎儿窘迫、头盆不称等,可考虑引产

    C. 若宫颈不成熟必须剖宫产终止妊娠

    D. 若宫颈已成熟可静脉滴注缩宫素诱发宫缩

    E. 新生儿应注意羊水胎粪污染的处理

【A3/A4 型题】

(53~55 题共用题干)

女,25 岁,停经 60 日,阴道少量流血伴下腹隐痛 2 天,加重 6 小时。2 周前超声诊断"宫内早孕",见胎芽、胎心。6 小时前开始腹痛加剧,阴道大量流血。查体:T 36.6℃,P 106 次/分,BP 90/60mmHg。妇科检查:子宫增大如孕 50 日大小,宫颈口见组织物堵塞,并有活动性出血。

53. 本例最可能的诊断是

    A. 先兆流产　　　　　　　B. 难免流产　　　　　　　C. 不全流产

    D. 稽留流产　　　　　　　E. 完全流产

54. 最恰当的处理是

    A. 给予止血药　　　　　　B. 给予孕酮制剂　　　　　C. 给予缩宫素

    D. 清宫术　　　　　　　　E. 输血、输液

55. **不恰当**的处理是

    A. 输液　　　　　　　　　B. 给予孕酮制剂　　　　　C. 给予缩宫素

    D. 清宫术　　　　　　　　E. 输血

(56~58 题共用题干)

女,29 岁,结婚 3 年未孕,平素月经规律,周期 30 日。现停经 45 日,阴道流血 4 日,偶有轻度下腹坠痛感,无发热。尿 hCG(+)。彩超提示:内膜厚 16mm,宫腔内未见妊娠囊,右侧卵巢旁见大小 3.0cm×2.5cm×1.5cm 的低回声区,盆腔少量积液,深 22mm。

56. 该患最可能的诊断是

    A. 卵巢黄体破裂　　　　　　　　　B. 输卵管妊娠

    C. 先兆流产　　　　　　　　　　　D. 急性阑尾炎

    E. 输卵管卵巢脓肿

57. 患者血 hCG 2 820U/L,最恰当的处理方法是

    A. 腹腔镜手术　　　　　　　　　　B. 诊断性刮宫

    C. 期待治疗　　　　　　　　　　　D. 口服米非司酮

    E. 肌内注射 MTX

58. 治疗 4 日后,患者突然出现右下腹撕裂样疼痛,伴肛门坠胀感及一过性昏厥,血压 88/44mmHg,心率 112 次/分,此时恰当的处置应是

    A. 立即行手术探查

    B. 输液输血,密切观察病情进展

    C. 立即行经阴道后穹隆穿刺

    D. 抗感染治疗

    E. 纠正休克同时行手术探查

（59~62 题共用题干）

经产妇,29 岁。既往因妊娠期肝内胆汁淤积症足月剖宫分娩一活婴。现停经 33 周,自觉皮肤瘙痒 2 日,以手心、足心明显,不伴皮疹。查体:宫高 30cm,胎心率 152 次/分,无规律宫缩。

59. 为明确诊断,下一步应进行的辅助检查是

    A. 肝功能、总胆汁酸测定　　　　B. 胎儿脐血流测定　　　　C. 皮肤活检

    D. 胎肺成熟度测定　　　　E. 电子胎心监护

60. 本例孕妇首先考虑的诊断是

    A. 妊娠期荨麻疹　　　　B. 手、足癣　　　　C. 心力衰竭

    D. 妊娠期肝内胆汁淤积症　　　　E. 妊娠合并肝炎

61. 如符合上述诊断,首先给予的治疗药物是

    A. 考来烯胺　　　　B. S-腺苷甲硫氨酸　　　　C. 苯巴比妥

    D. 地塞米松　　　　E. 熊去氧胆酸

62. 该例孕妇恰当的复查频率是

    A. 1~2 周/次　　　　B. 2~3 周/次　　　　C. 3~4 周/次

    D. 4~5 周/次　　　　E. 5~6 周/次

（63~64 题共用题干）

初产妇,35 岁。妊娠 37 周,食欲不振 5 日,伴皮肤巩膜黄染、胎动减少。查体:血压 143/91mmHg,胎心率 100 次/分。辅助检查提示转氨酶、胆红素、尿酸、白细胞计数明显升高,低血糖,凝血时间延长,纤维蛋白原降低及血小板减少,超声检查肝、胆、胰、脾未见明显异常。

63. 为明确是否存在胎儿窘迫,下一步应进行的辅助检查是

    A. 胎儿镜检查　　　　B. CT　　　　C. MRI

    D. 胎肺成熟度测定　　　　E. 电子胎心监护

64. 本例对孕妇的处理是

    A. 尽快终止妊娠　　　　B. 维持内环境稳定　　　　C. 纠正凝血功能

    D. 预防产后出血　　　　E. 以上都是

（65~67 题共用题干）

初孕妇,26 岁,妊娠 30 周,头痛 5 日就诊。查体:血压 160/110mmHg,脉搏 90 次/分。宫底高度 28cm,臀先露,胎心率 144 次/分,尿蛋白 2g/24h,水肿(+)。

65. 本例最可能的诊断是

    A. 妊娠期高血压　　　　B. 妊娠期水肿

    C. 妊娠期蛋白尿　　　　D. 子痫

    E. 重度子痫前期

66. 常规辅助检查不包括

    A. 血肌酐　　　　B. 血常规及凝血检查

    C. 总蛋白和白蛋白定量　　　　D. 眼底检查

    E. 心电图

67. 患者住院后不必要的措施是

    A. 适当休息,左侧卧位　　　　B. 静脉注射地西泮 10mg

    C. 给予呋塞米　　　　D. 给予硫酸镁

    E. 给予拉贝洛尔

（68~70 题共用题干）

初孕妇,25 岁,妊娠 29 周,1 小时前产前检查时首次发现血压 144/92mmHg,随机尿蛋白阴性。

68. 此时最适宜的处理应是
　　A. 适当休息后当天复查血压　　　　　　B. 减轻工作 1 周后复查
　　C. 1 个月后复查　　　　　　　　　　　D. 2 周后复查
　　E. 出现下肢水肿时复查

69. 再次复查时孕妇血压降至正常,最恰当的处理是
　　A. 加强营养,适当锻炼　　　　　　　　B. 密切观察血压变化
　　C. 电子胎心监护仪定期监测胎心　　　　D. B 型超声检查定期监护
　　E. 定期做羊水振荡试验

70. 再次复查时结果同前,此时最适宜的处理应是
　　A. 卧床休息　　　　　　　　　　　　　B. 口服拉贝洛尔
　　C. 静脉滴注缩宫素　　　　　　　　　　D. 静脉注射冬眠合剂
　　E. 口服利尿剂

（71~76 题共用题干）

初孕妇,25 岁,孕 39 周,未经产前检查,诉下肢水肿半月,近 3 日头痛,今晨出现视物模糊及头痛加重,且呕吐 2 次,查尿蛋白 2.5g/24h。

71. 体格检查时最可能的发现是
　　A. 心率>110 次/分　　　B. 血压 160/110mmHg　　　C. 脾大
　　D. 肝大　　　　　　　　E. 肾区叩痛

72. 若测血压为 150/110mmHg,本例最可能的诊断是
　　A. 妊娠期高血压　　　　B. 子痫　　　　　　　　C. 重度子痫前期
　　D. 妊娠合并慢性肾炎　　E. 妊娠合并慢性高血压

73. 若眼底检查发现小动脉痉挛伴视网膜渗出,首选药物应是
　　A. 地西泮　　　　　　　B. 拉贝洛尔　　　　　　C. 硫酸镁
　　D. 硝苯地平　　　　　　E. 呋塞米

74. 治疗 24 小时后决定是否终止妊娠,最简单且有价值的检查项目是
　　A. 检测血压高低　　　　B. 血红蛋白　　　　　　C. 尿比重
　　D. 血清铁　　　　　　　E. 血细胞比容

75. 若在治疗过程中突然出现抽搐,以下处理**不恰当**的是
　　A. 立即终止妊娠　　　　B. 保持气道通畅　　　　C. 静脉滴注硫酸镁
　　D. 乌拉地尔降压　　　　E. 控制抽搐后终止妊娠

76. 若胎心率持续 180 次/分,最恰当的处理应是
　　A. 立即剖宫产　　　　　　　　　　　　B. 立即缩宫素引产
　　C. 静脉滴注硫酸镁、甘露醇后剖宫产　　D. 静脉滴注拉贝洛尔
　　E. 立即行人工破膜

（77~79 题共用题干）

女,28 岁,妊娠 30 周。2 小时前出现规律下腹痛。体格检查:腹软,宫底高度 28cm,可扪及规律宫缩,间隔 4~5 分钟,持续约 20 秒,胎心率 150 次/分。阴道检查:宫口未开,宫颈管消退约 30%,未见羊水。

77. 本例最可能的诊断是
    A. 先兆早产
    B. 早产临产
    C. 胎膜早破
    D. 假早产
    E. 先兆流产

78. 最佳的处理方法是
    A. 剖宫产终止妊娠
    B. 静脉滴注缩宫素
    C. 卧床休息
    D. 使用宫缩抑制剂
    E. 肌内注射黄体酮

79. 次日，患者出现阴道流液，随后宫缩较前频繁且增强，伴有下腹明显压痛，胎心率持续波动在165~170次/分。血常规白细胞计数 $21×10^9$/L，查体宫口开1cm，宫颈完全消失，羊水量中，色黄，质稀，有异味。此时最佳的处理方法是
    A. 加强抗生素的使用
    B. 物理降温治疗
    C. 加强宫缩抑制剂用量
    D. 尽快终止妊娠
    E. 抗炎同时加强宫缩剂用量

【B1 型题】
（80~82 题共用备选答案）
    A. 先兆流产
    B. 难免流产
    C. 不全流产
    D. 稽留流产
    E. 完全流产

80. 阴道流血量少，无明显下腹痛，宫口闭，子宫大小与妊娠周数相符的是

81. 阴道大量流血，下腹痛明显，宫口扩张，子宫大小与妊娠周数相符或略小于妊娠周数的是

82. 阴道大量流血，下腹痛明显，宫口见组织物填塞，子宫小于妊娠周数的是

（83~85 题共用备选答案）
    A. 胎盘早剥
    B. 临产
    C. 前置胎盘
    D. 先兆子宫破裂
    E. 子宫破裂

83. 初孕妇，25 岁，妊娠 39 周，重度子痫前期，昨日突然出现阴道流血伴下腹痛。最可能的诊断是

84. 初产妇，28 岁，临产过程中出现下腹剧痛，烦躁不安，呼叫，下腹拒按。最可能的诊断是

85. 初孕妇，27 岁，妊娠 29 周，睡眠中发现无痛性阴道流血，流血量与贫血程度成正比。最可能的诊断是

（86~89 题共用备选答案）
    A. 硫酸镁静脉滴注
    B. 哌替啶肌内注射
    C. 拉贝洛尔静脉滴注
    D. 甘露醇快速静脉滴注
    E. 地西泮静脉注射

86. 不协调性子宫收缩乏力时首选药物是

87. 妊娠期高血压疾病孕妇头痛剧烈伴呕吐时首选药物是

88. 确诊为重度子痫前期时首选药物是

89. 重度子痫前期孕妇，血压 180/120mmHg 时降压首选药物是

（90~92 题共用备选答案）
    A. 硫酸镁
    B. 盐酸利托君
    C. 阿托西班
    D. 硝苯地平
    E. 吲哚美辛

90. 属于 $β_2$-肾上腺素能受体激动剂的宫缩抑制剂是

91. 属于缩宫素受体拮抗剂的是

92. 属于前列腺素合酶抑制剂的是

二、简答题

1. 容易导致失血性休克的流产类型是哪种？若发生休克该如何治疗？

2. 简述常见自然流产的类型和临床表现有哪些。

3. 简述自然流产的病因有哪些。

4. 输卵管妊娠的病理结局有哪几种？

5. 简述输卵管妊娠的病因有哪些。

6. 简述输卵管妊娠手术治疗的适应证有哪些。

7. 简述输卵管妊娠药物治疗的适应证有哪些。

8. 简述输卵管妊娠药物治疗的禁忌证有哪些。

9. 简述妊娠剧吐的临床表现有哪些。

10. 简述妊娠剧吐的并发症有哪些。

11. 简述妊娠剧吐的治疗原则是什么。

12. 简述 ICP 对胎儿、新生儿的影响有哪些。

13. 如何根据总胆汁酸浓度对 ICP 的严重程度进行分度？

14. 简述妊娠期高血压疾病的分类及临床表现有哪些。

15. 简述重度子痫前期的临床症状和体征有哪些。

16. 简述子痫的抽搐特点是什么。

17. 简述子痫前期的危险因素有哪些。

18. 简述子痫前期的病因及发病机制有哪些。

19. 子痫前期的基本病理变化是什么？与临床症状有何关系？

20. 子痫对孕产妇有哪些影响？

21. 妊娠期高血压疾病对胎儿有何危害？

22. 妊娠期高血压疾病的患者为什么应作眼底检查？

23. 子痫前期为何首选硫酸镁解痉？

24. 子痫前期及子痫时应用大剂量硫酸镁应注意哪些事项？

25. 妊娠期高血压疾病常用的降压药物有哪几种？

26. 妊娠期高血压疾病患者为何应慎用利尿剂？仅限哪些情况时应用？

27. 重度子痫前期及子痫孕妇终止妊娠的指征有哪些？

28. 简述 HELLP 综合征的概念和诊断指标是什么。

29. 简述 HELLP 综合征孕妇终止妊娠的时机及分娩方式是什么。

30. 简述早产的治疗原则是什么。

31. 治疗早产时常用的宫缩抑制剂有哪些？简述各类药物的机制是什么。

32. 早产患者终止妊娠的指征有哪些？

参考答案

一、选择题

【A1 型题】

| 1. D | 2. C | 3. C | 4. C | 5. C | 6. A | 7. C | 8. E | 9. B | 10. E |
| 11. C | 12. B | 13. B | 14. B | 15. E | 16. E | 17. C | 18. C | 19. C | 20. E |

21. D　22. B　23. E　24. A　25. B　26. B　27. D　28. C　29. C　30. E

【A2 型题】

31. D　32. B　33. A　34. E　35. E　36. E　37. E　38. D　39. C　40. B

41. D　42. E　43. D　44. B　45. B　46. D　47. D　48. E　49. A　50. A

51. D　52. C

【A3/A4 型题】

53. C　54. D　55. B　56. B　57. E　58. E　59. A　60. D　61. E　62. A

63. E　64. E　65. E　66. D　67. C　68. A　69. B　70. B　71. B　72. C

73. C　74. A　75. A　76. A　77. A　78. D　79. D

【B1 型题】

80. A　81. B　82. C　83. A　84. D　85. C　86. B　87. D　88. A　89. C

90. B　91. C　92. E

二、简答题

1. 容易导致失血性休克的流产类型是哪种？若发生休克该如何治疗？

答:(1)不全流产。(2)治疗:不全流产一经确诊,应尽快行刮宫术或钳刮术,清除宫腔内残留组织;阴道大量流血伴休克者,应同时输血输液,并给予抗生素预防感染。

2. 简述常见自然流产的类型和临床表现有哪些。

答:自然流产的类型和临床表现见下表。

类型	病史			妇科检查	
	出血量	下腹痛	组织排出	宫颈口	子宫大小
先兆流产	少	无或轻	无	闭	与妊娠周数相符
难免流产	中→多	加剧	无	扩张	相符或略小
不全流产	少→多	减轻	部分排出	扩张或有组织物堵塞	小于妊娠周数
完全流产	少→无	无	全部排出	闭	正常或略大

3. 简述自然流产的病因有哪些。

答:包括胚胎因素、母体因素、父亲因素和环境因素。①胚胎因素:胚胎染色体异常是早期妊娠丢失最常见的原因;②母体因素:全身性疾病、生殖器异常、内分泌异常、强烈应激与不良习惯、免疫功能异常及血栓前状态;③父亲因素:有研究证实精子的染色体异常可导致流产;④环境因素:过多接触放射线和一些化学物质,均可能引起流产。

4. 输卵管妊娠的病理结局有哪几种？

答:输卵管妊娠常发生以下病理结局:输卵管妊娠破裂、输卵管妊娠流产、输卵管妊娠胚胎停止发育并吸收、陈旧性异位妊娠及继发性腹腔妊娠。

5. 简述输卵管妊娠的病因有哪些。

答:输卵管炎症(是输卵管妊娠的主要病因)、输卵管妊娠史或手术史、输卵管发育不良或功能异常、辅助生殖技术、避孕失败及其他因素(如子宫肌瘤或卵巢肿瘤压迫输卵管、子宫内膜异位症病变累及输卵管等)。

6. 简述输卵管妊娠手术治疗的适应证有哪些。

答:手术治疗适用于:①生命体征不稳定或有腹腔内出血征象者;②异位妊娠有进展者(如血

hCG>3 000U/L 或持续升高、有胎心搏动、附件区大包块等);③随诊不可靠者;④药物治疗禁忌证或无效者;⑤持续性异位妊娠者。

7. 简述输卵管妊娠药物治疗的适应证有哪些。

答:药物治疗适用于:①无药物治疗的禁忌证;②输卵管妊娠未发生破裂;③输卵管包块直径<4cm;④低血清 hCG 水平(低于 5 000U/L);⑤无明显腹腔内出血。

8. 简述输卵管妊娠药物治疗的禁忌证有哪些。

答:①生命体征不稳定;②异位妊娠破裂;③输卵管包块直径≥4cm 或≥3.5cm 伴胎心搏动;④药物过敏、慢性肝病、血液系统疾病、活动性肺部疾病、免疫缺陷、消化性溃疡等。

9. 简述妊娠剧吐的临床表现有哪些。

答:①典型表现为妊娠 6 周左右出现恶心、呕吐并随妊娠进展逐渐加重,至妊娠 8 周左右发展为持续性呕吐,不能进食,导致孕妇脱水、电解质紊乱甚至酸中毒。②极为严重者出现嗜睡、意识模糊、谵妄甚至昏迷、死亡。③孕妇体重下降,出现明显消瘦、极度疲乏、口唇干裂、皮肤干燥、眼球凹陷及尿量减少等症状。④孕妇肝肾功能受损出现黄疸、血胆红素和转氨酶升高、尿素氮和肌酐增高、尿蛋白和管型。⑤严重者可因维生素 B_1 缺乏引发 Wernicke 脑病。

10. 简述妊娠剧吐的并发症有哪些。

答:①甲状腺功能亢进:由于 hCG 与促甲状腺激素(TSH)的 β 亚单位化学结构相似,可刺激甲状腺分泌甲状腺激素,继而反馈性抑制 TSH 水平,故 60%~70% 的妊娠剧吐孕妇可出现短暂的甲状腺功能亢进,常为暂时性,一般无须使用抗甲状腺药物,甲状腺功能通常在孕 20 周恢复正常。②Wernicke 脑病:为严重呕吐引起维生素 B_1 严重缺乏所致。临床表现为眼球震颤、视力障碍、步态和站立姿势受影响,可发生木僵或昏迷甚至死亡。

11. 简述妊娠剧吐的治疗原则是什么。

答:持续性呕吐合并酮症的孕妇需要住院治疗,包括静脉补液、补充多种维生素尤其是 B 族维生素、纠正脱水及电解质紊乱、合理使用止吐药物、防治并发症。

12. 简述 ICP 对胎儿、新生儿的影响有哪些。

答:胆汁酸毒性作用使围产儿发病率和死亡率明显升高,可发生胎儿缺氧、胎儿窘迫、早产、羊水粪染、新生儿窒息、新生儿颅内出血、呼吸窘迫综合征等,其最严重危害为不能预测的突发的胎死宫内。

13. 如何根据总胆汁酸浓度对 ICP 的严重程度进行分度?

答:根据孕期总胆汁酸(TBA)的峰值将 ICP 分为轻度(空腹 10μmol/L≤TBA<40μmol/L 或非空腹 19μmol/L≤TBA<40μmol/L)、重度(40μmol/L≤TBA<100μmol/L)、极重度(TBA≥100μmol/L)。

14. 简述妊娠期高血压疾病的分类及临床表现有哪些。

答:妊娠期高血压疾病分类包括妊娠期高血压、子痫前期、子痫,以及慢性高血压并发子痫前期和妊娠合并慢性高血压。

妊娠期高血压疾病临床表现如下:

(1)妊娠期高血压:妊娠 20 周后出现高血压,收缩压≥140mmHg 和/或舒张压≥90mmHg,于产后 12 周内恢复正常;尿蛋白(-);产后方可确诊。

(2)子痫前期:妊娠 20 周后出现收缩压≥140mmHg 和/或舒张压≥90mmHg,伴有随机尿蛋白(++),或尿蛋白/肌酐比值≥0.3,或尿蛋白≥0.3g/24h 或虽无蛋白尿,但合并下列任何一项者:①血小板减少(血小板<100×10⁹/L);②肝功能损害(血清转氨酶水平为正常值 2 倍以上);③肾功能损害(血肌酐水平大于 1.1mg/dl 或为正常值 2 倍以上);④肺水肿;⑤新发头痛(药物治疗不能缓解且不

能用其他疾病解释);⑥视觉障碍。

（3）子痫:子痫前期基础上发生不能用其他原因解释的抽搐。

（4）慢性高血压并发子痫前期:慢性高血压女性妊娠前无蛋白尿,妊娠 20 周后出现蛋白尿;或妊娠前有蛋白尿,妊娠后蛋白尿明显增加,或血压进一步升高,或出现血小板减少<100×10⁹/L,或出现其他肝肾功能损害、肺水肿、新发头痛或视觉障碍等严重表现。

（5）妊娠合并慢性高血压:妊娠 20 周前收缩压≥140mmHg 和/或舒张压≥90mmHg(除外滋养细胞疾病),妊娠期无明显加重;或妊娠 20 周后首次诊断高血压并持续到产后 12 周以后。

15. 简述重度子痫前期的临床症状和体征有哪些。

答:子痫前期伴有下面任何一种表现:①收缩压≥160mmHg,或舒张压≥110mmHg。②血小板减少(血小板<100×10⁹/L)。③肝功能损害(血清转氨酶水平为正常值 2 倍以上),严重持续性右上腹或上腹疼痛,不能用其他疾病解释,或二者均存在。④肾功能损害(血肌酐水平大于 1.1mg/dl 或无其他肾脏疾病时肌酐浓度为正常值 2 倍以上)。⑤肺水肿。⑥新发头痛(药物治疗不能缓解且不能用其他疾病解释)。⑦视觉障碍。

16. 简述子痫的抽搐特点是什么。

答:子痫抽搐进展迅速,前驱症状短暂,表现为抽搐、面部充血、口吐白沫、深昏迷;随之深部肌肉僵硬,很快发展成典型的全身高张阵挛惊厥、有节律的肌肉收缩和紧张,持续约 1~1.5 分钟,其间患者无呼吸动作;此后抽搐停止,呼吸恢复,但患者仍昏迷,最后意识恢复,但易激惹、烦躁。

17. 简述子痫前期的危险因素有哪些。

答:流行病学调查发现,多种危险因素与子痫前期密切相关。其中,初产、肥胖(BMI≥30kg/m²)、子痫前期家族史(母亲或姐妹)、年龄≥35 岁、个人病史因素(低出生体重或小于胎龄儿分娩史、前次不良妊娠结局、距前次妊娠间隔时间≥10 年)为中危因素,子痫前期病史(尤其伴有不良妊娠结局)、多胎妊娠、慢性高血压、1 型或 2 型糖尿病、肾脏疾病、自身免疫性疾病(如系统性红斑狼疮、抗磷脂综合征)为高危因素。

18. 简述子痫前期的病因及发病机制有哪些。

答:至今病因和发病机制尚未完全阐明。子痫前期是一种多因素、多机制及多通路致病的疾病,无法以"一元论"来解释,这就是子痫前期病因的异质性。关于其病因和发病机制的主要学说有以下几种:子宫螺旋小动脉重铸不足,免疫炎症过度激活,血管内皮细胞损伤,遗传因素,营养缺乏。

19. 子痫前期的基本病理变化是什么? 与临床症状有何关系?

答:基本病理生理变化是全身小血管痉挛和血管内皮细胞损伤,可导致脑、肾脏、肝脏等全身各脏器各系统灌注减少。

20. 子痫对孕产妇有哪些影响?

答:可发生胎盘早剥、HELLP 综合征、早产、产后出血、肺水肿、脑出血、急性肾衰竭及凝血功能障碍等并发症,可致子痫孕产妇死亡。

21. 妊娠期高血压疾病对胎儿有何危害?

答:子宫螺旋动脉重铸不足导致胎盘灌注下降,加之伴有内皮细胞损害及胎盘血管急性动脉粥样硬化,使胎盘功能下降,可致胎儿生长受限,胎儿窘迫,甚至胎死宫内。

22. 妊娠期高血压疾病的患者为什么应作眼底检查?

答:视网膜小动脉能反映孕妇体内主要器官的小动脉状态,眼底改变是反映病变严重程度的一项重要标志,对评估病情和治疗方案均有重要作用。眼底的主要改变是视网膜小动脉痉挛(通过观察动静脉管径之比,由正常时的 2∶3 变为 1∶2 甚至 1∶4);视网膜水肿,絮状渗出或出血;严重时出现视网膜剥离。

23. 子痫前期为何首选硫酸镁解痉?

答:硫酸镁是治疗子痫的一线药物,也是重度子痫前期预防子痫发作的关键药物。硫酸镁控制子痫再次发作的效果优于地西泮、苯巴比妥和冬眠合剂等镇静药物。镁离子可通过下列机制解痉:①抑制运动神经末梢释放乙酰胆碱,阻断神经肌肉接头间的信息传导,使骨骼肌松弛;②刺激血管内皮细胞合成前列环素,抑制内皮素合成,降低机体对血管紧张素Ⅱ的反应,从而缓解血管痉挛状态;③通过阻断谷氨酸通道阻止钙离子内流,解除血管痉挛、减少血管内皮损伤;④提高孕妇和胎儿血红蛋白的亲和力,改善氧代谢。

24. 子痫前期及子痫时应用大剂量硫酸镁应注意哪些事项?

答:应用大剂量硫酸镁应注意:血清镁离子有效治疗浓度为 1.8~3.0mmol/L,超过 3.5mmol/L 可能出现中毒症状。使用硫酸镁必备条件:①膝跳反射存在;②呼吸 ≥16 次/分;③尿量 ≥17ml/h 或 ≥400ml/24h;④备有 10% 葡萄糖酸钙。镁离子中毒时停用硫酸镁并静脉缓慢推注(5~10 分钟) 10% 葡萄糖酸钙 10ml。如患者同时合并肾功能不全、心肌病、重症肌无力等,则硫酸镁应慎用或减量使用。硫酸镁 24 小时用药总量一般不超过 30g,用药时限一般不超过 5 日,条件许可,用药期间可监测血清镁离子浓度。

25. 妊娠期高血压疾病常用的降压药物有哪几种?

答:常用口服降压药物降压,若口服药物控制血压不理想,可静脉用药。口服药物包括拉贝洛尔、硝苯地平、甲基多巴等。静脉用药包括拉贝洛尔、硝苯地平、甲基多巴、尼卡地平、乌拉地尔、硝酸甘油、酚妥拉明、硝普钠。为防止血液浓缩、有效循环血量减少和高凝倾向,妊娠期一般不使用利尿剂降压。不推荐使用阿替洛尔和哌唑嗪,禁止使用血管紧张素转换酶抑制剂(ACEI)和血管紧张素Ⅱ受体拮抗剂(ARB)。

26. 妊娠期高血压疾病患者为何应慎用利尿剂? 仅限哪些情况时应用?

答:利尿剂用于妊娠期高血压疾病孕妇,能加重血液浓缩和电解质紊乱,不能缓解病情,甚至加重病情。仅当患者出现全身性水肿、肺水肿、脑水肿、肾功能不全、急性心力衰竭时,可酌情使用呋塞米等快速利尿剂。

27. 重度子痫前期及子痫孕妇终止妊娠的指征有哪些?

答:重度子痫前期患者:①妊娠<24 周经治疗病情不稳定者建议终止妊娠;②妊娠 24~27 周根据母儿情况及当地医疗条件和医疗水平决定是否期待治疗;③妊娠 28~33 周,若病情不稳定,经积极治疗 24~48 小时病情仍加重,促胎肺成熟后应终止妊娠;若病情稳定,可考虑继续期待治疗,并建议提前转至早产儿救治能力较强的医疗机构;④妊娠 ≥34 周患者应考虑终止妊娠。子痫患者:一旦抽搐控制后即可考虑终止妊娠。

28. 简述 HELLP 综合征的概念和诊断指标是什么。

答:HELLP 综合征是在子痫前期-子痫基础上发生的以溶血、转氨酶升高及血小板减少为特点的一组综合征,是重度子痫前期的一组严重表现。诊断指标有:①血管内溶血:外周血涂片中见破碎红细胞、球形红细胞等异形细胞。血清总胆红素 ≥20.5μmol/L,血清结合珠蛋白<250mg/L。②肝酶升高:血清转氨酶水平为正常值 2 倍以上。乳酸脱氢酶(LDH)水平升高,常以 LDH≥600U/L 为界。③血小板减少:血小板计数<100×10⁹/L。

29. 简述 HELLP 综合征孕妇终止妊娠的时机及分娩方式是什么。

答:①终止妊娠的时机:孕龄 ≥34 周或胎肺已成熟、胎儿窘迫、肝包膜下血肿及病情恶化者,应立即终止妊娠;病情稳定、妊娠<34 周、胎肺不成熟及胎儿情况良好者,可延长 48 小时,以完成糖皮质激素促胎肺成熟,然后终止妊娠。②分娩方式:HELLP 综合征不是剖宫产指征,但可酌情放宽剖宫产指征。

30. 简述早产的治疗原则及主要措施是什么。

答:治疗原则为母胎安全的前提下,对于胎膜完整者期待治疗至 34 周。主要治疗措施包括:①一般处理:注意适当休息与合理饮食,积极给予心理支持,加强母胎监测及动态评估。②抑制宫缩:如钙通道阻滞剂、前列腺素合成酶抑制剂、β_2-肾上腺素能受体激动剂、缩宫素受体拮抗剂等。③促胎肺成熟:妊娠<34 周,一周内有可能分娩的孕妇,应使用糖皮质激素促胎儿肺成熟。④保护胎儿脑神经:对于妊娠 34 周前即将早产者,常规应用硫酸镁作为胎儿中枢神经系统保护剂。⑤监控感染,适时停止早产治疗。

31. 治疗早产时常用的宫缩抑制剂有哪些? 简述各类药物的机制是什么。

答:常用宫缩抑制剂主要有:钙通道阻滞剂、前列腺素合酶抑制剂、β_2-肾上腺素能受体激动剂、缩宫素受体拮抗剂。其机制分别是:①钙通道阻滞剂:代表药硝苯地平,可选择性减少慢通道 Ca^{2+} 内流、干扰细胞内 Ca^{2+} 浓度、抑制子宫收缩。②前列腺素合成酶抑制剂:代表药吲哚美辛,能抑制前列腺素合成酶,减少前列腺素合成和抑制前列腺素释放,从而抑制宫缩。③β_2-肾上腺素能受体激动剂:代表药利托君,可与子宫 β_2-肾上腺素受体结合,激活腺苷酸环化酶,从而使细胞内 cAMP 增多,通过信号转导最终可降低细胞内钙离子浓度,使子宫平滑肌松弛达到抑制子宫收缩的作用。④缩宫素受体拮抗剂:代表药阿托西班,通过竞争子宫平滑肌细胞膜上的缩宫素受体,抑制由缩宫素所诱发的子宫收缩。

32. 早产患者终止妊娠的指征有哪些?

答:早产患者出现下列情况时需终止早产治疗:①宫缩进行性增强,经过治疗无法控制者。②衡量利弊,继续妊娠对母儿的风险大于终止妊娠的风险;③妊娠≥34 周。

(何 津 马宏伟 刘 铭)

第八章 妊娠合并内外科疾病

学习重点难点

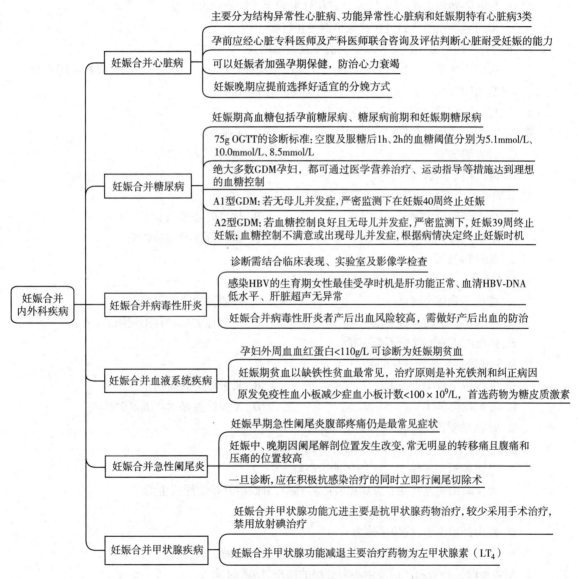

思维导图 8-1 妊娠合并内外科疾病

主要分为结构异常性心脏病、功能异常性心脏病和妊娠期特有心脏病3类

孕前应经心脏专科医师及产科医师联合咨询及评估判断心脏耐受妊娠的能力

可以妊娠者加强孕期保健,防治心力衰竭

妊娠晚期应提前选择好适宜的分娩方式

妊娠合并心脏病

妊娠期高血糖包括孕前糖尿病、糖尿病前期和妊娠期糖尿病

75g OGTT的诊断标准:空腹及服糖后1h、2h的血糖阈值分别为5.1mmol/L、10.0mmol/L、8.5mmol/L

绝大多数GDM孕妇,都可通过医学营养治疗、运动指导等措施达到理想的血糖控制

A1型GDM:若无母儿并发症,严密监测下在妊娠40周终止妊娠

A2型GDM:若血糖控制良好且无母儿并发症,严密监测下,妊娠39周终止妊娠;血糖控制不满意或出现母儿并发症,根据病情决定终止妊娠时机

妊娠合并糖尿病

诊断需结合临床表现、实验室及影像学检查

感染HBV的生育期女性最佳受孕时机是肝功能正常、血清HBV-DNA低水平、肝脏超声无异常

妊娠合并病毒性肝炎者产后出血风险较高,需做好产后出血的防治

妊娠合并病毒性肝炎

孕妇外周血血红蛋白<110g/L 可诊断为妊娠期贫血

妊娠期贫血以缺铁性贫血最常见,治疗原则是补充铁剂和纠正病因

原发免疫性血小板减少症血小板计数<100×10^9/L,首选药物为糖皮质激素

妊娠合并血液系统疾病

妊娠早期急性阑尾炎腹部疼痛仍是最常见症状

妊娠中、晚期因阑尾解剖位置发生改变,常无明显的转移痛且腹痛和压痛的位置较高

一旦诊断,应在积极抗感染治疗的同时立即行阑尾切除术

妊娠合并急性阑尾炎

妊娠合并甲状腺功能亢进主要是抗甲状腺药物治疗,较少采用手术治疗,禁用放射碘治疗

妊娠合并甲状腺功能减退主要治疗药物为左甲状腺素(LT_4)

妊娠合并甲状腺疾病

妊娠合并内外科疾病

习题

一、选择题

【A1 型题】

1. 房间隔缺损对妊娠的影响,**错误**的说法是
   - A. 对妊娠的影响,取决于缺损的大小
   - B. 缺损面积<1cm² 者多无症状,多能耐受妊娠及分娩
   - C. 若缺损面积较大,在左向右分流基础上形成肺动脉高压
   - D. 房间隔缺损面积>2cm² 者,最好在妊娠前手术矫治后再妊娠
   - E. 房间隔缺损的孕妇应在妊娠早期终止妊娠

2. 下列心脏病患者未进行手术矫治前**不宜**妊娠的是
   - A. 房间隔缺损
   - B. 室间隔缺损
   - C. 二尖瓣关闭不全
   - D. 法洛四联症
   - E. 动脉导管未闭

3. 下列属于妊娠期特有的心脏病是
   - A. 房间隔缺损
   - B. 心肌炎
   - C. 二尖瓣狭窄
   - D. 艾森门格综合征
   - E. 围产期心肌病

4. 妊娠合并心脏病早期心力衰竭的表现是
   - A. 踝部凹陷性水肿
   - B. 休息时心率>110 次/分
   - C. 心脏浊音界扩大
   - D. 心尖部闻及期前收缩
   - E. 颈静脉怒张

5. 妊娠合并心脏病心功能 Ⅱ 级的诊断依据是
   - A. 能从事强体力劳动
   - B. 一般体力活动不受限
   - C. 一般体力活动显著受限
   - D. 一般体力活动轻度受限
   - E. 休息时即有心功能不全症状

6. 属于妊娠期生理性变化的是
   - A. Ⅱ 级以下收缩期杂音
   - B. Ⅲ 级以上收缩期杂音
   - C. 舒张期奔马律
   - D. X 线检查显示心脏显著扩大
   - E. 肺底湿啰音咳嗽或深呼吸后不消失

7. 关于妊娠合并心脏病的相关阐述,下面正确的是
   - A. 总血容量于妊娠 36~38 周增加达高峰
   - B. 为预防结构异常性心脏病患者产后感染,分娩后开始使用抗生素
   - C. 宫口开全后尽快协助胎头娩出
   - D. 发生产后出血,应快速输血
   - E. 产时未发生心力衰竭,产后通常不再发生心力衰竭

8. 预防风湿性心脏病产妇发生心力衰竭的措施,**错误**的是
   - A. 产时及产后给予镇痛
   - B. 为预防产后出血使用麦角新碱
   - C. 助产缩短第二产程
   - D. 胎儿娩出后在产妇腹部适当加压
   - E. 吸氧

9. 妊娠期糖尿病，单纯饮食控制血糖控制理想，无母儿并发症，终止妊娠的最佳时机为
    A. 妊娠 36 周　　　　　　　　　　　B. 妊娠 37 周
    C. 妊娠 39 周　　　　　　　　　　　D. 不需要提早干预，可以等待至预产期
    E. 妊娠 38 周

10. 妊娠妇女首次产前常规检查项目，以下**不包括**的是
    A. 尿常规　　　　　　B. 血常规　　　　　　C. 肝肾功能
    D. 餐后 2 小时血糖　　E. 空腹血糖

11. 病毒性肝炎孕前处理**有误**的是
    A. 感染 HBV 的妇女孕前应行肝功能及肝脏超声检查
    B. 应用干扰素治疗者，停药后 6 个月可考虑妊娠
    C. 孕前使用替诺福韦者，可以延续至妊娠期使用
    D. 孕期可使用干扰素抗病毒治疗
    E. 孕期可使用替比夫定

12. 对于妊娠合并病毒性肝炎的并发症，**错误**的是
    A. 易出现早产　　　　　　B. 可出现胎儿窘迫　　　　　　C. 可发生重症肝炎
    D. 易发生羊水过多　　　　E. 易出现流产

13. 下列情况**不易**引起肝功能损害的是
    A. 病毒性肝炎　　　　　　B. 妊娠期服用甲巯咪唑　　　　　　C. 妊娠剧吐
    D. 过期妊娠　　　　　　　E. 子痫前期

14. 阻断乙肝母婴垂直传播的措施**不包括**
    A. 产前筛查乙肝血清学指标
    B. 乙肝孕妇所生新生儿联合应用乙肝疫苗和乙肝免疫球蛋白
    C. 为阻断乙肝母婴垂直传播行选择性剖宫产
    D. 高乙型肝炎病毒载量孕妇妊娠晚期使用抗病毒药物
    E. 乙肝孕妇监测肝功能及乙肝 DNA 定量

15. 对于妊娠合并病毒性肝炎的诊断，正确的是
    A. 妊娠出现黄疸可诊断
    B. 妊娠期 ALT 升高可诊断
    C. 可疑妊娠合并肝炎者，产后如肝功能很快恢复正常可确诊
    D. 妊娠期出现黄疸，且 ALT 升高才可诊断病毒性肝炎
    E. 妊娠期发现 HBsAg（+）伴有 ALT 升高

16. 有关弓形虫病，以下**不正确**的是
    A. 先天感染多病情严重，有神经系统症状
    B. 后天感染一般病情轻微，多无明显症状
    C. 是人畜共患病
    D. 应于妊娠早期做酶联免疫吸附试验，检测弓形虫 IgM
    E. 在妊娠期一旦确诊，应选用青霉素治疗

17. 关于孕妇感染巨细胞病毒正确的是
    A. 早期妊娠一旦发现 CMV IgM 阳性，应建议终止妊娠
    B. 母婴垂直传播是重要传播途径

C. 中晚期妊娠确诊感染应予引产

D. 可以哺乳,因乳汁中无病毒

E. 抗病毒药阿糖胞苷有明显疗效

18. 关于巨细胞病毒感染的表述,**不正确**的是

    A. 巨细胞病毒可因妊娠而被激活

    B. 新生儿感染经积极治疗,预后较好,多无后遗症

    C. 妊娠晚期感染者无须特殊处理,可经阴道分娩

    D. 多为隐性感染,无明显症状和体征

    E. 可发生流产、死胎、死产、新生儿死亡

19. 妊娠期贫血最常见的类型是

    A. 地中海贫血　　　　　　　B. 巨幼细胞贫血　　　　　　C. 缺铁性贫血

    D. 再生障碍性贫血　　　　　E. 溶血性贫血

20. 地中海贫血属于何种遗传病

    A. 常染色体显性遗传病　　　　　　　B. 常染色体隐性遗传病

    C. X 染色体显性遗传病　　　　　　　D. X 染色体隐性遗传病

    E. Y 染色体隐性遗传病

21. 妊娠早期合并甲状腺功能亢进最有意义的指标是

    A. 甲状腺肿大　　　　　　　B. 多食、心率快　　　　　　C. T_3、T_4 升高

    D. 消瘦　　　　　　　　　　E. TSH 降低、FT_4 升高

22. 既往患甲状腺功能减退的育龄期妇女计划妊娠,最好将 TSH 调整小于

    A. 1.5mIU/L　　　　　　　　B. 2.0mIU/L　　　　　　　　C. 2.5mIU/L

    D. 3.0mIU/L　　　　　　　　E. 3.5mIU/L

23. 关于妊娠合并急性阑尾炎正确的是

    A. 死亡率低于非妊娠期

    B. 中孕期以保守治疗为主

    C. 一经确诊应给予大量广谱抗生素

    D. 容易发生阑尾穿孔及腹膜炎

    E. 发生在妊娠晚期,腹肌紧张非常明显

24. 妊娠期急性阑尾炎最显著的特点是

    A. 起病急　　　　　　　　　B. 进展快　　　　　　　　　C. 容易并发穿孔

    D. 阑尾位置改变,诊断困难　E. 容易并发腹膜炎

25. 妊娠中晚期合并急性阑尾炎的鉴别诊断**不包括**

    A. 右侧输尿管结石　　　　　B. 右侧输卵管妊娠　　　　　C. 急性胆囊炎

    D. 急性脂肪肝　　　　　　　E. 胎盘早剥

26. 妊娠合并急性阑尾炎的治疗原则是

    A. 广谱抗生素治疗

    B. 一旦确诊,给予抗生素的同时立即行手术治疗

    C. 退热治疗

    D. 应及时终止妊娠

    E. 保胎治疗

27. 妊娠合并急性胰腺炎最为常见的临床症状是

    A. 腹痛　　　　　　　　B. 放射至腰背肩部　　　　C. 恶心呕吐

    D. 腹胀　　　　　　　　E. 发热

【A2 型题】

28. 初产妇,28 岁。有先天性心脏病病史,有心力衰竭史,面色发绀,停经 50 日,阴道少量流血 1 日,超声确诊早期妊娠,对该患者此时正确的咨询和处理是

    A. 建议终止妊娠　　　　B. 建议保胎治疗　　　　　C. 建议纠正心力衰竭

    D. 建议心脏手术　　　　E. 建议肺血管造影

29. 女性,27 岁,G_1P_0,首次来就诊。妊娠 20 周,有房间隔缺损的病史,一般体力活动轻度受限制,活动后心悸、轻度气短,休息时无症状。心率 98 次/分,呼吸 20 次/分,血压 110/70mmHg,此孕妇对心脏评估的检查主要是

    A. 心肌酶　　　　　　　B. 血脂　　　　　　　　　C. 超声心动图

    D. 胎儿超声　　　　　　E. 肺血管造影

30. 初产妇,26 岁,妊娠 38 周,日常体力劳动时自觉疲劳,心悸、气短。检查:血压 120/80mmHg,脉搏 90 次/分,呼吸 18 次/分。叩诊心浊音界稍向左扩大,心尖部闻及Ⅱ级柔和吹风样收缩期杂音,踝部轻度水肿。本例最可能的诊断是

    A. 正常妊娠改变　　　　　　　　　B. 风湿性心脏病合并妊娠

    C. 心脏病合并妊娠,性质待查　　　D. 妊娠期高血压疾病性心脏病

    E. 围产期心肌病

31. 29 岁,初孕妇,妊娠 37 周,妊娠期糖尿病,胎心率 140 次/分,产前监护 20 分钟 NST 无反应型。首先采用的处理措施是

    A. 监测孕妇血糖　　　　　　　　　B. 立即复查 NST 及胎儿生物物理评分

    C. 人工破膜后了解羊水性状　　　　D. 立即剖宫产

    E. 1 日后复查 NST

32. 34 岁,初孕妇,妊娠 26 周,口服 75g 葡萄糖耐量试验(OGTT)3 项血糖值均异常,诊断为妊娠期糖尿病。首选的处理措施是

    A. 医学营养治疗和运动指导　　B. 胰岛素治疗　　　　　C. 口服降糖药

    D. 中医中药调理　　　　　　　E. 限制摄入碳水化合物

33. 25 岁孕妇,宫内妊娠 26 周,因乏力、食欲减退 2 日来诊,拟诊"妊娠合并病毒性肝炎",下列对诊断最有价值的是

    A. 血清谷丙转氨酶明显升高　　　　B. 血清谷草转氨酶明显升高

    C. 血清总胆红素明显升高　　　　　D. 血清 HBsAg 阳性

    E. 凝血功能明显异常

34. 女性,28 岁,G_1P_0,孕 30^{+1} 周,检查血常规:血小板计数 $89×10^9$/L,余化验检查以及查体未见异常,此时的处理措施是

    A. 口服糖皮质激素　　　　B. 静脉注射丙种球蛋白　　C. 输注血小板

    D. 严密观察及随访　　　　E. 无须处理

35. 30 岁初孕妇,停经 4 个月,右下腹疼痛 4 小时,伴高热、恶心、呕吐。查体:右下腹压痛、反跳痛。血常规:白细胞计数 $17×10^9$/L,中性粒细胞比例 86%。予抗感染治疗后仍持续高热,此时的处理措施是

A. 物理降温　　　　　　　　　　　　　B. 继续抗感染治疗

C. 尽早行剖腹探查术　　　　　　　　　D. 予维生素 B_1 肌内注射

E. 予维生素 B_6 治疗呕吐

【A3/A4 型题】

（36~37 题共用题干）

已婚女性,26 岁,平素月经规律,现停经 2 个月,恶心、呕吐 1 周,昨日突然出现心悸、气短,心率 120 次/分。检查:体质瘦小,口唇发绀,杵状指,心前区可以闻及粗糙的双期杂音。

36. 本例**不恰当**的检查是

A. 尿妊娠试验　　　　　B. 胸部 CT 检查　　　　　C. 心脏超声检查

D. 盆腔超声检查　　　　E. 心电图

37. 盆腔超声检查结果提示为早孕,进一步的处理是

A. 立即终止妊娠　　　　　　　　　　　B. 如心力衰竭得以控制可以继续妊娠

C. 控制心力衰竭后剖宫取胎　　　　　　D. 控制心力衰竭后行人工流产

E. 边控制心力衰竭,边行吸宫术

（38~39 题共用题干）

34 岁女性,妊娠 33^{+3} 周,胸闷、气短 2 周,加重 3 日;既往原发性高血压病史 10 余年,孕期口服降压药物,血压波动于 140~170/80~100mmHg;2 周前出现心慌、气短,近 3 日加重,不能平卧,测血压 159/89mmHg。查体:心率 122 次/分;血压 173/85mmHg;半卧位,双下肢水肿（++）。

38. 此患者的诊断最可能的是

A. 风湿性心脏病　　　　　　　　　　　B. 妊娠期高血压疾病性心脏病

C. 围产期心肌病　　　　　　　　　　　D. 先天性心脏病

E. 心肌炎

39. 此患者目前应进行的处理是

A. 边纠正心力衰竭边终止妊娠　　　　　B. 先补液抗心力衰竭治疗

C. 立即剖宫产　　　　　　　　　　　　D. 待促胎肺成熟后再终止妊娠

E. 心力衰竭纠正后继续妊娠

（40~42 题共用题干）

初产妇,25 岁,现妊娠 36 周,规律腹痛 2 小时。既往患先天性心脏病室间隔缺损。日常体力劳动时心悸、气短,休息时好转,夜间能平卧。检查:血压 120/80mmHg,脉搏 90 次/分,呼吸 18 次/分,心尖部闻及Ⅲ级收缩期杂音,头位,胎心率 142 次/分。

40. 此患者的心功能分级属于

A. Ⅰ级　　　B. Ⅱ级　　　C. Ⅲ级　　　D. Ⅳ级　　　E. Ⅴ级

41. 进一步评估心脏情况,最有诊断价值的检查是

A. 超声心动图　　　　　　　　　　　　B. 心电图

C. 心肌酶　　　　　　　　　　　　　　D. BNP

E. 冠状动脉造影

42. 关于分娩方式,描述正确的是

A. 全身麻醉下剖宫产　　　　　　　　　B. 硬膜外麻醉下剖宫产

C. 局部麻醉下剖宫产　　　　　　　　　D. 抑制宫缩等到 37 周阴道分娩

E. 严密观察下阴道试产

（43~45 题共用题干）

35 岁女性，G_2P_0，妊娠 29 周，1 年前因妊娠 5 个月死胎行引产术，本次怀孕 OGTT 结果为 4.9-10.9-9.6mmol/L。产检：血压 130/80mmHg，宫高 30cm，胎心率 140 次/分，静脉空腹血糖 6.5mmol/L，尿酮体（–）。

43. 对此孕妇的进一步处理**不正确**的是
    A. B 型超声检查
    B. 监测糖化血红蛋白
    C. 膳食指导
    D. 监测三餐前后血糖
    E. 立即予胰岛素治疗

44. 该患者经处理 1 周后复测血糖，空腹血糖 6.1mmol/L，餐后血糖均在 7.0mmol/L 以上，胎心率 130 次/分，首选的处理应是
    A. 吸氧
    B. 加用胰岛素
    C. 立即终止妊娠
    D. B 型超声监护
    E. 自数胎动计数

45. 该产妇分娩的新生儿，**不必要**的处理是
    A. 按高危儿的原则处理
    B. 注意新生儿有无低血糖
    C. 常规气管插管加压给氧
    D. 出生后 30 分钟内行首次血糖检测
    E. 早吸吮，早开奶

（46~50 题共用题干）

初产妇，29 岁，G_2P_0，现妊娠 35 周，既往孕 24 周因脊柱裂胎儿而行引产 1 次。此次妊娠不规则产检。妊娠 32 周时超声检查发现羊水过多，胎儿大于孕周，未见明显畸形。孕妇体态肥胖，近期有多饮、多食、多尿症状。

46. 本例首先考虑的诊断是
    A. 胎盘早剥
    B. 胎儿消化道发育异常
    C. 妊娠期高血糖
    D. 母儿血型不合
    E. 风疹病毒感染

47. 为明确诊断应首选的检查是
    A. 血脂系列检查
    B. 夫妇双方血型检查
    C. 血清病毒系列检查
    D. 随机血糖检测
    E. 抽取羊水行 AFP 检查

48. 明确诊断后首选的治疗方法是
    A. 抗生素预防感染
    B. 医学营养治疗
    C. 肾上腺皮质激素治疗
    D. 磺脲类降糖药治疗
    E. 胰岛素治疗

49. 与该病对妊娠的影响**无关**的选项是
    A. 难产发生率增高
    B. 胎儿畸形发生率增高
    C. 过期妊娠发生率增高
    D. 妊娠期高血压疾病发生率增高
    E. 围产儿死亡率增高

50. **不属于**该病终止妊娠指征的是
    A. 轻度贫血
    B. 酮症酸中毒
    C. 重度子痫前期或子痫
    D. 怀疑巨大胎儿
    E. 胎儿窘迫

（51~53 题共用题干）

30 岁孕妇,宫内妊娠 28 周,因乏力、恶心、呕吐 3 日来诊。既往史无特殊。查体:宫高 26cm,腹围 90cm,胎心率 140 次/分,肝脾肋下未触及,肝区无叩痛。实验室检查:HBsAg(+),HBeAg(+),血清 HBV-DNA 2.3×10^7 IU/ml,血清谷丙转氨酶 586U/L,谷草转氨酶 203U/L,血清总胆红素及凝血功能正常。肝胆胰脾超声检查无异常发现。

51. 该孕妇最可能的诊断是

    A. 妊娠剧吐   B. 妊娠期急性脂肪肝

    C. 妊娠合并病毒性肝炎   D. 妊娠期肝内胆汁淤积症

    E. 妊娠合并重型肝炎

52. 对该孕妇最合适的处理是

    A. 肝功能明显异常,应尽快终止妊娠

    B. 积极治疗,待病情平稳后剖宫产终止妊娠

    C. 积极内科治疗,视病情变化决定下一步处理

    D. 建议患者放弃胎儿

    E. 使用干扰素抗病毒治疗

53. 为了预防 HBV 母婴垂直传播,以下做法**不合理**的是

    A. 如果欲再次妊娠,建议孕前检测血清 HBV-DNA,建议低水平时妊娠

    B. 剖宫产终止妊娠

    C. 新生儿娩出后尽快予乙型肝炎疫苗和乙型肝炎免疫球蛋白注射

    D. 孕期抗病毒治疗

    E. 新生儿娩出后尽快洗去身上的血污

（54~56 题共用题干）

28 岁初产妇,孕 33 周,自觉乏力、食欲差,伴恶心、呕吐 2 周,小便深黄色,皮肤瘙痒 5 日。查体:体温 37.5℃,血压 130/90mmHg,神志清,皮肤巩膜黄染,躯干及四肢皮肤可见散在出血点,肝肋下未触及,胎头入盆,胎心率 140 次/分。

54. 确诊本例的最佳辅助检查手段是

    A. 肝胆胰脾彩超   B. 血型 + 肝功能组合   C. 血小板

    D. 胸部 X 线片   E. 肝炎病原学检查 + 肝功能

55. 若 ALT 542U/L,总胆红素 85.5μmol/L,结合胆红素 46μmol/L,尿胆红素(+),HBsAg(+),本例最可能的诊断是

    A. 妊娠期高血压疾病引起的肝损害   B. 妊娠剧吐

    C. 妊娠期急性脂肪肝   D. 妊娠合并病毒性肝炎

    E. 妊娠期肝内胆汁淤积症

56. 三日后,患者 ALT 100U/L,总胆红素 242.8μmol/L,凝血酶原时间活动度为 36%,应考虑何种诊断

    A. 亚急性肝炎   B. 慢性肝炎   C. 病毒携带者

    D. 重型肝炎   E. 急性黄疸性肝炎

（57~58 题共用题干）

女性,30 岁,孕 16 周,孕期首次行 TORCH 检查,发现 CMV IgM(+),CMV IgG(+),IgG 亲和力指数低。胎儿超声检查未提示明显异常。

57. 诊断应首先考虑
    A. CMV 原发感染　　　　B. CMV 复发感染　　　　C. CMV 既往感染
    D. CMV 宫内感染　　　　E. CMV 再次感染

58. 以下处理**不恰当**的是
    A. 不建议行抗病毒治疗
    B. 建议终止妊娠
    C. 综合评估预后
    D. 妊娠 21 周后行羊水穿刺,检测羊水中 CMV DNA
    E. 孕期加强监测,特别注意是否存在超声异常

(59~60 题共用题干)

女性,25 岁,停经 5 个月,突发腹痛 2 日入院,腹痛位于上腹部,伴恶心、呕吐,低热。查体:体温 38.2℃,脉搏 110 次/分,无明显宫缩,胎位不清,胎心率 165 次/分,右侧腹部压痛、反跳痛明显,平脐处为甚,麦氏点无压痛、反跳痛。实验室检查:血红蛋白 110g/L,白细胞计数 19×10⁹/L,中性粒细胞比例 85%。

59. 本例最可能的诊断为
    A. 妊娠合并急性胃肠炎　　　　B. 妊娠合并急性胆囊炎
    C. 妊娠合并急性肾盂肾炎　　　　D. 妊娠合并输尿管结石
    E. 妊娠合并急性阑尾炎

60. 本例最恰当的处理是
    A. 静脉滴注抗生素,保守治疗　　　　B. 静脉滴注山莨菪碱及抗生素
    C. 抗炎、利胆治疗　　　　D. 积极抗炎,立即手术
    E. 消炎、护胃治疗

(61~63 题共用题干)

29 岁已婚妇女,平素月经规则,末次月经为 2012 年 5 月 17 日。于 2012 年 6 月 25 日因"右下腹持续性疼痛 5 小时"就诊。伴恶心、呕吐,伴少量阴道流血,无尿频、尿急。测体温 38.5℃,右下腹有固定压痛点,腹肌稍紧张,无明显反跳痛。

61. 为进一步明确病因,应先进行
    A. 腹部立卧位 X 线平片　　　B. 血常规检查　　　　C. 尿妊娠试验
    D. 尿常规检查　　　　E. 凝血功能检查

62. 本病最应相鉴别的疾病是
    A. 右侧急性肾盂肾炎　　　B. 右侧卵巢囊肿蒂扭转　　　C. 右侧输卵管妊娠
    D. 右侧输尿管结石　　　　E. 右侧卵巢黄体囊肿破裂

63. 如果超声检查提示子宫内见胚芽及原始心管搏动;持续高温不降,右下腹压痛明显,反跳痛(+);血白细胞计数 18×10⁹/L,中性粒细胞比例 88%。本例的处理方案是
    A. 行人工流产　　　　B. 广谱抗生素抗感染并保胎治疗
    C. 黄体酮保胎治疗　　　　D. 尽早行剖腹探查术
    E. 积极寻找病因,查明病因后对因治疗

(64~65 题共用题干)

女性,26 岁,初产妇,孕 28 周,突然发作的持续性上腹部疼痛 1 日入院。一般情况可,T 37.3℃,BP 115/75mmHg,P 80 次/分,R 18 次/分;心肺未见异常,妊娠腹型,肝脾未及,上腹部轻压痛,无反

跳痛。无宫缩,NST 正常。肛查:宫颈未消,头先露,浮。消化系统彩超提示胰腺体积弥漫性增大,实质结构不均匀。

64. 该患者最可能的诊断是

  A. 胆囊炎   B. 妊娠合并胰腺炎   C. 胎盘早剥

  D. 消化性溃疡   E. 阑尾炎

65. 该患者的处理**不正确**的是

  A. 该患者为妊娠合并胰腺炎,建议手术治疗为主

  B. 建议禁饮食、禁水,胃肠减压,直至腹痛消失

  C. 补液、营养支持及抗休克治疗

  D. 缓解疼痛,首选哌替啶

  E. 给予生长抑素抑制胰液分泌

【B1 型题】

(66~68 题共用备选答案)

  A. 艾森门格综合征   B. 房间隔缺损   C. 主动脉狭窄

  D. 室间隔缺损   E. 动脉导管未闭

66. 属于右向左分流的心脏病是

67. 属于不分流的心脏病是

68. 最常见的先天性心脏病是

(69~70 题共用备选答案)

  A. 心功能Ⅰ级,先天性房间隔缺损患者

  B. 心功能Ⅱ级,先天性室间隔缺损有发绀者

  C. 心功能Ⅲ级,二尖瓣狭窄

  D. 心功能Ⅱ级,法洛四联症患者

  E. 心功能Ⅲ级,妊娠期高血压疾病性心脏病

69. 产后可以哺乳的是

70. 终止妊娠后多不遗留心脏器质性病变的是

(71~73 题共用备选答案)

  A. 妊娠期高血压疾病   B. 妊娠合并糖尿病   C. 妊娠合并心脏病

  D. 妊娠合并重症肝炎   E. 妊娠合并前置胎盘

71. 胎盘早剥常见于

72. 巨大胎儿常见于

73. 急性肾功能不全常见于

(74~75 题共用备选答案)

  A. 甲型肝炎病毒   B. 乙型肝炎病毒   C. 丙型肝炎病毒

  D. 丁型肝炎病毒   E. 戊型肝炎病毒

74. 病毒性肝炎最常见的病原学类型为

75. 缺陷病毒为

(76~80 题共用备选答案)

  A. 巨细胞病毒感染   B. 生殖器疱疹   C. 风疹

  D. 尖锐湿疣   E. 梅毒

76. 早期主要表现为皮肤黏膜损害,晚期侵犯心血管、神经系统等重要器官

77. 垂直传播可引起新生儿呼吸道乳头状瘤

78. 大部分宫内感染儿出生时无明显特征,随后可出现肝脾肿大、黄疸、贫血及颅内钙化、脑积水和小头畸形等神经系统疾病

79. 其病原体分两型,其中Ⅱ型多数引起生殖道感染

80. 可引起新生儿先天性心脏病、感觉神经性耳聋等

（81~82 题共用备选答案）

　　A. 缺铁性贫血　　　　　　　　　　　B. 再生障碍性贫血

　　C. 地中海贫血　　　　　　　　　　　D. 巨幼细胞贫血

　　E. 原发免疫性血小板减少症

81. 以全血细胞减少为主要表现的是

82. 以糖皮质激素为首选药物的是

二、简答题

1. 心脏病孕妇最容易发生心力衰竭的三个时期是什么?

2. 妊娠特有心脏病是指哪两类心脏病?

3. 心脏病患者哪些情况不宜妊娠?

4. 妊娠合并心脏病常见的并发症是哪些?

5. 妊娠合并心脏病患者应在什么时候终止妊娠?

6. 妊娠合并心脏病的孕妇哪些可以经阴道分娩?

7. 心脏病孕妇分娩时,第三产程应注意什么?

8. 心脏病孕妇能哺乳吗?

9. 何谓妊娠期糖尿病?

10. 孕前糖尿病对孕妇有哪些影响?

11. 妊娠期糖尿病对胎儿、新生儿有哪些影响?

12. 妊娠期糖尿病的诊断标准是什么?

13. 妊娠期糖尿病的分娩时机是什么?

14. 简述妊娠期及产后肝脏生理变化有哪些。

15. 病毒性肝炎对母儿有何影响?

16. 简述妊娠合并重型肝炎与妊娠期急性脂肪肝的鉴别要点有哪些。

17. 携带乙型肝炎病毒的育龄妇女在孕前应作何准备?

18. 简述妊娠合并重型肝炎的产科处理要点有哪些。

19. 简述 HBV 的母婴传播主要途径及阻断措施有哪些。

20. 试述 TORCH 综合征病原体及其特点有哪些。

21. 试述 TORCH 病原体的垂直传播途径有哪些。

22. 巨细胞病毒先天感染对胎儿及新生儿有哪些影响?

23. 孕妇患巨细胞病毒感染如何处理?

24. 简述 TORCH 感染的实验室诊断方法有哪些。

25. 试述先天性风疹综合征的表现有哪些。

26. 简述妊娠期缺铁性贫血的治疗原则有哪些。

27. 地中海贫血的临床表现有哪些?

28. 简述妊娠合并甲状腺功能亢进的处理原则有哪些。

29. 简述阑尾位置在妊娠期间的变化特点有哪些。

30. 简述妊娠合并急性阑尾炎的治疗原则有哪些。

31. 简述妊娠合并急性阑尾炎的鉴别诊断有哪些。

32. 简述妊娠合并急性胰腺炎的处理原则有哪些。

参考答案

一、选择题

【A1 型题】

1. E	2. D	3. E	4. B	5. D	6. A	7. C	8. B	9. D	10. D
11. D	12. D	13. D	14. C	15. E	16. E	17. B	18. B	19. C	20. B
21. E	22. C	23. D	24. D	25. B	26. B	27. A			

【A2 型题】

28. A	29. C	30. A	31. B	32. A	33. D	34. D	35. C

【A3/A4 型题】

36. B	37. D	38. B	39. A	40. B	41. A	42. E	43. E	44. B	45. C
46. C	47. D	48. B	49. C	50. A	51. C	52. C	53. B	54. E	55. D
56. D	57. A	58. B	59. E	60. D	61. C	62. C	63. D	64. B	65. A

【B1 型题】

66. A	67. C	68. B	69. A	70. E	71. A	72. B	73. A	74. B	75. D
76. E	77. D	78. A	79. B	80. C	81. B	82. E			

二、简答题

1. 心脏病孕妇最容易发生心力衰竭的三个时期是什么?

答:从妊娠、分娩及产褥期对心脏的影响看,妊娠 32 周后、分娩期、产后 3 日内心脏负担最重,是心脏病孕妇的危险时期,极易发生心力衰竭。

2. 妊娠特有心脏病是指哪两类心脏病?

答:①妊娠期高血压疾病性心脏病:以往无心脏病病史的妊娠期高血压疾病孕妇,突然发生以左心衰竭为主的全心衰竭,称为妊娠期高血压疾病性心脏病,系因冠状动脉痉挛、心肌缺血、周围小动脉阻力增加、水钠潴留及血黏度增加等因素加重心脏负担而诱发急性心力衰竭。②围产期心肌病:是指既往无心血管疾病史的孕妇,在妊娠晚期至产后 6 个月内发生的扩张型心肌病,表现为心肌收缩功能障碍和充血性心力衰竭。

3. 心脏病患者哪些情况不宜妊娠?

答:不宜妊娠的心脏病患者包括:心脏病变复杂或较重、心功能 Ⅲ~Ⅳ级、有极高的孕产妇死亡率和严重母儿并发症者;心脏病病程较长者,因为发生心力衰竭的可能性极大,也不宜妊娠;对于需行矫治手术的心脏病患者,应建议在孕前行心脏手术治疗,术后再由心脏专科、产科医师共同行妊娠风险评估,患者在充分了解病情及妊娠风险的情况下再妊娠。

4. 妊娠合并心脏病常见的并发症是哪些?

答:妊娠合并心脏病常见的并发症有心力衰竭、感染性心内膜炎、肺动脉高压、静脉栓塞和肺栓塞以及恶性心律失常。其中,心力衰竭是妊娠合并心脏病常见的严重并发症,也是妊娠合并心脏病孕产妇死亡的主要原因。

5. 妊娠合并心脏病患者应在什么时候终止妊娠?

答:妊娠合并心脏病患者终止妊娠的时机是:①心脏病妊娠风险低且心功能Ⅰ级者可以妊娠至足月,如不伴有肺动脉高压的房间隔缺损、室间隔缺损、动脉导管未闭,不伴有心脏结构异常的单源、偶发的室上性或室性期前收缩等。但若出现严重心脏并发症或心功能下降则需提前终止妊娠。②妊娠风险较高但心功能Ⅰ级的心脏病患者可以妊娠至32~36周终止妊娠,其间需严密监护,必要时可提前终止妊娠。③对于有妊娠禁忌的严重心脏病患者,一旦诊断需尽快终止妊娠。

6. 妊娠合并心脏病的孕妇哪些可以经阴道分娩?

答:心脏病妊娠风险低且心功能Ⅰ级者通常可耐受经阴道分娩。胎儿不大、胎位正常、宫颈条件良好者,可考虑在严密监护下经阴道分娩。

7. 心脏病孕妇分娩时,第三产程应注意什么?

答:第三产程是指从胎儿娩出到胎盘娩出,胎儿娩出后,可适当予以腹部加压,以防腹压骤降而诱发心力衰竭。产后出血可加重心肌缺血和心力衰竭,应做好产后出血的预防,可使用缩宫素,禁用麦角新碱。产后出血过多时,应及时输血、输液,注意输液速度不可过快。

8. 心脏病孕妇能哺乳吗?

答:心脏病孕妇产后能否哺乳,应根据具体情况进行分析。心脏病妊娠风险低且心功能Ⅰ级者可以母乳喂养。对于病情严重的心脏病产妇,建议人工喂养。华法林可以分泌至乳汁中,长期服用者建议人工喂养。

9. 何谓妊娠期糖尿病?

答:指妊娠前血糖正常,妊娠期才出现的糖代谢异常。妊娠期糖尿病患者的糖代谢异常大多于产后能恢复正常,但将来患2型糖尿病风险增加。

10. 孕前糖尿病对孕妇有哪些影响?

答:妊娠期高血压疾病、感染风险增加;易发生羊水过多,进而导致早产发生风险增加;巨大胎儿发生率增高,增加产伤及产后出血风险;血糖控制欠佳者可并发酮症及酮症酸中毒等。

11. 妊娠期糖尿病对胎儿、新生儿有哪些影响?

答:对胎儿的影响有:巨大胎儿、早产、胎儿窘迫、胎儿生长受限等。对新生儿的影响有:新生儿呼吸窘迫综合征、新生儿低血糖。

12. 妊娠期糖尿病的诊断标准是什么?

答:(1)推荐医疗机构对所有尚未被诊断为孕前糖尿病(PGDM)或妊娠期糖尿病(GDM)的孕妇,在妊娠24~28周及28周后首次就诊时行75g OGTT。75g OGTT的诊断标准:空腹及服糖后1小时、2小时的血糖值分别低于5.1mmol/L、10.0mmol/L、8.5mmol/L。任何一点血糖值达到或超过上述标准即诊断为GDM。

(2)孕妇具有GDM高危因素或者医疗资源缺乏地区,建议妊娠24~28周首先检查FBG。FBG≥5.1mmol/L,可以直接诊断为GDM,不必行75g OGTT。

13. 妊娠期糖尿病的分娩时机是什么?

答:①A1型GDM:若无母儿并发症,在严密监测下可期待至预产期,在妊娠40周终止妊娠。②A2型GDM:若血糖控制良好且无母儿并发症,严密监测下,可在妊娠39周左右终止妊娠;血糖控制不满意或出现母儿并发症,应及时收入院观察,根据病情决定终止妊娠时机。

14. 简述妊娠期及产后肝脏生理变化有哪些。

答:正常妊娠是一生理过程,为适应妊娠的需要,妊娠期、产褥期的肝脏结构、功能均发生变化。例如:①妊娠期基础代谢率高,营养物质消耗增多,肝内糖原储备降低,对低糖耐受降低;②妊娠期大量雌激素在肝内灭活,妨碍肝脏对脂肪的转运和胆汁的排泄,血脂升高;③胎儿代谢产物需经母体肝脏代谢解毒;④分娩时体力消耗、缺氧、酸性代谢产物增多及产后出血等因素,加重肝脏负担。

15. 病毒性肝炎对母儿有何影响?

答:由于妊娠期的生理变化,肝脏负担随孕周增加逐渐加重,使妊娠中晚期肝炎患者发生重型肝炎的风险增加;重型肝炎可导致凝血功能障碍,产后出血风险增加,严重时可导致孕产妇死亡。肝功能异常时,可增加流产、早产、死胎和新生儿死亡的风险,围产儿死亡率高达 4.6%;妊娠期病毒载量高,分娩过程中病毒暴露量大,易发生母婴垂直传播;新生儿未按时接种疫苗,感染风险增加,而围产儿免疫功能尚未完全发育,感染后有相当一部分将转为慢性病毒携带状态。

16. 简述妊娠合并重型肝炎与妊娠期急性脂肪肝的鉴别要点有哪些。

答:①妊娠期急性脂肪肝(AFLP)肝炎标志物一般为阴性;②重型肝炎转氨酶水平更高;③AFLP 患者尿胆红素阴性,而重型肝炎尿胆红素阳性;④AFLP 终止妊娠后 1 周左右病情常趋于稳定并好转,重型肝炎恢复较慢,病程甚至可长达数月。

17. 携带乙型肝炎病毒的育龄妇女在孕前应作何准备?

答:感染 HBV 的育龄期女性应在妊娠前行肝功能、血清 HBV-DNA 检测以及肝脏超声检查。最佳受孕时机是肝功能正常、血清 HBV-DNA 低水平、肝脏超声无特殊改变。若使用干扰素抗病毒治疗者,建议停药 6 个月后再考虑妊娠;长期使用核苷类药物抗病毒治疗者,备孕时首选替诺福韦,妊娠后可继续使用。

18. 简述妊娠合并重型肝炎的产科处理要点有哪些。

答:原则上强调早期诊断、早期治疗,积极控制病情后尽快终止妊娠。进行病情评估和重症监护治疗。有条件者早期进行人工肝治疗,视病情进展情况进行肝移植前准备。

(1)护肝治疗:主要目的是防止肝细胞坏死、促进肝细胞再生、消退黄疸。

(2)相关并发症的处理:①防治肝性脑病:主要措施有去除诱因(严重感染、出血、电解质紊乱等),保持大便通畅,减少肠道氨等毒性产物的吸收,根据病情调整营养素的供给,使用降低血氨的药物,改善脑功能,必要时可采用人工肝支持治疗。②合并凝血功能异常时,可输注新鲜冰冻血浆与冷沉淀等改善凝血功能。③防治肝肾综合征:维持有效循环血量和水电解质平衡,避免使用对肝肾有损害的药物。④防治感染:重型肝炎患者易发生胆道、腹腔、肺部等部位的感染,可首选经验性抗感染药物,并积极行病原学检查,及时根据病原学检测和药敏试验结果调整用药。

(3)产科处理:积极控制病情的同时,宜尽快终止妊娠,分娩方式以剖宫产为宜,妊娠合并重型肝炎患者产后出血风险高,需积极防治产后出血,若出现难治性产后出血,各种治疗措施效果不佳时,宜及时行子宫切除术。

19. 简述 HBV 的母婴传播主要途径及阻断措施有哪些。

答:HBV 母婴传播主要途径是母婴垂直传播。HBV 垂直传播的阻断措施包括:①所有孕妇产前应筛查乙型肝炎血清学指标;②妊娠中晚期 HBV-DNA 载量>2×10^5IU/ml 者,在与孕妇充分沟通和知情同意后,可于妊娠 28 周开始给予替诺福韦进行抗病毒治疗,可减少 HBV 垂直传播;③不推荐以预防 HBV 垂直传播为目的的选择性剖宫产;④新生儿需行 HBV 母儿阻断。

20. 试述 TORCH 综合征病原体及其特点有哪些。

答:T 指弓形虫,O 指其他,如梅毒螺旋体、微小病毒 B19 等,R 指风疹病毒,C 指巨细胞病毒,H 主要指单纯疱疹病毒。TORCH 综合征主要特点是孕妇感染后无症状或症状轻微,但可垂直传播给胎儿,引起宫内感染,导致流产、死胎、早产和先天畸形等,即使幸存,也可遗留中枢神经系统等损害。

21. 试述 TORCH 病原体的垂直传播途径有哪些。

答:TORCH 病原体的垂直传播途径为:①宫内感染:病原体血行性经胎盘感染胚胎或胎儿;上行性经生殖道进入羊膜腔或沿胎膜外再经胎盘感染胎儿。②产道感染:胎儿在分娩过程中通过被病原体感染的软产道而感染。③出生后感染:通过母乳、母亲唾液和母血等感染新生儿。

22. 巨细胞病毒先天感染对胎儿及新生儿有哪些影响?

答:原发感染的孕妇中 30%~40% 可发生宫内感染,复发感染者宫内感染率仅为 0.15%~2%。大多数宫内感染儿出生时无症状,仅 5%~15% 有症状,主要表现为胎儿生长受限、小头畸形、颅内钙化、肝脾肿大、皮肤瘀点、黄疸、脉络膜视网膜炎、血小板减少性紫癜及溶血性贫血等。远期可发生感觉神经性耳聋、视力障碍、神经功能缺陷、精神运动发育迟缓和学习障碍等后遗症。

23. 孕妇患巨细胞病毒感染如何处理?

答:目前尚无特效治疗方法。对 CMV 宫内感染儿,目前尚缺少治疗可改善胎儿结局的证据,故不推荐对 CMV 宫内感染儿使用抗病毒药物,但预后评估和处理需要根据孕妇感染状态(原发感染与复发感染)、感染发生的孕周和持续时间、介入性产前诊断结果,以及是否合并有胎儿超声异常表现等多方面信息进行综合评估。不能仅仅依据血清学检测结果而建议孕妇终止妊娠。

24. 简述 TORCH 感染的实验室诊断方法有哪些。

答:(1) 病原学检查:采集母血、尿、乳汁、羊水、脐血、胎盘和胎儿血、尿等进行病原学检查,方法有循环抗原检测、细胞学检查、病毒分离及核酸扩增试验。妊娠 21 周后且距孕妇首次感染 6 周以后,检测羊水、脐血中病原体特异性 DNA 或 RNA,是诊断宫内感染首选方法。

(2) 血清学检查:检测血清中弓形虫、风疹病毒和巨细胞病毒特异性抗体 IgM、IgG,结合 IgG 亲和力指数确定孕妇感染状况。①IgG 出现血清学转换、IgM 阳性和 IgG 阳性,若 IgG 亲和力指数低,提示原发感染;若 IgG 亲和力指数高,提示复发感染。②IgG 抗体滴度持续升高,病毒分离和基因测序鉴定为新病毒株可诊断再次感染。③IgG 阳性、IgM 阴性为既往感染。④TOX IgA 和 IgE 可用于诊断急性感染。

25. 试述先天性风疹综合征的表现有哪些。

答:在器官发生过程中感染风疹病毒的胎儿后遗症最严重,主要表现为先天性风疹综合征,可包括一个或多个脏器损害:①眼部缺陷:先天性白内障、青光眼、小眼和色素性视网膜病等;②先天性心脏病:动脉导管未闭、肺动脉狭窄、室间隔缺损、房间隔缺损、法洛四联症等;③感觉神经性耳聋:是最常见的单个缺陷;④中枢神经系统病变:小头畸形、脑膜脑炎、发育迟缓、智力低下等。远期后遗症有糖尿病、性早熟和进行性全脑炎等。

26. 简述妊娠期缺铁性贫血的治疗原则有哪些。

答:治疗原则是补充铁剂和纠正病因。①针对病因给予对症处理。②增加营养,多摄入富含铁和维生素 C 的食物。③血红蛋白在 70g/L 以上者可口服补充铁剂。对中重度缺铁性贫血者、妊娠中晚期需快速纠正铁缺乏/缺铁性贫血者、因严重胃肠道反应不能口服铁剂者、依从性不确定或口服铁剂无效者可选择注射铁剂。血红蛋白小于 70g/L 者建议输血。④产时加强母儿监护。产后继续随访,个体化补铁治疗。

27. 地中海贫血的临床表现有哪些?

答:地中海贫血患者因基因型不同,临床表现也各异。①静止型大多无特殊临床表现。②轻型和中间型主要表现为不同程度的小细胞低色素性贫血。③重型则具备特殊表现,预后差。如重型 α 地中海贫血患儿在宫内即可出现重度贫血、严重水肿、肝脾肿大、生长受限甚至死胎等;而重型 β 地中海贫血患儿出生后贫血进行性加重,需输血维持生存,若不积极治疗,一般无法存活至成年。

28. 简述妊娠合并甲状腺功能亢进的处理原则有哪些。

答:妊娠合并甲状腺功能亢进的处理原则是既要控制甲亢发展,又要确保胎儿的正常发育,安全度过妊娠及分娩期。原则上首选药物治疗,丙硫氧嘧啶与甲巯咪唑是孕期甲亢的首选药物。不能控制者或抗甲状腺药物过敏者等可在妊娠中期考虑行甲状腺部分切除术。妊娠期禁用 ^{131}I 进行诊断或治疗。

29. 简述阑尾位置在妊娠期间的变化特点有哪些。

答:妊娠初期阑尾的位置与非妊娠期相似,在右髂前上棘至脐线连线中外 1/3 处(麦氏点)。随妊娠子宫的不断增大,阑尾会逐渐向后上、向外移位。产后 14 日回到非妊娠位置。

30. 简述妊娠合并急性阑尾炎的治疗原则有哪些。

答:妊娠期急性阑尾炎一般不主张保守治疗。一旦诊断确立,应在积极抗感染治疗的同时立即行阑尾切除术。妊娠中、晚期高度怀疑急性阑尾炎而难以确诊时,应积极考虑剖腹探查。

31. 简述妊娠合并急性阑尾炎的鉴别诊断有哪些。

答:妊娠早期合并急性阑尾炎,若症状典型诊断多无困难。但要与右侧卵巢囊肿蒂扭转、右侧输卵管妊娠破裂相鉴别。妊娠中期要注意与右侧卵巢囊肿蒂扭转、右侧肾盂积水、急性肾盂肾炎、右输尿管结石、急性胆囊炎相鉴别。妊娠晚期需与急性阑尾炎鉴别的疾病有先兆临产、胎盘早剥、妊娠期急性脂肪肝、肠粘连、肠梗阻、肠穿孔等。产褥期急性阑尾炎有时与产褥感染不易区别。

32. 简述妊娠合并急性胰腺炎的处理原则有哪些。

答:原则上与非孕期急性胰腺炎的处理基本相同,在治疗中应充分考虑起病病因、孕周以及对胎儿的影响。无局部并发症及器官功能障碍者,保守治疗往往可获得较好的疗效。但对于重症胰腺炎,应争取在 48~72 小时内尽快手术治疗。

(王子莲　孙路明　郭清　贺芳)

第九章 | 胎儿异常与多胎妊娠

学习重点难点

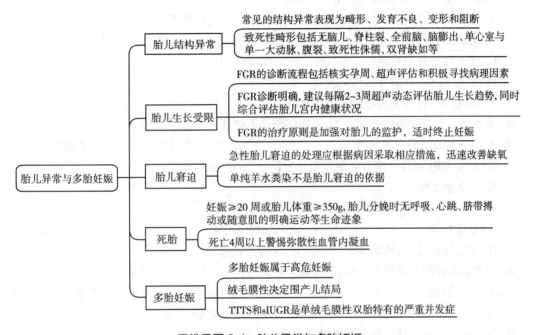

思维导图 9-1 胎儿异常与多胎妊娠

习题

一、选择题

【A1 型题】

1. 关于胎儿结构异常论述正确的是
   A. 结构异常的病因是遗传因素
   B. 结构异常均能通过超声影像得到诊断
   C. 结构异常均合并羊水过多
   D. 孕期需及时检查出致死性畸形并引产
   E. 羊水穿刺是诊断结构异常的主要手段

2. 以下可以判定为胎儿生长受限的是
   A. 体重或腹围低于同龄胎儿第 10 百分位
   B. 低出生体重儿
   C. 极低出生体重儿
   D. 系统超声提示腹围小于第 10 百分位
   E. 子痫前期孕妇 37 周, 胎儿 2 000g

3. 临床中胎儿生长受限最常见的病因是
   A. 臀先露
   B. 高龄初产

C. 妊娠期高血压疾病 D. 胎盘早剥

E. 宫内感染

4. 关于胎儿生长受限以下正确的是

A. 超声测量胎儿径线即可诊断

B. 确诊需要更精确的胎儿磁共振检查

C. 糖尿病容易导致巨大胎儿,不会出现胎儿生长受限

D. 终止妊娠孕周不宜超过 39 周

E. 应行剖宫产终止妊娠

5. 诊断为胎儿生长受限继续妊娠的指征有

A. 孕妇妊娠合并症、并发症在妊娠期控制良好,未超过预产期

B. 有胎儿宫内缺氧表现,电子胎心监护反应差

C. 在治疗过程中发现妊娠合并症、并发症病情加重

D. 胎儿 31 周,静脉导管血流异常

E. 胎儿 35 周,脐动脉舒张末期血流消失

6. 关于胎儿生长受限的孕期监护,下面哪项是**不必要**的

A. 2~3 周动态评估胎儿生长 B. 脐动脉、大脑中动脉等多普勒监测

C. 胎儿 MRI 每月一次准确测量胎儿生长 D. 生物物理评分

E. 羊水量监测

7. 下列与巨大胎儿**不相关**的因素是

A. 过期妊娠 B. 孕妇患 GDM C. 饮酒和吸烟

D. 孕妇饮食过多,活动少 E. 父母身材高大

8. 巨大胎儿经阴道分娩,下列最**不可能**出现的是

A. 产后出血 B. 新生儿锁骨骨折 C. 新生儿颅内出血

D. 新生儿臂丛神经损伤 E. 新生儿肝脏破裂

9. 胎儿在子宫内急性缺氧初期表现为胎动

A. 减弱 B. 增强 C. 次数减少 D. 频繁 E. 消失

10. 提示可能存在胎儿窘迫的是

A. 胎动时伴胎心加速 B. 胎儿生物物理评分 5 分

C. 胎动 10 次/2 小时 D. 宫缩后胎心率 90 次/分

E. 产时电子胎心监护示早期减速

11. 关于胎儿窘迫,下列描述正确的是

A. 宫缩时胎心率为 108 次/分

B. 臀位临产后羊水有胎粪

C. 多次出现晚期减速

D. 20 分钟内胎动 3 次,每次胎动加速 15~20 次/分,持续 20 秒

E. 胎儿脐动脉血气 pH 为 7.25

12. 下列哪项是导致慢性胎儿窘迫的原因

A. 脐带受压 B. 胎盘早剥

C. 孕妇休克 D. 胎盘功能不全

E. 宫缩过强或持续时间过长

13. 评价胎儿宫内情况最简便的方法是

    A. 电子胎心监护
    B. 羊膜镜检查

    C. 胎动计数
    D. 胎儿影像学监测

    E. 缩宫素激惹试验

14. 足月妊娠时胎心率正常值应是每分钟

    A. 90~130 次
    B. 100~140 次

    C. 110~160 次
    D. 120~150 次

    E. 130~170 次

15. 关于死胎正确的是

    A. 胚胎死于子宫内

    B. 胎儿死亡后立即释放促凝血物质入血

    C. 胎儿分娩过程中死亡称死产,也是死胎的一种

    D. 孕妇自觉胎动停止,子宫停止生长即可诊断死胎

    E. 胎儿死亡不久,B 型超声即可见到颅板塌陷,颅骨重叠,呈袋状变形

16. 关于双卵双胎的特点正确的是

    A. 胎儿死亡率高于单卵双胎

    B. 两个胎儿体重悬殊

    C. 有发生双胎输血综合征的可能

    D. 发生率低于单卵双胎

    E. 两胎囊间的中隔由两层羊膜和两层绒毛膜组成

17. 与双胎妊娠无显著关系的是

    A. 促排卵治疗
    B. 缺铁性贫血

    C. 产后出血
    D. 早产

    E. 羊水粪染

18. 下列与双胎妊娠**无关**的是

    A. 胎膜早破
    B. 早产
    C. 胎位异常

    D. 胎盘早剥
    E. 子宫破裂

19. 双胎妊娠与下述妊娠并发症无直接关系的是

    A. 羊水过多
    B. 胎盘早剥
    C. 胎膜早破

    D. 贫血
    E. 羊水栓塞

20. 关于双胎,以下说法正确的是

    A. 双绒毛膜双羊膜囊双胎都是双卵双胎

    B. 双绒毛膜双羊膜囊双胎性别不同

    C. 单绒毛膜单羊膜囊双胎不一定是单卵双胎

    D. 单绒毛膜单羊膜囊双胎性别相同

    E. 双绒毛膜双羊膜囊双胎会发生双胎输血综合征

21. 关于双胎输血综合征,下列正确的是

    A. 是单绒毛膜双胎的并发症
    B. 是双卵双胎的并发症

    C. 发病率占到单卵双胎的 30%
    D. 两胎儿之间一定有血红蛋白相差

    E. 两胎儿之间一定有体重相差

22. 下列为双胎输血综合征必要条件的是
    A. 双绒毛膜双胎　　　　　　　　　B. 单绒毛膜双胎
    C. 两胎儿出现脐血流异常　　　　　D. 两胎儿之间一定有血红蛋白相差
    E. 两胎儿之间一定有体重相差

23. NT 检测的孕周是
    A. 14~20 周　　　　　　B. 11~13^{+6} 周　　　　　　C. 10~13^{+6} 周
    D. 8~11^{+6} 周　　　　　E. 5~8 周

24. 单绒毛膜双羊膜囊双胎分娩孕周通常不超过
    A. 38 周　　　　　　　B. 39 周　　　　　　　C. 40 周
    D. 37 周　　　　　　　E. 36 周

25. 单绒毛膜单羊膜囊双胎孕期最容易发生
    A. 双胎输血综合征　　　B. 双胎生长不一致　　　C. 胎儿畸形
    D. 脐带缠绕　　　　　　E. 胎膜早破

26. 对于双胎输血综合征治疗目前最佳的手段为
    A. 羊水减量术　　　　　　B. 期待妊娠　　　　　　C. 减胎术
    D. 胎儿镜下激光电凝术　　E. 剖腹取胎术

27. 对于 sIUGR,下列描述最正确的是
    A. 仅发生在单绒毛膜双胎
    B. 仅发生在双绒毛膜双胎
    C. 仅发生在单羊膜囊双胎
    D. 既可以发生在单绒毛膜双胎,亦可以发生在双绒毛膜双胎
    E. 其诊断依据为两胎儿体重相差超过 25%

28. 对于双胎的非整倍体筛查(唐氏综合征筛查),目前最好的手段是
    A. 孕 11 周行绒毛穿刺　　　　　　B. 孕 18 周行羊水穿刺
    C. NT 联合孕 11~13^{+6} 周血清学筛查　　D. NT 联合孕 14~20 周血清学筛查
    E. NT 联合胎儿游离 DNA 筛查

29. 单卵双胎的受精卵分裂极少发生在
    A. 桑葚期　　　　　　　　　　　　B. 晚期胚泡
    C. 原始胚盘形成后　　　　　　　　D. 羊膜囊形成后
    E. 受精卵着床时

30. 关于超声诊断双胎类型,下列说法正确的是
    A. 孕 6~10 周超声发现宫腔内仅有一个孕囊,则为单绒毛膜单羊膜囊双胎
    B. 孕 11~13 周超声观察胎膜与胎盘插入点呈"λ"征,则为单绒毛膜单羊膜囊双胎
    C. 孕 11~13 周超声观察胎膜与胎盘插入点呈"T"征,则为单绒毛膜单羊膜囊双胎
    D. 孕期超声发现仅有一个胎盘,则诊断为单绒毛膜双胎
    E. 中孕期发现胎儿性别相同,则为单绒毛膜双羊膜囊双胎

31. 关于双胎妊娠错误的是
    A. 容易并发妊娠期高血压疾病　　　B. 容易发生前置胎盘
    C. 容易发生胎盘早剥　　　　　　　D. 容易发生产后出血
    E. 容易发生过期妊娠

32. 双胎妊娠时第一胎儿娩出后**错误**的措施是
    A. 采取措施尽快娩出第二胎儿
    B. 应立即行阴道检查,查明第二胎儿胎位
    C. 定时听取胎心率
    D. 保持纵产式,固定胎儿位置
    E. 应立即断脐,防止第二胎儿失血

【A2 型题】

33. 35 岁孕妇,停经 22 周尚未出现胎动,化验 AFP 呈高值,尿 E_3 呈低值。B 型超声探查见不到圆形颅骨光环,头端有不规则"瘤结"。本例最可能的诊断是
    A. 无脑儿
    B. 脑积水
    C. 脊柱裂
    D. 脑膨出
    E. 脑脊膜膨出

34. 初孕妇,平素月经规则,现停经 33 周,近 3 周体重无明显增加,B 型超声提示胎儿估计体重约为 30 周,羊水指数为 43mm,脐血流 S/D 增高。本例的处理方案是
    A. 立即终止妊娠
    B. 待其足月后立即终止妊娠
    C. 待其自然分娩
    D. 待其 34 周立即终止妊娠
    E. 积极促胎肺成熟后终止妊娠

35. 初产妇,29 岁,月经周期 35~40 日,13 周时超声提示 CRL 4.6cm,NT 2mm。24 周超声提示胎儿相当于 22 周大小,左心室可见 3mm 强回声光点,下一步处理恰当的是
    A. 羊水穿刺,核型分析
    B. 脐静脉穿刺,核型分析
    C. 羊水穿刺,查巨细胞、风疹病毒
    D. 4 周后复诊,检查 B 型超声
    E. 予以氨基酸、脂肪乳加强营养后复查

36. 初产妇,妊娠 39 周,规律宫缩 8 小时,宫口开 8cm,头先露,平棘,胎膜未破,宫缩持续 30 秒,间隔 3 分钟,CST 阴性。B 型超声提示胎儿双顶径为 9.3cm。1 小时后胎膜自破羊水为稠厚粪染,宫口开 9cm,先露 S+1。最合适的处理是
    A. 严密观察产程,可继续阴道试产
    B. 立即剖宫产
    C. 立即小剂量滴注缩宫素
    D. 立即实施胎头吸引术助产
    E. 产钳助产尽快分娩胎儿

37. 25 岁,初产妇,妊娠 38 周,自然破膜 25 小时,缩宫素静脉滴注加强宫缩中,宫缩间隔 1 分钟,持续 50 秒,宫口 3cm,胎心率 110 次/分,电子胎心监护见晚期减速出现。应首选的处理为
    A. 急查尿雌激素/肌酐
    B. 吸氧,严密观察产程进展
    C. 立即静脉注射 25% 葡萄糖
    D. 立即停止缩宫素静脉滴注
    E. 立即行剖宫产术

38. 产时胎儿窘迫的诊断依据是
    A. 破膜后羊水质稀,淡黄色
    B. 胎动减弱
    C. 电子胎心监护见到变异减速
    D. 宫缩高峰时胎心率 110 次/分
    E. 频发晚期减速

39. 初产妇,平素月经规则,诊断为"妊娠期糖尿病",现停经 28 周。停经 20 周开始自觉胎动,但近 3 周自觉胎动消失,行 B 型超声检查发现"宫内死胎,胎儿大小相当于 24 周"。该患者引产前必须特别注意
    A. 监测血糖
    B. 检查肾功能
    C. 检查心功能
    D. 做相关凝血功能检查
    E. 检查肝功能

40. 25岁初产妇,双胎妊娠,第一胎儿为单臀先露,娩出的新生儿2 600g,Apgar评分8分。阴道检查发现第二胎儿为肩先露,破膜后上肢脱出,胎心率144次/分,有力规律。本例恰当的紧急处理应是

    A. 给予子宫收缩剂　　　　　　　　B. 行内转胎术,失败后立即剖宫产
    C. 行外转胎术,失败后立即剖宫产　　D. 立即行剖宫产术
    E. 脱出的上肢送回宫腔

41. 32岁初产妇,0-0-0-0,IVF-ET后受孕,移植两个胚胎,均存活,现为双胎妊娠,现23周,行系统超声检查提示一胎儿(F1)正常,另一胎儿(F2)无脑儿合并羊水过多。以下处理正确的是

    A. 期待妊娠至自然分娩　　　　　　B. 胎儿镜下激光凝固术
    C. 建议孕妇选择引产终止妊娠　　　D. KCl减胎术
    E. 射频消融减胎术

42. 初产妇,30岁,39周妊娠,双胎。产程进展顺利,第一个胎儿娩出后,突然出现持续性腹痛,子宫体板状硬,第二个胎儿胎心消失。考虑发生

    A. 胎盘早剥　　　　B. 脐带脱垂　　　　C. 子宫破裂
    D. 羊水栓塞　　　　E. 先兆子宫破裂

【A3/A4型题】

(43~45题共用题干)

孕妇,33岁,G_2P_0,初诊时血清学检测提示神经管缺陷高危,21-三体低风险。

43. 该孕妇在18~22周时需要做的检查是

    A. 羊水染色体检查　　B. 尿E_3检测　　C. 羊水AFP检查
    D. B型超声检查　　　E. 终止妊娠

44. B型超声提示无脑儿,羊水过多。处理原则是

    A. 继续妊娠　　　　B. 加强母儿监护　　C. 羊水减量术
    D. 行MRI确诊　　　E. 引产终止妊娠

45. 在分娩过程中,胎肩娩出困难,以下处理不正确的是

    A. 耐心等待　　　　B. 毁胎术　　　　C. 穿颅术
    D. 剖宫产　　　　　E. 等待软产道充分扩张

(46~48题共用题干)

40岁,经产妇,G_3P_2,2次阴道分娩史,均健康。现停经22周,胎心率140次/分,超声提示羊水中可见肠管样回声。

46. 本例最可能的诊断是

    A. 胎儿生长受限　　B. 无脑儿　　　　C. 腹壁裂
    D. 脊柱裂　　　　　E. 脑膨出

47. 下一步最重要的检查是

    A. 超声动态监测变化　　B. 羊水AFP　　　C. 羊水穿刺核型分析
    D. 胎儿镜检查确诊　　　E. 胎儿磁共振影像

48. 检查发现胎儿系非整倍体,则下一步建议

    A. 多学科会诊,出生后腹壁修补　　B. 基因治疗
    C. 引产　　　　　　　　　　　　　D. 检查之前两个孩子染色体
    E. 检查TORCH感染

（49~51 题共用题干）

25 岁初产妇,妊娠 38 周,规律宫缩 12 小时,宫缩间隔 4 分钟,持续 40 秒,宫口 3cm,胎心率基线 119 次/分。此时胎膜自破,为黄色质稀,判断为羊水胎粪污染Ⅰ度。

49. 需再做进一步的处理是

    A. 立即剖宫产　　　　　　　　B. 立即产钳助产　　　　　　　　C. 改变体位

    D. 电子胎心监护　　　　　　　E. 自数胎动

50. 以下可诊断为胎儿窘迫可能的是

    A. 电子胎心监护见频繁晚期减速　　　　B. 电子胎心监护见频繁早期减速

    C. 电子胎心监护偶见变异减速　　　　　D. 胎动频繁

    E. 胎动减弱

51. 电子胎心监护显示频繁晚期减速,宫口 4cm,先露 S+1,接下来的处理是

    A. 继续严密观察　　　　　　　B. 胎头吸引术助产

    C. 产钳助产　　　　　　　　　D. 立即剖宫产

    E. 静脉滴注缩宫素,促进产程进展

（52~55 题共用题干）

25 岁初产妇,妊娠 28 周,但是下腹膨隆不明显,宫底高度在脐耻之间,尚未自觉有胎动。否认腹痛病史,否认阴道流血史。

52. 本例首先考虑的诊断为

    A. 死胎　　　　　　　　　　　B. 胎儿窘迫

    C. 胎儿生长受限　　　　　　　D. 胎儿畸形

    E. 羊水过少

53. 若要明确诊断,进一步的检查项目为

    A. 羊水穿刺检查　　　　　　　B. B 型超声检查

    C. 尿 E_3 检查　　　　　　　　D. 羊膜镜检

    E. 胎儿纤维连结蛋白检查

54. 若超声已确诊,进一步的处理为

    A. 立即剖宫产　　　　　　　　B. 住院严密观察,等待自然分娩

    C. 行毁胎术　　　　　　　　　D. 胎儿头皮牵引术

    E. 立即引产

55. 和一般患者相比,该患者在采取进一步处理措施之前,需要特别关注的检查是

    A. 血常规　　　　　　　　　　B. 凝血指标

    C. 肝功能　　　　　　　　　　D. 肾功能

    E. TORCH

（56~59 题共用题干）

32 岁初产妇,孕 7 周时超声提示“双胎妊娠”,孕 19 周外院诊断羊水过多由乡镇医院转入。查体:子宫张力高,宫底达 36cm,孕妇不能平卧,两胎儿胎心好。

56. 为了明确诊断,首先需要进行的是

    A. 绒毛膜性确定　　　　　　　B. 宫颈长度测定

    C. 电子胎心监护,了解胎儿是否缺氧　　　D. 超声检查了解是否羊水过多

    E. 超声检查排除胎儿畸形

57. 如果早孕期超声提示单绒毛膜双羊膜囊双胎,该病例最可能诊断为

    A. 胎儿畸形　　　　　　　　　　　　B. 双胎输血综合征

    C. 选择性生长受限　　　　　　　　　D. 单绒毛膜单羊膜囊双胎

    E. 镜像综合征

58. 以下超声指标支持诊断最有价值的是

    A. 两个胎儿体重相差较大

    B. 其中一个胎儿脐血流出现异常

    C. 一胎儿羊水过多,另一胎儿羊水过少,呈"贴附儿"

    D. 两胎儿之间未见羊膜分隔

    E. 一胎儿出现严重水肿(胸腹腔积液)

59. 该病例最后确诊为双胎输血综合征,超声提示一胎儿出现水肿,下列分期最为正确的是

    A. Ⅰ期　　　　　　　　　B. Ⅱ期　　　　　　　　　C. Ⅲ期

    D. Ⅳ期　　　　　　　　　E. Ⅴ期

【B1 型题】

(60~61 题共用备选答案)

    A. 羊水过少　　　　　　　　　　　　B. 羊水中甲胎蛋白高

    C. 孕妇尿 E_3 呈高值　　　　　　　　D. 足月妊娠应行剖宫产

    E. B 型超声诊断很困难

60. 肾脏缺如可表现为

61. 脊柱裂可表现为

(62~65 题共用备选答案)

    A. 双卵双胎　　　　　　　　　　　　B. 双绒毛膜双羊膜囊单卵双胎

    C. 单绒毛膜双羊膜囊单卵双胎　　　　D. 单羊膜囊单卵双胎

    E. 联体双胎

62. 双胎妊娠在桑椹期分裂形成应是

63. 双胎妊娠在羊膜囊形成后分裂形成应是

64. 双胎妊娠在原始胚盘形成后分裂形成应是

65. 双胎妊娠在晚期胚泡期分裂形成应是

(66~69 题共用备选答案)

    A. 双卵双胎　　　　　　　　　　　　B. 单卵双胎

    C. 双绒毛膜双羊膜囊双胎　　　　　　D. 单绒毛膜双羊膜囊双胎

    E. 单羊膜囊单卵双胎

66. 最容易发生脐带缠绕的双胎是

67. 最容易发生双胎输血综合征的双胎是

68. 最容易发生选择性生长受限的双胎是

69. 分娩孕周不宜超过 34 周的双胎是

二、简答题

1. 无脑儿的诊断依据有哪些?

2. 确诊为无脑儿时,其处理原则有哪些?

3. 脊柱裂的分类有哪些?

4. 如何预防胎儿生长受限?

5. 诊断为胎儿生长受限,终止妊娠的指征有哪些?

6. 巨大胎儿的高危因素有哪些?

7. 巨大胎儿对母体的影响有哪些?

8. 简述急性胎儿窘迫的常见因素有哪些。

9. 简述慢性胎儿窘迫的病因有哪些。

10. 简述急性胎儿窘迫的处理有哪些。

11. 简述慢性胎儿窘迫的处理有哪些。

12. 死胎的病因有哪些?

13. 确诊为死胎的依据有哪些?

14. 简述死胎的处理原则是什么。

15. 什么是多胎妊娠? 为什么所有的多胎妊娠都是高危妊娠?

16. 何谓双卵双胎? 有何特征?

17. 何谓单卵双胎? 有何特征?

18. 双胎妊娠孕妇于妊娠期间有哪些并发症?

19. 简述双胎妊娠孕妇的分娩时机是什么。

20. 双胎妊娠孕妇的产前筛查如何做?

21. 简述双胎妊娠胎头交锁和胎头嵌顿是什么。

22. 简述双胎妊娠孕妇阴道分娩第一胎娩出后的处理要点是什么。

23. 双胎输血综合征分期是什么? 双胎输血综合征怎么治疗?

24. 怎样鉴别双胎的绒毛膜性? 为什么要鉴别绒毛膜性?

25. 简述选择性胎儿生长受限的诊断和分型是什么。

26. 何谓双胎贫血-多血质序列征? 有何特征?

参考答案

一、选择题
【A1 型题】

1. D	2. E	3. C	4. D	5. A	6. C	7. C	8. E	9. D	10. D
11. C	12. D	13. C	14. C	15. C	16. E	17. E	18. E	19. E	20. D
21. A	22. B	23. C	24. D	25. D	26. D	27. A	28. E	29. C	30. C
31. E	32. A								

【A2 型题】

33. A	34. E	35. D	36. A	37. C	38. E	39. D	40. B	41. D	42. A

【A3/A4 型题】

43. D	44. E	45. D	46. C	47. C	48. C	49. D	50. A	51. D	52. A
53. B	54. E	55. B	56. A	57. B	58. C	59. D			

【B1 型题】

60. A	61. B	62. B	63. D	64. E	65. C	66. E	67. D	68. D	69. E

二、简答题

1. 无脑儿的诊断依据有哪些?

答:无脑儿的诊断依据有:①腹部检查觉胎头较小,肛查或阴道检查扪及凹凸不平的颅底部;②B 型超声于孕 14 周后不见圆形颅骨光环,头端有不规则"瘤结";③羊水中甲胎蛋白值呈高值。

2. 确诊为无脑儿时,其处理原则有哪些?

答:无脑儿的处理原则为一经确诊应引产,分娩多无困难。若因伴有脑脊膜膨出造成分娩困难,可行毁胎术或穿刺脑膨出部位放出内容物结束分娩。

3. 脊柱裂的分类有哪些?

答:脊柱裂有 3 种:①脊椎管缺损,多位于腰骶部,外面有皮肤覆盖,称为隐性脊柱裂,脊髓和脊神经多正常,无神经系统症状;②两个脊椎骨缺损,脊膜可从椎间孔突出,表面可见皮肤包着的囊,囊大时可含脊膜、脊髓及神经,称为脊髓脊膜膨出,多有神经系统症状;③形成脊髓部分的神经管缺失,停留在神经褶和神经沟阶段,称为脊髓裂,同时合并脊柱裂。

4. 如何预防胎儿生长受限?

答:对于既往有 FGR 和子痫前期病史的孕妇,建议从孕 $11\sim13^{+6}$ 周开始应用低剂量阿司匹林直至孕 36 周,可能降低再次发生 FGR 的风险。因母体因素引起的 FGR,应积极治疗原发病,如戒除烟酒等,使 FGR 风险降到最低。对于子痫前期高危孕妇,预防性口服阿司匹林,除可预防子痫前期外,也可以预防 FGR。

5. 诊断为胎儿生长受限,终止妊娠的指征有哪些?

答:必须综合考虑 FGR 的病因、监测指标异常情况、孕周和新生儿重症监护的技术水平。FGR 出现单次胎儿多普勒血流异常不宜立即终止妊娠,应严密随访。①若出现脐动脉舒张末期血流消失,可期待至≥34 周终止妊娠;②出现脐动脉舒张末期血流倒置,则考虑期待至≥32 周终止妊娠。③若 32 周前出现脐动脉舒张末期血流缺失或倒置,合并静脉导管血流异常,综合考虑孕周、新生儿重症监护水平,完成促胎肺成熟后,可考虑终止妊娠。④孕周未达 32 周者,应使用硫酸镁保护胎儿神经系统。若孕周未达 35 周者,应促胎肺成熟后再终止妊娠,如果新生儿重症监护技术水平不足,应鼓励宫内转运。

6. 巨大胎儿的高危因素有哪些?

答:巨大胎儿的高危因素包括:①孕妇肥胖;②妊娠期高血糖,尤其是 2 型糖尿病;③过期妊娠;④经产妇;⑤父母身材高大;⑥高龄产妇;⑦有巨大胎儿分娩史;⑧种族、民族因素。

7. 巨大胎儿对母体的影响有哪些?

答:①头盆不称发生率上升,增加剖宫产率;②经阴道分娩主要危险是肩难产,其发生率与胎儿体重成正比。③肩难产处理不当可发生严重的阴道损伤、会阴裂伤甚至子宫破裂;④子宫过度扩张,易发生子宫收缩乏力、产程延长,易导致产后出血。⑤胎先露长时间压迫产道,容易发生尿瘘或粪瘘。

8. 简述急性胎儿窘迫的常见因素有哪些。

答:急性胎儿窘迫系因母胎间血氧运输及交换障碍或脐带血液循环障碍所致。常见因素有:①前置胎盘、胎盘早剥;②脐带异常,如脐带绕颈、脐带真结、脐带扭转、脐带脱垂、脐带血肿、脐带过长或过短、脐带附着于胎膜等;③母体严重血液循环障碍致胎盘灌注急剧减少,如各种原因导致休克等;④药物因素,缩宫素使用不当,造成过强及不协调宫缩,或孕妇应用麻醉药及镇静剂过量,抑制呼吸。

9. 简述慢性胎儿窘迫的病因有哪些。

答:慢性胎儿窘迫的病因包括:①母体血液含氧量不足,如合并先天性心脏病或伴心功能不全、肺部感染、慢性肺功能不全、哮喘反复发作及重度贫血等;②子宫胎盘血管硬化、狭窄、梗死,使绒毛间隙血液灌注不足,如妊娠期高血压疾病、慢性肾炎、糖尿病、过期妊娠等;③胎儿运输及利用氧能力下降,如胎儿严重的心血管疾病、呼吸系统疾病,严重胎儿结构异常,胎儿贫血,胎儿宫内感染,颅内出血及颅脑损伤等。

10. 简述急性胎儿窘迫的处理有哪些。

答:急性胎儿窘迫的处理:①一般处理:左侧卧位,吸氧,停用缩宫素,阴道检查除外脐带脱垂并评估产程进展。纠正脱水、酸中毒、低血压及电解质紊乱。对于可疑胎儿窘迫者行连续电子胎心监护。②病因治疗:若为不协调性子宫收缩过强,或因缩宫素使用不当引起宫缩过频过强,应给予单次静脉或皮下注射特布他林,也可给予硫酸镁或其他β受体激动剂抑制宫缩。若为羊水过少,有脐带受压征象,可经腹羊膜腔输液。③尽快终止妊娠:如无法即刻阴道自然分娩,且有进行性胎儿缺氧和酸中毒的证据,一般干预后无法纠正者,均应尽快手术终止妊娠。

11. 简述慢性胎儿窘迫的处理有哪些。

答:慢性胎儿窘迫的处理:①一般处理:主诉胎动减少者,应进行全面检查以评估母儿状况,包括 NST 和/或胎儿生物物理评分;侧卧位;低流量吸氧;积极治疗妊娠合并症及并发症;加强胎儿监护,注意胎动变化。②期待疗法:孕周小,估计胎儿娩出后存活可能性小,尽量保守治疗延长胎龄,同时促胎肺成熟,争取胎儿成熟后终止妊娠。应向患者说明,期待过程中胎儿可能随时胎死宫内。③终止妊娠:妊娠近足月或胎儿已成熟,胎动减少,电子胎心监护异常、胎儿生物物理评分≤4分者,建议剖宫产术终止妊娠。

12. 死胎的病因有哪些?

答:死胎的病因有:①胎盘及脐带因素:如前置胎盘、胎盘早剥、血管前置、急性绒毛膜羊膜炎、脐带帆状附着、脐带打结、脐带脱垂、脐带绕颈缠体等,胎盘大量出血或脐带异常,导致胎儿缺氧。②胎儿因素:如胎儿严重畸形、胎儿生长受限、双胎输血综合征、胎儿感染、严重遗传性疾病、母儿血型不合等。③孕妇因素:严重的妊娠合并症、并发症,如妊娠期高血压疾病、抗磷脂抗体综合征、糖尿病、心血管疾病、各种原因引起的休克等;子宫局部因素,如子宫张力过大或收缩力过强、子宫畸形、子宫破裂等致局部缺血而影响胎盘、胎儿。

13. 确诊为死胎的依据有哪些?

答:确诊为死胎的依据有:孕妇自觉胎动停止,子宫停止增长,检查时听不到胎心;经 B 型超声检查无胎动、无胎心搏动是诊断死胎的可靠依据;若胎儿死亡时间过久,可见胎头颅板塌陷、颅骨重叠,使胎头呈袋状变形。

14. 简述死胎的处理原则是什么。

答:死胎一经确诊,首先应该详尽完善病史,包括家族史、既往史、本次妊娠情况,积极寻找原因并尽早引产。建议对胎盘、脐带、胎膜进行大体和组织病理检查,并对死胎进行遗传学检测,尽可能寻找死胎原因。做好产后咨询和心理支持。单胎胎儿死亡4周尚未排出者,应行凝血功能检查,异常者给予治疗使纤维蛋白原和血小板恢复到有效止血水平,然后再引产。

15. 什么是多胎妊娠? 为什么所有的多胎妊娠都是高危妊娠?

答:一次妊娠宫腔内同时有两个或两个以上胎儿时称为多胎妊娠,以双胎妊娠多见。多胎妊娠易引起妊娠期高血压疾病、妊娠期肝内胆汁淤积症、贫血、胎膜早破及早产、产后出血、胎儿发育异常等并发症。单绒毛膜性双胎还可能合并双胎输血综合征、选择性胎儿生长受限等特殊并发症,因此多胎妊娠属高危妊娠范畴。

16. 何谓双卵双胎?有何特征?

答:两个卵子分别受精形成的双胎妊娠,称双卵双胎。约占双胎妊娠的70%。两个受精卵在子宫内不同部位着床,各有独立的胎盘和胎囊,有时紧靠在一起甚至相连,但两者间血液循环并不相通。双卵双胎的两个胎儿基因不全相同,胎儿性别和血型可能相同也可能不同,但容貌同一般的兄弟姐妹相似。

17. 何谓单卵双胎?有何特征?

答:由一个受精卵分裂形成的双胎妊娠称单卵双胎。按受精复制时间不同分为发生在桑椹期、晚期胚泡期和羊膜囊已形成3种类型。单卵双胎的两个胎儿基因相同,胎儿性别和血型相同,容貌极相似。单卵双胎中的单绒毛膜双胎的胎盘常有血液循环相通,动静脉间吻合存在血压差,可能引起双胎输血综合征,使受血胎儿接受供血胎儿的大量血液。受血胎儿血量增多,心脏肥大,由于多尿致羊水过多,使供血胎儿出现体重轻、贫血、脱水及羊水量少,可因营养缺乏而死亡。受血胎儿出生后常死于先天性心力衰竭。

18. 双胎妊娠孕妇于妊娠期间有哪些并发症?

答:双胎妊娠孕妇于孕早期的早孕反应较重;子宫增大明显,至孕晚期常出现呼吸困难、下肢水肿和静脉曲张等压迫症状;因孕育两个胎儿需铁量多,易发生缺铁性贫血;容易并发妊娠期高血压疾病、妊娠期肝内胆汁淤积症、羊水过多、前置胎盘、胎膜早破、胎盘早剥、流产、早产等。

19. 简述双胎妊娠孕妇的分娩时机是什么。

答:无并发症及合并症的双绒毛膜双胎可期待至妊娠38周时再考虑分娩,最晚不应超过妊娠39周。无并发症及合并症的单绒毛膜双羊膜囊双胎可以在严密监测下至妊娠35~37周分娩。单绒毛膜单羊膜囊双胎的分娩孕周为32~34周。复杂性双胎如双胎输血综合征(TTTS)、选择性胎儿生长受限(sIUGR)及双胎贫血-多血质序列征(TAPS)需要结合每个孕妇及胎儿的具体情况制订个体化的分娩方案。

20. 双胎妊娠孕妇的产前筛查如何做?

答:双胎产前筛查策略不同于单胎:①由于较高的假阳性率,不推荐单独使用传统的早孕期或中孕期血清学筛查方案。②超声测量胎儿颈项透明层厚度,结合母亲年龄或联合早孕期血清学筛查可用于评估胎儿发生唐氏综合征的风险。③采用母体血浆中胎儿游离DNA筛查双胎唐氏综合征具有较高的灵敏度和特异度,筛查效能与单胎妊娠近似。

21. 简述双胎妊娠胎头交锁和胎头嵌顿是什么。

答:胎头交锁多发生在第一胎儿为臀先露、第二胎儿为头先露者,分娩时第一胎儿头部尚未娩出,而第二胎儿头部已入盆,两个胎头颈部交锁,造成难产。胎头嵌顿是两个胎儿均为头先露,同时入盆,引起胎头嵌顿难产。

22. 简述双胎妊娠孕妇阴道分娩第一胎娩出后的处理要点是什么。

答:第一胎儿娩出后,胎盘侧脐带必须立即夹紧,以防第二胎儿失血。助手应在腹部固定第二胎儿为纵产式,并密切观察胎心、宫缩及阴道流血情况,及时阴道检查了解胎位及排除脐带脱垂,及早发现胎盘早剥。若无异常,等待自然分娩,通常在20分钟左右第二个胎儿娩出,若等待15分钟仍无宫缩,可行人工破膜并静脉滴注缩宫素,促进子宫收缩。无论阴道分娩还是剖宫产,均需积极防治产后出血。

23. 双胎输血综合征分期是什么?双胎输血综合征怎么治疗?

答:根据Quintero分期,双胎输血综合征(TTTS)可分为5期。Ⅰ期:仅羊水量异常。Ⅱ期:

超声不能显示供血儿膀胱。Ⅲ期:出现脐动脉、静脉导管、脐静脉多普勒血流的异常。Ⅳ期:任何一胎水肿或腹腔积液。Ⅴ期:任何一胎死亡。双胎输血综合征如果不经治疗,胎儿的死亡率高达90%。对于 Quintero 分期Ⅱ~Ⅳ期及部分Ⅰ期的孕 16~26 周的 TTTS,应首选胎儿镜激光术治疗。对于较晚发现的双胎输血综合合并羊水过多,可采取快速羊水减量术。

24. 怎样鉴别双胎的绒毛膜性? 为什么要鉴别绒毛膜性?

答:在妊娠 6~10 周,可通过宫腔内孕囊数目进行绒毛膜性判断,如宫腔内有两个孕囊,为双绒毛膜双胎,如仅见一个孕囊,则单绒毛膜性双胎可能性较大。妊娠 11~13 周,可以通过判断胎膜与胎盘插入点呈"双胎峰"或者"T"字征来判断双胎的绒毛膜性。前者为双绒毛膜性双胎,后者为单绒毛膜性双胎。妊娠早期之后,绒毛膜性的检测难度增加,此时可以通过胎儿性别、两个羊膜囊间隔厚度、胎盘是否独立做综合判断。由于单绒毛膜性双胎特有的双胎并发症较多,如 TTTS 及 sIUGR 仅发生在单绒毛膜性双胎,因此在妊娠早期进行绒毛膜性判断非常重要。

25. 简述选择性胎儿生长受限的诊断和分型是什么。

答:选择性胎儿生长受限(sIUGR)是单绒毛膜性双胎特有的严重并发症。目前诊断主要是根据 sIUGR 胎儿估测体重位于该孕周第 10 百分位数以下,两胎儿估测体重相差 25% 以上,但诊断仍存在争议。其发病原因主要为胎盘分配不均,sIUGR 胎儿通常存在脐带边缘附着或帆状插入。sIUGR 可分为 3 型:Ⅰ型为小胎儿脐血流正常;Ⅱ型为小胎儿出现脐动脉舒张期血流缺失或倒置;Ⅲ型为小胎儿出现间歇性脐动脉舒张期改变。

26. 何谓双胎贫血-多血质序列征? 有何特征?

答:双胎贫血-多血质序列征(TAPS)为单绒毛膜双羊膜囊双胎的一种慢性的胎-胎输血,两胎儿出现严重的血红蛋白差异,但和 TTTS 不同,并不存在双胎羊水过少-过多序列征(TOPS)。对 TAPS 的诊断主要通过大脑中动脉收缩期峰值流速(MCA-PSV)的检测,多血质儿 MCA-PSV<1.0 中位数倍数(MoM),贫血儿 PSV>1.5MoM。

(周　玮)

第十章 | 胎儿附属物异常

学习重点难点

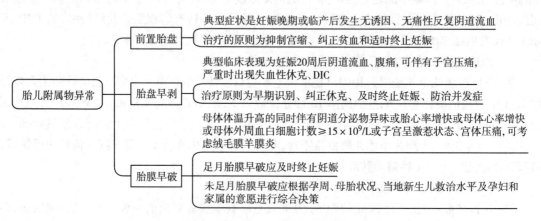

思维导图 10-1 胎儿附属物异常

习题

一、选择题

【A1 型题】

1. 前置胎盘指胎盘部分或全部附着于
   A. 子宫体的前壁   B. 子宫下段或子宫颈内口处   C. 子宫体侧壁
   D. 子宫体后壁   E. 子宫底部

2. 前置胎盘出现阴道流血正确的是
   A. 常伴有下腹部疼痛   B. 阴道流血量与贫血程度成比例
   C. 阴道流血前常存在诱因   D. 低置胎盘出血频繁,量较多
   E. 宫缩时阴道流血停止

3. 下列**不符合**前置胎盘表现的是
   A. 胎先露下降受阻   B. 无痛性阴道流血
   C. 子宫张力高、胎心音不易闻及   D. 耻骨联合上方可闻及胎盘血流音
   E. 宫底高度与孕周相符

4. 与前置胎盘患者在孕期腹部触诊、听诊相符的是
   A. 阵发性子宫收缩、胎心音良好   B. 无子宫收缩、胎先露高浮、胎心音好
   C. 子宫持续性收缩、胎位不清、胎心音好   D. 阵发性子宫收缩、宫底升高、胎心音消失
   E. 无子宫收缩,胎位不清、胎心音消失

5. 与发生前置胎盘关系最小的病因是
   A. 辅助生殖助孕　　　　　　B. 多胎妊娠　　　　　　C. 曾患产褥感染
   D. 多次行人工流产术　　　　E. 患妊娠期高血压疾病

6. 前置胎盘的正确处理是
   A. 有阴道流血即终止妊娠
   B. 直肠指检了解宫口开大情况以决定分娩方式
   C. 凡胎儿死亡均从阴道分娩
   D. 禁止阴道检查
   E. 大出血时,不需阴道检查,即行剖宫产

7. 关于前置胎盘腹部检查所见正确的是
   A. 子宫大于妊娠月份　　　　B. 子宫体硬如板状　　　　C. 胎位不易摸清
   D. 不易发生胎位异常　　　　E. 枕先露者头高浮

8. 下列与前置胎盘无关的是
   A. 产后出血　　　　　　　　B. 产褥感染　　　　　　C. 胎盘植入
   D. 子宫胎盘卒中　　　　　　E. 希恩综合征

9. 关于前置胎盘对母儿的影响正确的是
   A. 出血浸入子宫肌层,收缩力减弱,造成产后出血
   B. 子宫下段肌层菲薄,收缩力差,易致产后出血
   C. 前置胎盘易致羊水栓塞
   D. 前置胎盘发生阴道流血不会导致胎儿窘迫
   E. 前置胎盘患者反复阴道流血可致凝血功能障碍

10. 前置胎盘的积极保守治疗最主要的目的是
    A. 减少胎儿窘迫　　　　　　B. 延长孕周　　　　　　C. 减少阴道流血
    D. 降低剖宫产率　　　　　　E. 减少感染

11. 前置胎盘病例,可阴道试产分娩的是
    A. 前置胎盘、胎儿为头位　　　　　B. 低置胎盘、胎儿为头位
    C. 低置胎盘、胎儿为臀位　　　　　D. 低置胎盘、胎儿窘迫
    E. 低置胎盘伴大量阴道流血

12. 下列关于前置胎盘的处理错误的是
    A. 处理原则为抑制宫缩、纠正贫血、适时终止妊娠
    B. 依孕周、前置胎盘类型、出血多少、有无休克决定是否用期待疗法
    C. 根据胎次、胎位、胎儿是否存活综合分析决定处理
    D. B 型超声根据胎盘与宫口位置,可确诊前置胎盘类型
    E. 不论宫口开大与否,均禁忌行人工破膜

13. 前置胎盘的典型临床症状是
    A. 胎位异常　　　　　　　　B. 妊娠晚期无痛性阴道流血
    C. 腹痛　　　　　　　　　　D. B 型超声显示胎盘覆盖子宫内口
    E. 胎心/胎方位不清

14. 前置胎盘出现阴道流血正确的是
    A. 常发生在妊娠中期　　　　B. 常伴有下腹部疼痛

C. 阴道流血量与贫血程度不成比例　　　　D. 反复出血或一次出血量过多可使胎儿缺氧

E. 28 周出现阴道流血多为低置胎盘

15. 关于前置胎盘的处理**不恰当**的是

A. 剖宫产是处理前置胎盘的主要手段　　　B. 术前 B 型超声检查的重要目的是胎盘定位

C. 术前必须做阴道检查　　　　　　　　　D. 术前必须做好防治和抢救出血的准备

E. 子宫切口应避开胎盘附着部位

16. 关于前置胎盘的诊断**错误**的是

A. 阴道流血早晚、出血量与胎盘前置类型有关

B. 每次阴道流血都伴有肛门痛及宫缩

C. 腹部检查常为胎头高浮或臀位

D. 产后查胎盘边缘有凝血块,胎膜破口距胎盘<2cm

E. B 型超声胎盘定位可确诊

17. 关于前置胎盘时进行阴道检查的叙述**不正确**的是

A. 有备血、输血、输液的条件

B. 有即刻手术结束分娩的条件

C. 患者一般情况好,阴道无活动性出血时可行阴道检查

D. 发现子宫颈口已经扩张,估计短时间内能经阴道分娩,可行阴道检查

E. 检查时以一手示、中指轻轻行阴道穹隆部触诊

18. 与胎盘早剥**无关**的是

A. 产后出血　　　　　　　B. 急性肾衰竭　　　　　　　C. 胎盘植入

D. 子宫胎盘卒中　　　　　E. 羊水栓塞

19. 胎盘早剥发病可能与下列**无关**的是

A. 患重度子痫前期　　　　B. 脐带过短　　　　　　　　C. 腹部受撞击

D. 子宫静脉压突然降低　　E. 宫腔压力骤减

20. 胎盘早剥的主要病理变化是

A. 胎盘边缘血窦破裂　　　B. 胎盘血管痉挛　　　　　　C. 包蜕膜出血

D. 真蜕膜出血　　　　　　E. 底蜕膜出血

21. 关于胎盘早剥的病理变化**不正确**的是

A. 底蜕膜分离面大,形成胎盘后血肿,表现显性出血

B. 隐性剥离时无阴道流血表现

C. 底蜕膜出血,使胎盘从附着处分离

D. 发生子宫胎盘卒中时,子宫肌层收缩力减弱造成产后出血

E. 偶有出血穿透羊膜溢入羊水中成为血性羊水

22. 关于胎盘早剥的病理生理**错误**的是

A. 血管病变时底蜕膜小动脉痉挛,远端毛细血管缺血坏死破裂而出血引起早剥

B. 早剥处受损的胎盘绒毛与蜕膜释放大量纤维蛋白原入血,引发 DIC

C. 早剥持续时间越长,DIC 随之加剧

D. 积聚在胎盘宫壁间的血液可侵入肌层,引起子宫胎盘卒中

E. 促凝物质进入肾脏可发生急性肾衰竭

23. 胎盘早剥隐性出血较可靠的诊断依据是

A. 腹部超声检查提示血性暗区　　　　　　B. 腹部有疼痛

C. 宫体某一点或全部有压痛　　　　　　D. 破膜有血性羊水

E. 电子胎心监护异常

24. 以下哪项**不符合**胎盘早剥的腹部查体

A. 子宫持续性收缩,胎位不清,胎心音消失

B. 宫缩间歇期子宫呈高张状态,胎心音好

C. 子宫软、无压痛,胎先露高浮,胎心音好

D. 子宫张力高,有压痛,胎心音弱

E. 子宫强直收缩、宫底升高,胎心音消失

25. 预防胎盘早剥的措施**除外**

A. 积极预防与治疗妊娠期高血压疾病　　B. 胎位异常时不做外倒转术以防胎盘早剥

C. 羊水过多人工破膜时应高位破膜　　　D. 双胎分娩时第一个胎儿不宜过快娩出

E. 妊娠晚期避免仰卧位及腹部外伤

26. 下列关于 3 级胎盘早剥临床表现的叙述正确的是

A. 子宫轻压痛或强直宫缩

B. 凝血化验提示 DIC

C. 子宫如孕周大小,触诊软,有压痛,以胎盘附着处最为明显

D. 电子胎心监护Ⅱ类图形

E. 产妇休克

27. 关于胎盘早剥的处理原则正确的是

A. 纠正休克,适当补液

B. 确诊为轻型者可期待疗法

C. 产妇病情恶化,不论胎儿是否存活均应及时行剖宫产

D. 需阴道分娩者,不宜行人工破膜

E. 应及早使用肝素预防凝血功能障碍

28. 胎盘早剥与先兆子宫破裂共有的临床表现是

A. 子宫呈板状　　　　　　　　　　　　B. 合并子痫前期

C. 跨耻征阳性　　　　　　　　　　　　D. 剧烈腹痛

E. 出现病理性缩复环

29. 下列诊断 3 级胎盘早剥的依据正确的是

A. 出现无痛性无原因阴道流血　　　　　B. 多发生在分娩期

C. 腹痛伴休克症状,伴或不伴 DIC　　　D. 阴道流血量与贫血程度成正比

E. 胎盘剥离面超过胎盘的 1/5

30. 下列关于 1 级胎盘早剥临床表现的叙述正确的是

A. 分娩后回顾性诊断　　　　　　　　　B. 大量阴道流血

C. 与胎盘中心处的剥离有关　　　　　　D. 子宫强直收缩,有明显压痛

E. 无胎儿窘迫

31. 胎盘早剥并发症的处理正确的是

A. 胎儿娩出后避免给予子宫收缩药物触发羊水栓塞

B. 及早使用肝素预防凝血功能障碍

C. 及时补充血容量和凝血因子

    D. 保守治疗患者出现凝血功能障碍,先纠正凝血功能,再适时终止妊娠

    E. 有子宫胎盘卒中时避免按摩子宫

32. 发生胎膜早破时,下列提示羊膜腔感染的是

    A. 母体外周血白细胞计数≥15×10⁹/L   B. 子宫规律宫缩

    C. 羊水黄绿色   D. 羊水过少

    E. 电子胎心监护提示 NST 反应型

33. 有关胎膜早破的预防,**错误**的是

    A. 预防性使用抗生素

    B. 避免突然腹压增加

    C. 宫颈机能不全,可于妊娠 12~14 周行宫颈环扎术

    D. 补充足量的维生素、钙、铜及锌等营养素

    E. 积极预防和治疗生殖道感染

34. 羊水过多的诊断中,最主要的辅助检查手段是

    A. 超声检查   B. 羊水穿刺染色体检查

    C. 母体外周血胎儿游离 DNA 的检查   D. 母体血糖的检查

    E. 血清学唐氏筛查

35. 对于怀疑因胎儿神经管缺损所致羊水过多的孕妇,有意义的检查项目是

    A. 血雌三醇值   B. 血 hCG 值   C. 血甲胎蛋白值

    D. 血胎盘催乳素值   E. 羊水 L/S 比值

36. 关于羊水过少的诊断正确的是

    A. 妊娠晚期最大羊水池深度(DVP)≤1cm

    B. 妊娠晚期最大羊水池深度(DVP)≤2cm

    C. 妊娠晚期最大羊水池深度(DVP)≤3cm

    D. 妊娠晚期最大羊水池深度(DVP)≤4cm

    E. 妊娠晚期最大羊水池深度(DVP)≤5cm

37. 中期妊娠羊水过多孕妇首先应进行的检查是

    A. 经腹羊膜腔穿刺行细胞学检查   B. 超声检查胎儿结构

    C. 羊膜腔穿刺放羊水缓解症状   D. 检查孕妇糖化血红蛋白

    E. 查孕妇肾脏问题

38. 临产后最易发生脐带脱垂的胎位是

    A. 单臀先露   B. 枕后位   C. 枕横位   D. 足先露   E. 完全臀先露

【A2 型题】

39. 女,38 岁,经产妇,G₅P₂,孕 28 周,3 小时前突然阴道流血,量多,无明显腹痛。查体:脉搏 110 次/分,血压 70/40mmHg,子宫软,头位,浮,胎心率 130 次/分。诊断首先应考虑为

    A. 前置胎盘   B. 胎盘早剥   C. 前置血管破裂

    D. 低置胎盘   E. 早产临产

40. 女,28 岁,初产妇,不规律产检,停经 37 周,阴道大量流血 2 小时就诊,无腹痛。既往月经周期规律。查体:脉搏 110 次/分,血压 80/60mmHg,子宫软,宫底在剑突下 2 横指,胎儿头位,胎头高浮,胎心率 160 次/分。最恰当的紧急处理是

    A. 立即输血,持续监护   B. 输血同时行剖宫产术

　　　　C. 输血同时行人工破膜　　　　　　　　　D. 立即安排超声检查

　　　　E. 静脉滴注氨甲环酸

41. 女,30 岁,孕 35 周,阴道流血 1 日,量不多。以下体格检查符合前置胎盘临床表现的是

　　　　A. 电子胎心监护异常　　　　　　　　　　B. 体温 37.8℃

　　　　C. 胎先露高浮,臀位　　　　　　　　　　D. 子宫板状硬,有压痛

　　　　E. 宫底升高,胎位不清

42. 女,27 岁,初产妇。妊娠 38 周,无明显诱因出现无痛性阴道流血已 1 日,流血量达 400ml,枕右前,胎心良好,胎心率 140 次/分,无明显宫缩,诊断为前置胎盘。本病例恰当的处理应是

　　　　A. 绝对卧床,给镇静药物观察病情变化　　　B. 立即行人工破膜

　　　　C. 静脉滴注缩宫素引产　　　　　　　　　D. 行剖宫产术

　　　　E. 输血扩容

43. 女,35 岁,初产妇,孕 36 周,合并慢性高血压,5 小时前出现下腹痛,逐渐加重,阴道有少量流血。急诊就诊时腹痛剧烈,查体:脉搏 120 次/分,血压 80/40mmHg,板状腹,胎方位不清,未闻及胎心,阴道检查宫口未开。最恰当的紧急处理是

　　　　A. 抢救休克后扩大宫口行碎胎术　　　　　B. 抢救休克,人工破膜引产

　　　　C. 抢救休克,尽快剖宫产　　　　　　　　D. 抢救休克,等待自然分娩

　　　　E. 输血,立即超声检查

44. 女,33 岁,初产妇,妊娠 39 周,因"乘车追尾,腹部遭受撞击后突发腹痛 50 分钟,伴少量阴道流血"急诊就诊。查体:脉搏 92 次/分,血压 110/70mmHg,子宫收缩 7~8 分钟一次,持续 20 秒,宫缩间歇期子宫呈高张状态,胎儿头位,浅定,FHR 108 次/分。最可能的诊断为

　　　　A. 先兆临产　　　　　　　B. 胎盘边缘血窦破裂　　　　　C. 前置胎盘

　　　　D. 子宫破裂　　　　　　　E. 胎盘早剥

45. 孕 38 周,诊断为胎盘早剥行剖宫产术,术中见子宫色紫质软,胎儿胎盘娩出后子宫大量出血,注射宫缩剂并按摩子宫仍出血不止,血压持续下降。应立即给予

　　　　A. 子宫切除　　　　　　　　　　　　　　B. 继续按摩子宫加热敷

　　　　C. 止血药物　　　　　　　　　　　　　　D. 宫腔填塞

　　　　E. 大量输血,待血压升高后再行处理

46. 女,30 岁,初产妇,妊娠 35 周,因外伤后腹痛,伴少许阴道流血,胎心率变快,诊断为胎盘早剥,正确处理是

　　　　A. 进行肛查了解宫口开大情况

　　　　B. 给镇痛镇静剂以减轻症状

　　　　C. 立即剖宫产

　　　　D. 立即内诊,根据宫口开大情况,进一步决定分娩方式

　　　　E. 保守观察

47. 33 岁,经产妇,孕 35⁺³ 周,术前磁共振提示胎盘植入,超声检查提示胎盘位于子宫前壁,术中见子宫前壁血管怒张,胎盘穿透子宫浆膜至膀胱后壁,胎儿娩出、胎盘剥离后,短时间内大量出血,超过 1 500ml。下一步正确处理措施是

　　　　A. 徒手剥离胎盘,宫缩剂止血　　　　　　B. 盆腔动脉结扎

　　　　C. 子宫压迫缝合　　　　　　　　　　　　D. 子宫动脉栓塞

　　　　E. 行子宫切除

48. 初产妇,28 岁。妊娠 37 周,自觉腹胀 1 周,加重 1 日。产科查体:孕妇半卧位,腹部明显膨隆,皮肤张力大,胎心率 140 次/分,遥远,胎位触及不清。超声检查最大羊水池深度 11cm,胎儿外观无畸形。胎盘Ⅲ级,正确的处理方法是

  A. 卧床休息,口服镇静剂   B. 人工破膜,终止妊娠

  C. 口服吲哚美辛   D. 超声定位穿刺放羊水,延长孕周

  E. 低盐饮食

49. 初产妇,34 岁。停经 25 周,常规产检时发现,宫底位于脐下 2 横指,胎心率 132 次/分,子宫敏感性高。首选的检查是

  A. 取母体血查免疫因素   B. 超声检查胎儿及其附属物

  C. 抽取羊水查胎儿染色体   D. 检查母体是否患肾脏疾病

  E. 检查母体血压及血糖

50. 初产妇,26 岁。妊娠 40^{+2} 周,规律宫缩 5 小时。查体:胎头高浮,胎心率 140 次/分,宫口开大 4cm,突然胎膜破裂,羊水涌出,立即听胎心,胎心率 80~90 次/分。本例应首先考虑的是

  A. 胎头受压   B. 胎盘功能不良

  C. 脐带脱垂   D. 子宫生理性狭窄环

  E. 脐带绕胎儿颈部

【A3/A4 型题】

(51~53 题共用题干)

26 岁初产妇,G$_3$P$_0$,孕 32 周,从 28 周开始反复无痛性阴道流血,出血量少于月经量。今晨起床时发现阴道流血如月经量,无腹痛。急诊送入医院,检查:P 80 次/分,BP 124/82mmHg,子宫软,无宫缩,头位,胎头高浮,胎心率 150 次/分。

51. 依据病史及查体主要诊断为

  A. 先兆早产   B. 前置胎盘   C. 子宫颈息肉出血

  D. 前置血管破裂 E. 胎盘早剥

52. 首要的检查是

  A. B 型超声检查判断胎儿是否成熟 B. 阴道检查判断宫颈是否已扩张

  C. 直肠指检判断宫颈是否已扩张 D. 尿常规

  E. B 型超声检查确定胎盘的位置

53. 以下处理**不恰当**的是

  A. 立即卧床休息,密切观察血压及阴道流血情况

  B. 超声确定胎盘位置

  C. 如阴道有大量活动性流血,应立即行剖宫产

  D. 出血量多,阴道填塞纱布止血

  E. 期待治疗,若阴道流血减少,可尽量维持妊娠至足月

(54~56 题共用题干)

24 岁初产妇,妊娠 37 周,阴道无痛性大量流血 4 小时入院,1 小时前阴道流血量约 500ml,后仍有活动流血。急诊就诊,查脉搏 112 次/分,血压 80/60mmHg。无宫缩,宫底在剑突下 2 横指,胎心率 120 次/分,耻骨联合上闻及与母体脉搏一致的吹风样杂音,骨盆外测量正常。

54. 本例可能性最小的胎方位是

  A. 枕右前位,胎头高浮   B. 枕右后位,先露未入盆

C. 枕左前位,先露已衔接　　　　D. 臀先露

E. 肩先露

55. 此时**不需要**检查的项目是

A. 缩宫素激惹试验　　　B. 血红蛋白　　　C. 配血试验

D. 产科超声　　　E. 凝血检测

56. 此时最恰当的处理应是

A. 止血,输液,滴注缩宫素引产

B. 纠正休克同时行急诊剖宫产术

C. 输血补液,待血压、心率稳定后行剖宫产术

D. 人工破膜后引产

E. 输血同时根据胎产式及胎方位决定分娩方式

(57~60 题共用题干)

24 岁,G$_2$P$_1$,孕 24 周时 B 型超声提示胎盘位于子宫前壁下段,覆盖宫颈内口,产前检查正常。现妊娠 37 周,突然阴道大量流血急诊入院,无腹痛。查体:脉搏 100 次/分,血压 90/60mmHg,宫高 33cm,胎心率 130 次/分,无宫缩,右枕前位,头浮,骨盆外测量正常。

57. 本例最可能的诊断应是

A. 先兆临产　　　B. 前置血管破裂　　　C. 先兆子宫破裂

D. 胎盘早剥　　　E. 前置胎盘

58. 确诊本例需参考的辅助检查结果是

A. 血压高　　　　　　B. 贫血程度与阴道失血量不相符

C. 子宫有局限性压痛　　　D. B 型超声见胎盘下缘部分覆盖宫颈内口

E. 胎心听不清

59. 本例最恰当的处理应是

A. 期待疗法　　　　　　B. 急诊剖宫产

C. 静脉滴注缩宫素引产　　　D. 人工破膜待宫口开大产钳助产

E. 外转胎位术

60. 预防本病的发生,最有意义的是

A. 加强定期的产前检查　　　B. 避免宫腔内压力骤然降低

C. 避免多次刮宫、多产、产褥感染　　　D. 妊娠期间避免长时间仰卧和腹部外伤

E. 积极防治妊娠期高血压疾病

(61~63 题共用题干)

25 岁初产妇,妊娠 32 周,外伤后突然剧烈腹痛,伴阴道少量流血,急诊入院。查体:脉搏 120 次/分,血压 75/60mmHg,产妇烦躁不安,面色苍白,大汗淋漓,宫底位于剑突下 3 横指,子宫硬,不松弛,宫体左前壁轻压痛,胎位不清,胎心未闻及。

61. 本例可以**排除**的诊断是

A. 胎盘早剥　　　B. 失血性休克　　　C. 胎死宫内

D. 低张性子宫收缩乏力　　　E. 继发性贫血

62. 为确诊最有价值的辅助检查是

A. B 型超声检查　　　B. 阴道检查　　　C. 血常规

D. 电子胎心监护　　　E. 凝血功能

103

63. 本例最正确的处理是
    A. 人工破膜,静脉滴注缩宫素引产
    B. 抢救休克,静脉滴注缩宫素引产
    C. 立即剖宫产终止妊娠
    D. 抢救休克,因胎死宫内不急于引产
    E. 抢救休克,根据宫口开大情况选择终止妊娠方式

(64~66 题共用题干)

初产妇,28 岁,现孕 36 周,近日感头昏眼花,今日突感持续性腹痛伴少量阴道流血。查体:孕妇面色苍白,出冷汗,脉搏 110 次/分,血压 100/70mmHg,子宫持续收缩,硬如板状,宫底有压痛,胎位胎心不清,水肿(++)。实验室检查:血红蛋白(Hb)70g/L,尿蛋白(++)。

64. 诊断应**除外**
    A. 胎盘早剥   B. 子痫前期   C. 失血性休克
    D. 失血性贫血   E. 子宫破裂

65. 主要处理措施是
    A. 若胎儿已死,立即缩宫素引产   B. 硫酸镁抑制宫缩
    C. 立即阴道检查同时行人工破膜   D. 输液、输血纠正休克同时行剖宫产
    E. 肌内注射哌替啶

66. 该患者的治疗措施**错误**的是
    A. 分娩后硫酸镁解痉
    B. 纠正凝血功能
    C. 胎儿娩出后避免使用宫缩剂,待胎盘自然娩出
    D. 少尿时呋塞米利尿
    E. 补充血容量

(67~69 题共用题干)

35 岁初孕妇,孕 36 周,重度子痫前期,拒绝住院治疗,2 小时前突然腹痛伴阴道少量流血,查体:脉搏120次/分,血压75/40mmHg,宫底位于剑突下2横指,板状腹,子宫右侧有轻度局限性压痛,胎位不清,胎心音消失。

67. 本例最可能的诊断是
    A. 前置胎盘   B. 先兆子宫破裂   C. 子宫破裂
    D. 胎盘早剥   E. 羊水栓塞

68. 此患者**不需要**做的辅助检查是
    A. 阴道检查明确出血原因   B. 血小板计数及凝血时间
    C. 肾功能检查   D. DIC 筛选实验
    E. 纤维蛋白原定量检查

69. 此时最恰当的处理是
    A. 输血输液,待休克纠正后行剖宫产   B. 人工破膜,缩宫素引产
    C. 立即剖宫产结束分娩   D. 给予镇静解痉药,等待产程发动
    E. 穿颅术结束分娩

(70~71 题共用题干)

初产妇,23 岁。停经 38 周,胎动减少 2 日。宫高 27cm,胎心率 132 次/分,有不规律宫缩。电子胎心监护显示晚期减速。

70. 本例最可能的诊断是

    A. 羊水过少   B. 羊水过多   C. 正常妊娠

    D. 脐带绕颈   E. 足月妊娠临产

71. 本例最佳处理是

    A. 吸氧   B. 住院观察,密切监测胎心胎动

    C. 剖宫产   D. 人工破膜观察羊水

    E. 缩宫素引产

(72~74 题共用题干)

初产妇,28 岁。妊娠 39 周,自然临产,已经破膜,宫口开大 8cm,先露 +1 时突然出现胎心率 60 次/分,宫缩间歇期胎心率可达到 90 次/分,孕妇生命体征平稳。

72. 此时首先考虑的诊断是

    A. 胎盘早剥   B. 子宫破裂   C. 胎儿头颅受压

    D. 脐带脱垂   E. 羊水栓塞

73. 要明确诊断和决定分娩方式最恰当的检查是

    A. 阴道检查   B. 电子胎心监护   C. 肛门检查

    D. 腹部超声检查   E. 腹部四步触诊

74. 此患者的最佳处理方式是

    A. 加强宫缩   B. 旋转胎头   C. 剖宫产

    D. 产钳助娩   E. 胎头吸引娩出

【B1 型题】

(75~77 题共用备选答案)

    A. 输血   B. 使用止血药物   C. 期待治疗

    D. 剖宫产   E. 子宫切除

75. 初产妇,孕 34 周,阴道少量流血,确诊为前置胎盘,血压 100/70mmHg,宫口未开,胎先露 S-2,胎心尚好,处理适宜的是

76. 28 岁,初产妇,孕 30 周。3 小时前腹部撞击后即出现剧烈腹痛,阴道少量流血。查体:血压 90/60mmHg,面色苍白,脉弱,胎心率 110 次/分,估计胎儿体重 2 500g,处理适宜的是

77. 30 岁,初产妇,孕 39 周,重度子痫前期。因腹痛,阴道少量流血 2 小时入院。查体:血压 80/50mmHg,胎心音不清,子宫体硬如板状,立即输血剖宫产,取出死胎。术中见子宫表面有紫色瘀斑,尤其胎盘附着处更为显著,子宫出血仍多,适宜的处理措施是

(78~79 题共用备选答案)

    A. 阴道流血量和贫血程度不一致且伴腹痛

    B. 阴道流血性黏液

    C. 分娩阻滞,剧烈腹痛后宫缩停止,病情恶化

    D. 分娩阻滞形成病理性缩复环

    E. 无痛性反复阴道流血

78. 胎盘早剥的特点是

79. 前置胎盘的特点是

(80~82 题共用备选答案)

    A. 先兆临产   B. 正常产程   C. 前置胎盘

D. 胎盘早剥　　　　　　　　E. 先兆子宫破裂

80. 25岁初产妇,妊娠33周,血压升高5日,双下肢轻度水肿。今晨2时突然出现持续性腹痛并逐渐加重,检查腹部发现子宫板状硬。本例最可能的诊断是

81. 经产妇,妊娠38周,阴道无痛性流血2小时入院。查脉搏100次/分,血压80/60mmHg。无宫缩,腹软,宫底在剑突下2横指,臀先露,胎心率130次/分。本例最可能的诊断是

82. 28岁初产妇,分娩过程中出现少量阴道流血,阵发性腹痛,宫口扩张3cm,胎心正常,最可能的诊断是

(83~85题共用备选答案)

A. 胎盘早剥　　　　　B. 前置血管　　　　　C. 前置胎盘
D. 先兆子宫破裂　　　E. 子宫破裂

83. 初产妇,妊娠39周,外伤后突然剧烈腹痛,少量阴道流血,面色苍白,大汗淋漓。最可能的诊断是

84. 25岁初产妇,妊娠28周,睡眠中发现无痛性阴道流血,流血量与贫血程度成正比。最可能的诊断是

85. 30岁初产妇,临产过程中出现下腹剧痛,烦躁不安,下腹拒按,最可能的诊断是

(86~87题共用备选答案)

A. 慢性高血压并发子痫前期　　　B. 糖尿病合并妊娠
C. 胎盘早剥　　　　　　　　　　D. 子宫破裂
E. 妊娠合并心脏病

86. 容易引起羊水过少的是

87. 常引起羊水过多的是

二、简答题

1. 简述前置胎盘的高危因素及病因是什么。
2. 简述前置胎盘的分类及常见临床表现是什么。
3. 前置胎盘应与哪些疾病相鉴别?
4. 前置胎盘孕妇在什么条件下采用期待疗法?
5. 简述前置胎盘终止妊娠的指征是什么。
6. 胎盘早剥的发病与哪些因素有关?
7. 简述胎盘早剥发生的主要病理变化,根据严重程度如何分类。
8. 2级、3级胎盘早剥有哪些并发症?
9. 为什么3级胎盘早剥容易并发凝血功能障碍?
10. 胎盘早剥应与哪些疾病相鉴别?
11. 胎盘早剥产妇的剖宫产指征是什么?
12. 胎盘早剥产妇具备哪些条件可以考虑经阴道分娩?
13. 何谓子宫胎盘卒中? 应如何处理?
14. 简述胎盘植入性疾病的处理原则是什么。
15. 简述胎盘植入的处理原则是什么。
16. 胎膜早破对母儿有哪些不利影响?
17. 临床诊断绒毛膜羊膜炎的依据有哪些?
18. 引起羊水过多的常见病因有哪些?

19. 超声诊断羊水过多的标准是多少?

20. 羊水过多对母体的影响有哪些?

21. 发现脐带脱垂,胎心尚好,胎儿存活者如何处理?

参考答案

一、选择题

【A1 型题】

1. B	2. B	3. C	4. B	5. E	6. E	7. E	8. D	9. B	10. B
11. B	12. E	13. B	14. D	15. C	16. C	17. C	18. C	19. B	20. E
21. A	22. B	23. A	24. C	25. C	26. E	27. C	28. D	29. C	30. E
31. C	32. A	33. A	34. A	35. C	36. B	37. B	38. D		

【A2 型题】

39. A	40. B	41. C	42. D	43. D	44. E	45. A	46. C	47. E	48. B
49. B	50. C								

【A3/A4 型题】

51. B	52. E	53. D	54. C	55. A	56. B	57. E	58. D	59. B	60. C
61. D	62. A	63. C	64. C	65. D	66. C	67. D	68. A	69. C	70. A
71. C	72. D	73. A	74. C						

【B1 型题】

75. C	76. D	77. E	78. A	79. E	80. D	81. C	82. B	83. A	84. C
85. E	86. A	87. B							

二、简答题

1. 简述前置胎盘的高危因素及病因是什么。

答:高危因素有:既往有多次流产史、宫腔操作史、产褥感染史、高龄、剖宫产史、多孕产次等。可能的病因有:胎盘异常,子宫内膜病变或损伤,受精卵滋养层发育迟缓。其他高危因素包括:辅助生殖技术、子宫形态异常、吸烟、前置胎盘既往史等。

2. 简述前置胎盘的分类及常见临床表现是什么。

答:按胎盘下缘与子宫颈内口的关系,将前置胎盘分为 2 类:前置胎盘、低置胎盘。典型症状为妊娠晚期或临产后发生无诱因、无痛性反复阴道流血。出血发生时间、出血量多少以及反复发生次数与前置胎盘类型有关。

3. 前置胎盘应与哪些疾病相鉴别?

答:前置胎盘应与胎盘早剥、胎盘边缘血窦破裂、脐带帆状附着、前置血管破裂、宫颈病变等产前出血疾病相鉴别。

4. 前置胎盘孕妇在什么条件下采用期待疗法?

答:前置胎盘孕妇采用期待疗法的目的,是在保障母儿安全的前提下,尽量延长妊娠时间,提高胎儿存活性。适用于妊娠<36 周、胎儿存活、一般情况良好、阴道流血量少、无须紧急分娩的孕妇。建议在有母儿抢救能力的医疗机构进行治疗,一旦有阴道流血,强调住院治疗的必要性,且加强对母儿状况的监测及治疗。

5. 简述前置胎盘终止妊娠的指征是什么。

答：①出血量大甚至休克，为挽救孕妇生命，无须考虑胎儿情况，应立即终止妊娠；②出现胎儿窘迫等产科指征时，胎儿已可存活，可行急诊手术；③临产后诊断的前置胎盘，出血量较多，估计短时间内不能分娩者，也应终止妊娠；④无症状的前置胎盘孕妇，妊娠 36~38 周终止妊娠；有反复阴道流血史、合并胎盘植入或其他相关高危因素的前置胎盘或低置胎盘孕妇，妊娠 34~37 周终止妊娠。

6. 胎盘早剥的发病与哪些因素有关？

答：最常见的因素为孕妇血管病变使底蜕膜螺旋小动脉痉挛或硬化，引起远端毛细血管缺血坏死甚至破裂出血，血液流到底蜕膜层形成血肿，导致胎盘自子宫壁剥离。此外，机械性因素如外伤、宫腔内压力骤减，其他因素如高龄多产、胎盘早剥史、高龄多产、吸烟、体外受精、绒毛膜羊膜炎、有血栓形成倾向等，均是胎盘早剥的发病因素。

7. 简述胎盘早剥发生的主要病理变化，根据严重程度如何分类。

答：主要为底蜕膜出血、形成血肿，使胎盘从该处分离。按病理类型，胎盘早剥分为 2 种，即显性剥离、隐性剥离。①若剥离面大，出血并形成胎盘后血肿，血液冲开胎盘边缘并沿胎膜与子宫壁之间，经宫颈管向外流出为显性剥离；②若胎盘后血肿渐大，但胎盘边缘仍附着于子宫壁上，或胎膜与子宫壁未分离，或胎先露部已衔接于骨盆入口，均使胎盘后的血液不能外流，积聚于胎盘与子宫壁之间为隐性剥离。

8. 2 级、3 级胎盘早剥有哪些并发症？

答：2 级、3 级胎盘早剥的并发症有胎儿窘迫或死胎、弥散性血管内凝血、失血性休克、急性肾衰竭、羊水栓塞。

9. 为什么 3 级胎盘早剥容易并发凝血功能障碍？

答：大量组织凝血活酶从剥离处的胎盘绒毛和蜕膜中释放进入母体血液循环，激活凝血系统并影响血供，导致多器官功能障碍。随着促凝物质不断入血，激活纤维蛋白溶解系统，产生大量的纤维蛋白原降解产物（FDP），引起继发性纤溶亢进。大量凝血因子消耗，最终导致凝血功能障碍。

10. 胎盘早剥应与哪些疾病相鉴别？

答：1 级胎盘早剥原因也可为无痛性阴道流血，产科检查无胎盘早剥典型征象，容易与前置胎盘相混淆，B 型超声检查能协助排除前置胎盘。2 级、3 级胎盘早剥应与先兆子宫破裂相鉴别，尽管后者在分娩过程中出现强烈宫缩、下腹痛拒按、烦躁不安、少量阴道流血及有胎儿窘迫征象，但多有分娩梗阻史，检查见子宫出现病理性缩复环，导尿见肉眼血尿能够区分开。

11. 胎盘早剥产妇的剖宫产指征是什么？

答：①1 级胎盘早剥，出现胎儿窘迫征象者；②2 级胎盘早剥，不能在短时间内结束分娩者；③3 级胎盘早剥，产妇病情恶化，胎死宫内，不能立即分娩者；④破膜后产程无进展者；⑤产妇病情急剧加重危及生命时，不论胎儿是否存活，均应立即行剖宫产。

12. 胎盘早剥产妇具备哪些条件可以考虑经阴道分娩？

答：适用于 0~1 级患者，一般情况良好，病情较轻，以外出血为主，宫口已扩张，估计短时间内可结束分娩。在分娩过程中，可采用人工破膜使羊水缓慢流出，缩小子宫容积，必要时静脉滴注缩宫素缩短第二产程。产程中应密切观察心率、血压、宫底高度、阴道流血量以及胎儿宫内状况，发现异常征象，应行剖宫产术。

13. 何谓子宫胎盘卒中？应如何处理？

答：胎盘早剥发生胎盘后血肿，血液积聚在胎盘与子宫壁之间，由于局部压力逐渐增大，血液侵入子宫肌层，致使子宫肌纤维发生分离、变性、断裂，甚至波及子宫浆膜层，使子宫表面呈紫蓝色瘀斑,称子宫胎盘卒中,又称库弗莱尔子宫。在剖宫产时发现子宫胎盘卒中,在取出胎儿胎盘后,立即行宫体肌内注射宫缩剂,按摩子宫,子宫收缩多见好转而控制出血。若子宫仍不收缩,则应输入新鲜血的同时行子宫切除术。

14. 简述胎盘植入性疾病的处理原则是什么。

答:胎盘植入性疾病是导致产前、产后出血的重要原因。不具备随访、处置条件的医院,应尽快转诊。分娩过程中,建立多学科团队管理及救治。产前预防及纠正贫血,适当增加超声检查次数。病情稳定者孕34~37周终止妊娠。若病情严重危及母胎生命,无论孕周大小需考虑立即终止妊娠。胎盘植入患者常进行计划分娩,多以剖宫产终止妊娠,术中可采用多样化止血措施,术后需预防性应用抗生素。

15. 简述胎盘植入的处理原则是什么。

答:胎盘植入易发生严重的产科出血,需在有抢救条件的医疗机构处理,孕期适当休息,注意营养、防治贫血等孕期并发症。如合并严重产前出血、子宫破裂等并发症时,随时终止妊娠。未发生严重并发症的胎盘植入患者,多选择在34~36周分娩,处置团队可以由有经验的产科医师、麻醉科医师及有早产儿处置经验的儿科医师组成。手术前以及手术过程中充分做好产后出血的防治措施,产后需预防性应用抗生素。

16. 胎膜早破对母儿有哪些不利影响?

答:①对母体的影响:感染、胎盘早剥、剖宫产率增加。②对围产儿的影响:早产、感染、脐带脱垂和受压、胎肺发育不良及胎儿受压。

17. 临床诊断绒毛膜羊膜炎的依据有哪些?

答:临床诊断绒毛膜羊膜炎的依据有:①母体体温≥38℃;②阴道分泌物异味;③胎心率增快(胎心率基线≥160次/分)或母体心率增快(心率≥100次/分);④母体外周血白细胞计数≥15×10⁹/L;⑤子宫呈激惹状态、宫体有压痛。母体体温升高的同时伴有上述②~⑤任何一项表现可诊断绒毛膜羊膜炎。

18. 引起羊水过多的常见病因有哪些?

答:①胎儿疾病,主要包括胎儿结构异常、胎儿肿瘤、神经肌肉发育不良、代谢性疾病、染色体或遗传基因异常等;②多胎妊娠,双胎妊娠中以单绒毛膜双胎居多;③胎盘脐带病变,胎盘绒毛血管瘤、巨大胎盘、脐带帆状附着也可导致羊水过多;④妊娠合并症,如妊娠期糖尿病、母儿Rh血型不合等。

19. 超声诊断羊水过多的标准是多少?

答:①最大羊水池深度(DVP)≥8cm;②羊水指数(AFI)≥25cm。

20. 羊水过多对母体的影响有哪些?

答:羊水过多时子宫张力增高,影响孕妇休息而使得血压升高,加之过高的宫腔、腹腔压力增加,可出现类似腹腔间室综合征的表现,严重可引起孕妇心力衰竭。子宫张力过高,除了容易发生胎膜早破、早产外,可发生胎盘早剥。子宫肌纤维伸展过度可致产后子宫收缩乏力,产后出血发生率明显增多。

21. 发现脐带脱垂,胎心尚好,胎儿存活者如何处理?

答:发现脐带脱垂,胎心尚好,胎儿存活者应争取尽快娩出胎儿。如宫口开全,胎头已入盆行产钳术,臀先露行臀牵引术;如宫口未开全,产妇立即取头低臀高位,将胎先露部上推,应用抑制子宫收缩的药物,以缓解或减轻脐带受压;严密监测胎心的同时,尽快行剖宫产术。

(魏瑷　刘丹　李雪兰)

第十一章 | 正常分娩

学习重点难点

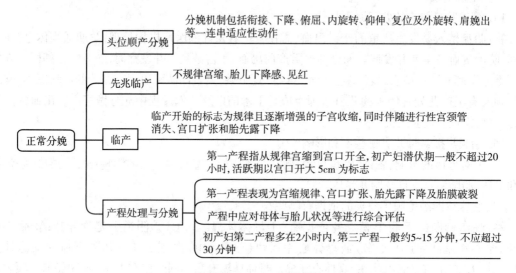

思维导图 11-1 正常分娩

习题

一、选择题

【A1 型题】

1. 有关分娩的概念正确的是
   - A. 妊娠 20 周以内分娩为流产
   - B. 妊娠 28~36 周分娩为早产
   - C. 妊娠 38~41 周分娩为足月产
   - D. 妊娠 43 周之后分娩为过期产
   - E. 在分娩过程中胎儿死亡称死产

2. 临产后起主要作用的产力是
   - A. 腹壁肌收缩力
   - B. 子宫收缩力
   - C. 肛提肌收缩力
   - D. 圆韧带收缩力
   - E. 膈肌收缩力

3. 关于正常骨产道的特征描述正确的是
   - A. 骨盆入口前后径比横径长
   - B. 骨盆出口平面在同一平面上
   - C. 中骨盆横径比前后径长
   - D. 骨盆出口前后径小于横径
   - E. 中骨盆平面是骨盆最小平面

4. 关于正常骨产道的特征正确的是
    A. 最短的前后径是中骨盆前后径
    B. 最短的横径是骨盆入口横径
    C. 中骨盆横径相当于两髋臼中心
    D. 骨盆轴上段向下向后、中段向下、下段向下向前
    E. 骨盆倾斜度正常值为 70°

5. 骨盆入口前后径的前端是
    A. 耻骨联合上缘　　　　　B. 耻骨联合上缘中点　　　　C. 耻骨联合下缘
    D. 耻骨联合下缘中点　　　E. 耻骨联合后面中点

6. 骨盆入口前后径的正常值是
    A. 9cm　　　B. 10cm　　　C. 11cm　　　D. 12cm　　　E. 13cm

7. 妇女骨盆倾斜度的正常值是
    A. 50°　　　B. 55°　　　C. 60°　　　D. 65°　　　E. 70°

8. 关于临产后宫颈的变化正确的是
    A. 初产妇多是宫颈管消失与宫口扩张同时进行
    B. 经产妇多是宫颈管先消失,然后宫口扩张
    C. 宫颈管消失过程先形成漏斗状,逐渐短缩直至消失
    D. 形成前羊水囊后,宫口不易扩张
    E. 破膜后胎先露部直接压迫宫颈,影响宫口扩张速度

9. 关于分娩机制的概念正确的是
    A. 衔接:胎头颅骨最低点接近或达到坐骨棘水平
    B. 下降:呈持续性,贯穿分娩全过程
    C. 俯屈:经俯屈胎头前囟位置最低
    D. 内旋转:胎头到达骨盆出口适应骨盆纵轴而旋转
    E. 仰伸:胎头颏部紧贴胸部

10. 关于枕前位的分娩机制正确的是
    A. 胎头进入骨盆入口时呈俯屈状态　　　B. 下降动作贯穿在整个分娩过程中
    C. 下降动作呈连续性　　　　　　　　　D. 俯屈动作完成后,胎头以枕额径通过产道
    E. 胎头颅骨最低点达骨盆最大平面时出现内旋转动作

11. 关于枕右前位的分娩机制正确的是
    A. 胎头矢状缝坐落在骨盆入口右斜径上　　B. 胎头枕部遇肛提肌阻力而发生俯屈
    C. 胎头下降达阴道外口时出现内旋转动作　D. 胎头内旋转时,其枕部向右旋转 45°
    E. 胎头娩出后,其枕部向左旋转 45°为复位

12. 枕左前位的分娩机制正确的是
    A. 胎头矢状缝坐落在骨盆入口左斜径上　　B. 俯屈动作发生在胎头到达中骨盆时
    C. 内旋转动作完成于第一产程初期　　　　D. 胎头降至阴道外口出现仰伸动作
    E. 胎头娩出后,枕部向右旋转 90°

13. 胎头矢状缝与骨盆入口右斜径相一致的胎位是
    A. 枕右前位　　　　　　B. 枕右横位　　　　　　　C. 枕左横位
    D. 枕左前位　　　　　　E. 枕左后位

14. 枕左前位胎头进入骨盆入口时衔接的径线是
    A. 双顶径　　　　　　　　　B. 双颞径　　　　　　　　　C. 枕下前囟径
    D. 枕额径　　　　　　　　　E. 枕颏径

15. 枕先露胎头到达盆底俯屈后,适应产道继续下降的径线是
    A. 枕额径　　　　　　　　　B. 双顶径　　　　　　　　　C. 枕下前囟径
    D. 双颞径　　　　　　　　　E. 枕颏径

16. 枕前位胎头经俯屈动作后,进行内旋转的部位是
    A. 骨盆入口平面　　　　　　B. 骨盆最大平面　　　　　　C. 中骨盆平面
    D. 骨盆出口平面　　　　　　E. 骨盆底

17. 枕前位胎头通过软产道时进行内旋转是使胎头的
    A. 矢状缝与骨盆入口横径相一致
    B. 矢状缝与中骨盆横径相一致
    C. 矢状缝与中骨盆及骨盆出口前后径相一致
    D. 前囟转至耻骨弓下面
    E. 后囟转至骶骨前方

18. 当枕前位胎头下降至阴道口仰伸时,胎儿双肩径进入
    A. 骨盆入口前后径　　　　　B. 骨盆入口横径　　　　　　C. 骨盆入口斜径
    D. 中骨盆前后径　　　　　　E. 中骨盆横径

19. 最短的胎头径线是
    A. 双顶径　　　　　　　　　B. 枕额径　　　　　　　　　C. 枕颏径
    D. 枕下前囟径　　　　　　　E. 头围周径

20. 最长的胎头径线是
    A. 双顶径　　　　　　　　　B. 枕额径　　　　　　　　　C. 枕颏径
    D. 枕下前囟径　　　　　　　E. 双颞径

21. 比较可靠的先兆临产征象是
    A. 假临产　　　　　　　　　　　　　B. 见红
    C. 胎儿下降感　　　　　　　　　　　D. 胎动活跃
    E. 尿中 hCG 明显增多

22. 关于总产程及产程分期的时间正确的是
    A. 从规律宫缩至胎儿娩出称总产程　　B. 第一产程初产妇约需 14~16 小时
    C. 第一产程经产妇约需 10~12 小时　　D. 第二产程初产妇不超过 2 小时
    E. 第三产程不超过 30 分钟

23. 正常分娩从胎儿娩出到胎盘娩出所需的时间为
    A. 5~10 分钟,不超过 15 分钟　　　　B. 5~10 分钟,不超过 25 分钟
    C. 5~15 分钟,不超过 30 分钟　　　　D. 10~20 分钟,不超过 30 分钟
    E. 20~30 分钟,不超过 60 分钟

24. 关于正常分娩的临床表现正确的是
    A. 初产妇临产后胎头多已入盆　　　　B. 胎膜破裂多在宫口开全后
    C. 产妇屏气用力标志宫口开全　　　　D. 生理性缩复环常在平脐部位看到
    E. 第三产程多超过 30 分钟

25. 关于正常分娩第一产程的临床经过正确的是
    A. 自然破膜多发生在胎头进入骨盆入口时
    B. 生理性缩复环有时可达脐平
    C. 初产妇多是宫颈管先消失,宫口后扩张
    D. 每隔 4 小时听胎心 1 次
    E. 嘱产妇宫缩时加用腹压

26. 第一产程活跃期开始是指宫口扩张
    A. 0~3cm　　　B. 3~4cm　　　C. 4~5cm　　　D. 6~7cm　　　E. 7~8cm

27. 关于第一产程潜伏期的描述正确的是
    A. 为宫口扩张的加速阶段　　　　　　　B. 初产妇一般不超过 10 小时
    C. 经产妇不超过 10 小时　　　　　　　D. 初产妇一般不超过 14 小时
    E. 经产妇不超过 14 小时

28. 关于第二产程描述正确的是
    A. 指从宫口开全至胎儿娩出
    B. 未实施硬膜外麻醉镇痛者,初产妇最长不应超过 2 小时
    C. 未实施硬膜外麻醉镇痛者,经产妇不应超过 1 小时
    D. 实施硬膜外麻醉镇痛者,初产妇最长不应超过 3 小时
    E. 实施硬膜外麻醉镇痛者,经产妇不应超过 2 小时

29. 临产后肛门检查了解胎头下降程度时,最常用作骨性标记的是
    A. 骶岬　　　　　　　　B. 坐骨结节　　　　　　　C. 坐骨棘
    D. 耻骨联合后面　　　　E. 骶窝

30. 进入第二产程的主要标志是
    A. 肛门括约肌松弛　　　B. 胎头拨露　　　　　　　C. 胎头着冠
    D. 宫口开大 10cm　　　 E. 外阴膨隆

31. 在进行阴道检查时,结合囟门确定胎方位最有意义的颅缝是
    A. 人字缝　　　　　　　B. 矢状缝　　　　　　　　C. 冠状缝
    D. 颞缝　　　　　　　　E. 额缝

32. 临产后的阴道检查了解枕先露胎头下降程度是以
    A. 骨盆入口平面为标志　　　　　　　　B. 坐骨棘平面为标志
    C. 骨盆出口平面为标志　　　　　　　　D. 骨盆最大平面为标志
    E. 阴道外口为标志

33. 宫口开全后,开始保护会阴的时机是
    A. 经阴道外口看到胎发时　　B. 胎头开始拨露时　　　C. 胎头拨露后不久
    D. 胎头拨露阴唇后联合紧张时　E. 胎头开始着冠时

34. 目前国际上不主张在宫口开至多大前过多干预产程
    A. 4cm　　　B. 5cm　　　C. 6cm　　　D. 7cm　　　E. 8cm

35. 关于缩宫素静脉滴注,下列正确的是
    A. 用于低张型宫缩乏力以加强宫缩　　　B. 用于轻度胎儿窘迫,需加快结束分娩
    C. 难产时要加强使用　　　　　　　　　D. 足月引产时,需大剂量方有效
    E. 用于经产妇引产更敏感

36. **不属于临产后阴道指检目的的是**

  A. 了解宫口扩张程度　　　　　　　　B. 了解胎方位

  C. 了解是否有脐带先露　　　　　　　D. 了解胎头下降程度

  E. 了解骨盆腔大小

37. 关于分娩镇痛,下列正确的是

  A. 分娩镇痛会减缓产程进展　　　　　B. 分娩镇痛仅在第一产程进行

  C. 分娩镇痛首选全身麻醉　　　　　　D. 自临产至第二产程均可分娩镇痛

  E. 实施硬膜外麻醉时,第二产程经产妇不应超过 4 小时

【A2 型题】

38. 32 岁初产妇,妊娠 40 周,宫缩规律,枕左前位,胎心良好,肛查宫口开大 2cm,胎头未衔接,符合本产妇实际情况的骨盆测量数据应是

  A. 髂棘间径 24cm　　　　B. 骶耻外径 17cm　　　　C. 髂嵴间径 27cm

  D. 坐骨棘间径 10cm　　　E. 坐骨结节间径 8.5cm

39. 经产妇,34 岁。妊娠 39 周,主诉宫缩痛,阴道流血,色黑,混有黏液。其阴道流血原因最可能的是

  A. 前置胎盘　　　　　　B. 胎盘早剥　　　　　　C. 见红

  D. 血管前置　　　　　　E. 宫颈裂伤

40. 24 岁初产妇,规律宫缩 12 小时,连续观察 4 小时,宫口由 6cm 开大至 7cm,胎头 S+1,胎心率 140 次/分。本例正确处置应是

  A. 严密观察产程进展　　　　　　　　B. 肌内注射哌替啶 100mg

  C. 静脉滴注缩宫素　　　　　　　　　D. 立即行人工破膜

  E. 立即行剖宫产术

41. 26 岁初产妇,妊娠 39 周,规律宫缩 8 小时,血压 110/70mmHg,骨盆正常大小,预测胎儿体重为 2 700g,枕左前位,胎心正常范围,肛查宫口开大 3cm,先露平棘。本例正确的处置应是

  A. 不需干涉产程进展　　　　　　　　B. 静脉推注地西泮 10mg

  C. 静脉缓注 25% 硫酸镁 16ml　　　　D. 静脉滴注缩宫素

  E. 人工破膜

42. 26 岁初产妇,妊娠 42^{+1} 周,规律宫缩 10 小时。检查胎儿较大,估计体重 3 800g,枕左前位,胎头高浮,胎心率 166 次/分。骨盆正常大小,宫口开大 2cm,尿雌激素/肌酐比值为 7。本例恰当的分娩方式应是

  A. 静脉滴注缩宫素加速产程　　　　　B. 等待宫口开全行产钳术助娩

  C. 等待宫口开全行胎头吸引术助娩　　D. 左侧卧位,吸氧,静脉注射 10% 葡萄糖液

  E. 宜行剖宫产术

43. 38 岁初产妇,妊娠 39 周,估计胎儿体重 4 100g,骨盆入口狭窄,适合的处置是

  A. 观察产程,等待自然分娩　　　　　B. 产钳助产

  C. 静脉滴注缩宫素缩短产程　　　　　D. 无痛分娩

  E. 选择性剖宫产

44. 初产妇,孕 39 周,宫口开全 2 小时,频频用力,未见胎头拨露。检查:宫底部为臀,腹部前方可触及胎儿小部分,未触及胎头。阴道指检:胎头已达棘下 2cm,矢状缝与骨盆前后径一致,大囟门在前方,诊断为

A. 骨盆入口轻度狭窄　　　　　B. 骨盆入口头盆不称　　　　C. 原发性宫缩乏力

D. 持续性枕后位　　　　　　　E. 持续性枕横位

45. 27 岁,第 2 胎产妇。孕 34 周,曾作产前检查未发现异常。足月临产 5 小时后破膜,随羊水流出有胎儿手臂脱出阴道口而转送来院。检查:血压 130/90mmHg,脉搏 114 次/分,宫缩频、强,子宫下段平脐,压痛明显。胎儿是横位,胎头在子宫左侧,胎儿右手臂脱于阴道口,阴道内有脐带,宫口开大 6~7cm,胎心消失,导尿为肉眼血尿。诊为忽略性横位,处理应

A. 给镇静剂,止痛,等待自然分娩　　B. 全身麻醉下,做内倒转术

C. 全身麻醉下,还纳手臂,做外倒转　　D. 立即行剖宫产术

E. 做内倒转及臀牵引

46. 某孕妇,G_1P_0,孕 41 周,宫口开大 4~5cm,胎心率 100 次/分,胎心监测示"晚期减速",胎儿头皮血 pH 7.18,最恰当的处理为

A. 面罩吸氧　　　　　　　　　　B. 产妇左侧卧位,等待自然分娩

C. 加宫缩抑制剂缓解宫缩　　　　D. 立即剖宫产

E. 待宫口开全,阴道助产缩短第二产程

47. 胎儿娩出后 4 分钟,产妇出现稍多量阴道流血。最可能的诊断应是

A. 宫缩乏力　　　　　　　　　　B. 阴道静脉破裂

C. 宫颈裂伤　　　　　　　　　　D. 胎盘部分剥离

E. 凝血功能障碍

【A3/A4 型题】

(48~49 题共用题干)

26 岁初产妇,妊娠 40 周,规律宫缩 8 小时入院。查体:髂棘间径 25cm,骶耻外径 20cm,坐骨棘间径 9.5cm,坐骨结节间径 7.5cm。枕右前位,胎心率 134 次/分,肛查宫口开大 4cm,胎头 S0。3 小时后产妇呼叫腹痛难忍,检查宫缩 1~2 分钟 1 次,持续 45 秒,胎心率 102 次/分,子宫下段压痛明显。肛查宫口开大 5cm,胎头 S0。

48. 此时产程受阻的原因主要是

A. 骨盆入口狭窄　　　　　　　　B. 扁平骨盆

C. 中骨盆狭窄　　　　　　　　　D. 骨盆出口狭窄

E. 漏斗骨盆

49. 此时最可能的诊断是

A. 协调性子宫收缩过强　　　　　B. 不协调性子宫收缩过强

C. 不协调性子宫收缩乏力　　　　D. 先兆子宫破裂

E. 重度胎盘早剥

(50~51 题共用题干)

34 岁已婚妇女,孕 36 周,规律宫缩 10 小时,破膜 3 小时入院。检查宫缩持续 20~25 秒,间歇 7~8 分钟,宫口开大 8cm,胎心率 160 次/分,阴道检查坐骨棘稍突,测量坐骨结节间径 7.5cm,胎先露 S0。

50. 本例可能的诊断是

A. 高龄初产　　　　　　　　　　B. 骨盆入口狭窄

C. 骨盆入口和出口狭窄　　　　　D. 骨盆出口狭窄

E. 中骨盆和出口狭窄

51. 复查宫高 33cm,腹围 96cm,胎心率 170 次/分,此时**不恰当**的处理是

    A. 吸氧　　　　　　　　　　　　　　B. 行无应激试验

    C. 静脉滴注广谱抗生素　　　　　　　D. 剖宫产

    E. 补液

(52~56 题共用题干)

25 岁初孕妇,妊娠 39 周,不规律宫缩有 2 日,阴道少许血性黏液,查血压 136/96mmHg,宫高 41cm,腹围 106cm,胎心率 158 次/分,宫缩持续 32 秒,间隔 3 分钟,阴道检查宫口开大 1cm,缩宫素激惹试验出现早期减速。

52. 本例诊断**不正确**的是

    A. 先兆临产　　　　　B. 巨大胎儿可能　　　　　C. 足月活胎

    D. 临产　　　　　　　E. 妊娠高血压

53. 产妇 1 小时后阵发性子宫收缩频发,宫缩持续 40 秒,间隔 2~3 分钟,胎心率 140 次/分,先露 S-1,宫口开大 2cm,血压 130/88mmHg。此时**不当**的处理是

    A. 鼓励适当进食　　　　　　　　　　B. 每隔 1 小时听胎心

    C. 检查有无头盆不称　　　　　　　　D. 左侧卧位

    E. 静脉滴注缩宫素加速产程

54. 临产 21 小时再查宫缩减弱变稀,胎心率 150 次/分,肛查宫口开大 2cm,先露为 0,血压 120/90mmHg,尿蛋白(±),无自觉症状。此时正确诊断应是

    A. 原发性子宫收缩乏力　　　　　　　B. 第一产程潜伏期延长

    C. 第一产程活跃期延长　　　　　　　D. 胎儿窘迫

    E. 妊娠期高血压

55. 根据上述病情,此时**最不恰当**的处理是

    A. 人工破膜　　　　　　　　　　　　B. 左侧卧位

    C. 间断吸氧　　　　　　　　　　　　D. 阴道检查了解头盆关系

    E. 静脉滴注肼屈嗪

56. 临产已 24 小时再检查,宫缩 45 秒,间隔 3 分钟,电子胎心监护显示胎心率 165 次/分,频繁出现晚期减速,胎膜已破,羊水黄绿色,血压 144/90mmHg,阴道检查宫口开全,先露 S+4,此时紧急处理应是

    A. 静脉滴注肼屈嗪　　　　　　　　　B. 静脉滴注硫酸镁

    C. 行产钳术　　　　　　　　　　　　D. 立即行剖宫产术

    E. 静脉推注葡萄糖液 + 维生素 C

(57~60 题共用题干)

23 岁初产妇,妊娠 39 周,规律宫缩 3 小时,枕右前位,胎心率 136 次/分,骨盆外测量未见异常,B 型超声测胎头双顶径 9.6cm,羊水最大暗区垂直深度(AFV)3.0cm。

57. 此时最恰当的处置应是

    A. 行剖宫产术　　　　　　　　　　　B. 静脉滴注缩宫素

    C. 缓慢静脉注射能量合剂　　　　　　D. 肌内注射维生素 K_1

    E. 严密观察产程进展

58. 经观察,第一产程潜伏期已达 17 小时,子宫收缩 8~10 分钟 1 次,持续 30 秒。产科检查:胎心率 142 次/分,胎头已入盆,宫口开 2cm,S0,孕妇自述排尿困难,检查肠胀气。此时处理应是

A. 留置导尿
B. 行剖宫产术
C. 肌内注射哌替啶 100mg
D. 静脉滴注缩宫素
E. 人工破膜

59. 经处置后宫缩正常,胎头下降,S+2,宫口开大 5cm。此时最恰当处理应是

A. 静脉滴注缩宫素
B. 人工破膜
C. 让产妇用腹压
D. 温肥皂水灌肠
E. 行剖宫产术

60. 初产妇宫口开全近 2 小时,宫缩减弱,盆腔后部空虚。阴道检查:先露 S+4,胎头前囟在骨盆左前方。此时的处理方法应是

A. 行剖宫产术

B. 徒手转正胎头,必要时产钳助娩

C. 静脉滴注缩宫素加速产程进展,经阴道自然分娩

D. 吸氧,静脉注射地西泮

E. 静脉注射葡萄糖液内加维生素 C,同时肌内注射哌替啶

(61~62 题共用题干)

28 岁孕妇,G$_1$P$_0$,孕 37^{+5} 周,宫口开全 2 小时,羊水胎粪污染,先露 S+4,胎心率 90 次/分

61. 目前处理最恰当的是

A. 肌内注射哌替啶
B. 行产钳助娩术
C. 立即行剖宫产术
D. 静脉滴注缩宫素
E. 严密监测产程进展

62. 行上述治疗后胎儿娩出,1 分钟和 5 分钟的 Apgar 评分分别是 5 分和 4 分,以下处理**错误**的是

A. 立即擦净羊水及血迹,注意保暖
B. 胎头娩出后立即吸除鼻咽部黏液及羊水
C. 给予人工正压通气
D. 吸氧
E. 抗生素预防感染

【B1 型题】

(63~67 题共用备选答案)

A. 耻骨联合下缘至骶岬上缘中点间的距离

B. 耻骨联合下缘中点至骶骨下端间的距离

C. 两侧坐骨棘间的距离

D. 骶尾关节至坐骨结节间径中点间的距离

E. 两侧坐骨结节间的距离

63. 骨盆出口横径是

64. 中骨盆横径是

65. 中骨盆前后径是

66. 对角径是

67. 出口后矢状径是

(68~69 题共用备选答案)

A. 甘露醇
B. 哌替啶
C. 冬眠合剂
D. 硝普钠
E. 硫酸镁

68. 26 岁初孕妇,妊娠 35 周,血压 160/100mmHg,尿蛋白 2.5g/24h,无产兆,此时首选药物应是

69. 24 岁初产妇,临产后下腹部持续疼痛,拒按,宫口扩张缓慢,肠胀气,无头盆不称,此时首选药物应是

（70~72 题共用备选答案）

  A. 潜伏期延长   B. 活跃期延长   C. 活跃期停滞

  D. 第二产程延长   E. 第二产程停滞

70. 28 岁初产妇，妊娠 40 周，于晨 5 时临产，14 时宫口开大 4cm，23 时宫口开大 5cm，此时诊断为

71. 25 岁初产妇，无分娩镇痛，宫口开全超过 3 小时尚未分娩，此时应诊断为

72. 29 岁初产妇，妊娠 39 周，晨 1 时出现规律宫缩，10 时自然破膜，21 时 30 分查宫口开大 2cm，此时应诊断为

（73~75 题共用备选答案）

  A. 髂嵴间径 23cm   B. 骶耻外径 16cm

  C. 坐骨棘间径 9cm   D. 坐骨结节间径 7cm

  E. 出口横径加出口后矢状径 14cm

73. 属于骨盆入口狭窄的是

74. 属于中骨盆狭窄的是

75. 属于骨盆出口狭窄的是

（76~77 题共用备选答案）

  A. 骨盆重度狭窄   B. 瘢痕子宫   C. 胎膜早破

  D. 妊娠期高血压   E. 宫缩乏力

76. 分娩镇痛禁用于

77. 不宜阴道试产的是

二、简答题

1. 简述分娩的动因是什么。

2. 影响分娩的因素有哪些？

3. 何谓产力？产力包括哪些内容？

4. 临产后的子宫收缩力有哪些特点？

5. 腹壁肌及膈肌收缩力的作用是什么？

6. 简述软产道的组成部分是什么。

7. 临产后宫颈发生什么变化？

8. 初产妇与经产妇临产后宫颈的变化有何不同？

9. 何谓分娩机制？简述枕左前位的分娩机制是什么。

10. 何谓分娩机制中的衔接？何时衔接？

11. 在分娩过程中，促使胎头下降的因素有哪些？

12. 不规律宫缩（假临产）的特点是什么？

13. Bishop 宫颈成熟度评分包括哪些内容？

14. 简述临产的诊断标准是什么。

15. 何谓总产程？临床分为几个产程？

16. 简述第一产程潜伏期的定义及所需时间。

17. 简述第一产程活跃期的定义及所需时间。

18. 第一产程的临床表现有哪些？

19. 何为有效产力及宫缩过频？

20. 简述评估胎头下降情况的腹部触诊五分法是什么。

21. 阴道检查评估胎头下降程度以何处为标志？如何记录表达？

22. 简述接产的要领是什么。

23. 造成会阴撕裂的诱因有哪些？

24. 会阴切开术的指征有哪些？

25. 会阴切开术有哪两种？

26. 胎盘剥离有哪些征象？

27. 胎盘剥离及排出方式有哪几种？

28. 新生儿阿普加评分依据有哪几项体征？得分如何计算？

29. 我国新生儿窒息标准是什么？

30. 产后 2 小时需观察哪些内容？

参考答案

一、选择题

【A1 型题】

1. E	2. B	3. E	4. D	5. B	6. C	7. C	8. C	9. A	10. B
11. B	12. D	13. D	14. D	15. C	16. C	17. C	18. C	19. A	20. C
21. B	22. E	23. C	24. A	25. C	26. C	27. E	28. A	29. C	30. D
31. B	32. B	33. D	34. B	35. A	36. C	37. D			

【A2 型题】

38. B	39. C	40. D	41. A	42. E	43. E	44. D	45. D	46. D	47. D

【A3/A4 型题】

48. E	49. D	50. E	51. B	52. A	53. E	54. B	55. B	56. C	57. E
58. C	59. B	60. B	61. B	62. E					

【B1 型题】

63. E	64. C	65. B	66. A	67. D	68. E	69. B	70. B	71. D	72. A
73. B	74. C	75. E	76. E	77. A					

二、简答题

1. 简述分娩的动因是什么。

答：分娩启动的原因至今没有定论，也不能用单一机制来解释，现认为分娩启动是多因素综合作用的结果，包括炎症反应学说、内分泌控制理论、机械性刺激、子宫功能性改变等理论，宫颈成熟是分娩启动的必备条件，缩宫素与前列腺素是促进宫缩的最直接因素。

2. 影响分娩的因素有哪些？

答：影响分娩的因素有 4 个：产力，产道，胎儿和社会心理因素。

3. 何谓产力？产力包括哪些内容？

答：将胎儿及其附属物从宫腔内逼出的力量称产力。产力包括子宫收缩力、腹壁肌及膈肌收缩力（统称腹压）和肛提肌收缩力。

4. 临产后的子宫收缩力有哪些特点？

答：临产后的子宫收缩力的特点为"三性一作用"。"三性"是指节律性（临产的重要标志）、对称性、极性(宫底部最强,向下渐弱,子宫下段最弱);"一作用"是指缩复作用(宫缩时宫体肌纤维短缩变宽,宫缩后肌纤维松弛但不能完全恢复至原来长度而越来越短)。

5. 腹壁肌及膈肌收缩力的作用是什么?

答:腹壁肌及膈肌强有力地收缩使腹内压增高,腹压在第二产程末期配以宫缩时运用最有效,能迫使胎儿娩出,在第三产程亦可促使已剥离的胎盘娩出。

6. 简述软产道的组成部分是什么。

答:软产道是由子宫下段、宫颈、阴道及盆底软组织共同组成的弯曲管道。

7. 临产后宫颈发生什么变化?

答:临产后宫颈发生两个变化:①宫颈管消失;②宫口扩张。

8. 初产妇与经产妇临产后宫颈的变化有何不同?

答:初产妇多是宫颈管先短缩消失,宫口后扩张;经产妇则多是宫颈管短缩消失与宫口扩张同时进行。

9. 何谓分娩机制? 简述枕左前位的分娩机制是什么。

答:分娩机制指胎儿先露部在通过产道时,为适应骨盆各平面的不同形态,被动地进行一系列适应性转动,以其最小径线通过产道的全过程。枕左前位的分娩机制包括衔接、下降、俯屈、内旋转、仰伸、复位及外旋转、胎肩及胎儿娩出等动作。分娩机制各动作虽然分别描述,但其过程实际是连续的。

10. 何谓分娩机制中的衔接? 何时衔接?

答:衔接是指胎头双顶径进入骨盆入口平面,胎头颅骨最低点接近或达到坐骨棘水平。经产妇多在分娩开始后胎头衔接,部分初产妇可在预产期前 1~2 周内胎头衔接。

11. 在分娩过程中,促使胎头下降的因素有哪些?

答:①宫缩时通过羊水传导,压力经胎轴传至胎头;②宫缩时宫底直接压迫胎臀;③胎体伸直伸长;④腹肌收缩使腹压增加。

12. 不规律宫缩(假临产)的特点是什么?

答:①宫缩频率不一致,持续时间短、间歇时间长且无规律;②宫缩强度未逐渐增强;③常在夜间出现而于清晨消失;④不伴有宫颈管短缩、宫口扩张等;⑤给予镇静剂能将其抑制。

13. Bishop 宫颈成熟度评分包括哪些内容?

答:包括宫口开大、宫颈管消退(未消退为 2~3cm)、先露位置、宫颈硬度、宫口位置。

14. 简述临产的诊断标准是什么。

答:临产开始的标志为有规律且逐渐增强的宫缩,持续 30 秒或 30 秒以上,间歇 5~6 分钟,同时伴随进行性宫颈管消失、宫口扩张和胎先露部下降。用镇静药物不能抑制临产。

15. 何谓总产程? 临床分为几个产程?

答:分娩全过程即总产程,指从规律宫缩开始至胎儿、胎盘娩出的全过程,临床上分为如下三个产程。第一产程,又称宫颈扩张期,指从规律宫缩开始到宫颈口开全(10cm)。第一产程又分为潜伏期和活跃期。第二产程,又称胎儿娩出期,指从宫口开全至胎儿娩出。未实施硬膜外麻醉者,初产妇最长不应超过 3 小时,经产妇不应超过 2 小时;实施硬膜外麻醉镇痛者,可在此基础上延长 1 小时,即初产妇最长不应超过 4 小时,经产妇不应超过 3 小时。第三产程,又称胎盘娩出期,指从胎儿娩出到胎盘娩出。一般约 5~15 分钟,不超过 30 分钟。

16. 简述第一产程潜伏期的定义及所需时间。

答:潜伏期为宫口扩张的缓慢阶段,初产妇一般不超过 20 小时,经产妇不超过 14 小时。

17. 简述第一产程活跃期的定义及所需时间。

答:活跃期为宫口扩张的加速阶段,可在宫口开至4~5cm即进入活跃期,最迟至6cm才进入活跃期,直至宫口开全(10cm)。此期宫口扩张速度应≥0.5cm/h。

18. 第一产程的临床表现有哪些?

答:第一产程表现为宫缩规律、宫口扩张、胎先露下降及胎膜破裂。

19. 何为有效产力及宫缩过频?

答:10分钟内出现3~5次宫缩即为有效产力,可使宫颈管消失、宫口扩张和胎先露下降;10分钟内>5次宫缩定义为宫缩过频。

20. 简述评估胎头下降情况的腹部触诊五分法是什么。

答:双手掌置于胎头两侧,触及骨盆入口平面时,双手指尖可在胎头下方彼此触及为剩余5/5;双手掌指尖在胎头两侧有汇聚但不能彼此触及为剩余4/5;双手掌在胎头两侧平行为剩余3/5;双手掌在胎头两侧呈外展为剩余2/5;双手掌在胎头两侧呈外展且手腕可彼此触及为剩余1/5。

21. 阴道检查评估胎头下降程度以何处为标志? 如何记录表达?

答:坐骨棘平面是阴道检查判断胎头下降程度的标志。阴道检查可触及坐骨棘,胎头颅骨最低点平坐骨棘时,以"0"表示;在坐骨棘平面上1cm时,以"–1"表示;在坐骨棘平面下1cm时,以"+1"表示,余依次类推。

22. 简述接产的要领是什么。

答:向产妇做好分娩解释,取得产妇配合。接生者在产妇分娩时协助胎头俯屈,控制胎头娩出速度,适度保护会阴,让胎头以最小径线(枕下前囟径)缓慢通过阴道口,减少会阴严重撕裂伤风险。

23. 造成会阴撕裂的诱因有哪些?

答:造成会阴撕裂的诱因会阴水肿、过紧、炎症,耻骨弓过低,胎儿过大、娩出过快等。

24. 会阴切开术的指征有哪些?

答:会阴过紧或胎儿过大、估计分娩时会阴撕裂不可避免者,或母儿有病理情况急需结束分娩者。产钳或胎头负压吸引器助产,视母胎情况和手术者经验决定是否需要会阴切开。

25. 会阴切开术有哪两种?

答:会阴后-侧切开术和会阴正中切开术。

26. 胎盘剥离有哪些征象?

答:①宫体变硬呈球形,胎盘剥离后降至子宫下段,下段被动扩张,宫体呈狭长形被推向上方,宫底升高达脐上;②阴道口外露的脐带段自行延长;③阴道少量流血;④用手掌尺侧在产妇耻骨联合上方轻压子宫下段,宫体上升而外露的脐带不再回缩。

27. 胎盘剥离及排出方式有哪几种?

答:胎盘剥离及排出方式有两种:①胎儿面娩出式:多见,胎盘胎儿面先排出。胎盘从中央开始剥离,而后向周围剥离,其特点是胎盘先排出,随后见少量阴道流血。②母体面娩出式:少见,胎盘母体面先排出,胎盘从边缘开始剥离,血液沿剥离面流出,其特点是先有较多阴道流血,胎盘后排出。

28. 新生儿阿普加评分依据有哪几项体征? 得分如何计算?

答:阿普加(Apgar)评分法由5项体征组成,包括心率、呼吸、肌张力、喉反射及皮肤颜色。5项体征中的每一项授予分值0、1或2,然后将5项分值相加,即为Apgar评分的分值,满分是10分。

29. 我国新生儿窒息标准是什么？

答：①1分钟或5分钟 Apgar 评分≤7,仍未建立有效呼吸；②脐动脉血气 pH<7.15；③排除其他引起低 Apgar 评分的病因；④产前具有可能导致窒息的高危因素。以上①~③为必要条件,④为参考指标。

30. 产后2小时需观察哪些内容？

答：胎盘娩出2小时内是产后出血的高危期,有时被称为第四产程。应在分娩室观察一般情况、产妇面色、结膜和甲床色泽,测量血压、脉搏和阴道流血量。注意子宫收缩、宫底高度、膀胱充盈否、会阴及阴道有无血肿等,发现异常情况及时处理。

(顾蔚蓉)

第十二章 | 异常分娩

学习重点难点

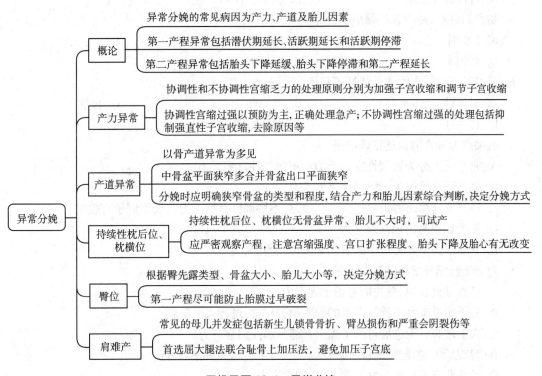

概论
- 异常分娩的常见病因为产力、产道及胎儿因素
- 第一产程异常包括潜伏期延长、活跃期延长和活跃期停滞
- 第二产程异常包括胎头下降延缓、胎头下降停滞和第二产程延长

产力异常
- 协调性和不协调性宫缩乏力的处理原则分别为加强子宫收缩和调节子宫收缩
- 协调性宫缩过强以预防为主,正确处理急产;不协调性宫缩过强的处理包括抑制强直性子宫收缩,去除原因等

异常分娩

产道异常
- 以骨产道异常为多见
- 中骨盆平面狭窄多合并骨盆出口平面狭窄
- 分娩时应明确狭窄骨盆的类型和程度,结合产力和胎儿因素综合判断,决定分娩方式

持续性枕后位、枕横位
- 持续性枕后位、枕横位无骨盆异常、胎儿不大时,可试产
- 应严密观察产程,注意宫缩强度、宫口扩张程度、胎头下降及胎心有无改变

臀位
- 根据臀先露类型、骨盆大小、胎儿大小等,决定分娩方式
- 第一产程尽可能防止胎膜过早破裂

肩难产
- 常见的母儿并发症包括新生儿锁骨骨折、臂丛损伤和严重会阴裂伤等
- 首选屈大腿法联合耻骨上加压法,避免加压子宫底

思维导图 12-1 异常分娩

习题

一、选择题

【A1 型题】

1. 关于异常分娩常见的病因**不正确**的是
   - A. 产力异常
   - B. 骨产道异常
   - C. 软产道异常
   - D. 胎儿异常
   - E. 精神心理因素

2. 对于活跃期异常处理**错误**的是
   - A. 活跃期延长时,首先应考虑加强产力
   - B. 若无明显头盆不称及严重的胎头位置异常,可行人工破膜

  C. 人工破膜后无进展可给予缩宫素静脉滴注加强产力

  D. 发现胎方位异常如枕横位或枕后位,可手转胎头矫正胎方位

  E. 活跃期停滞提示头盆不称,应行剖宫产术

3. 关于协调性子宫收缩乏力正确的是

  A. 子宫收缩极性倒置   B. 容易发生胎儿窘迫

  C. 静脉滴注缩宫素   D. 产程早期就出现宫缩乏力

  E. 宫缩高峰时,子宫有隆起

4. Bishop 宫颈成熟度评分,评 2 分的项目是

  A. 宫口开大 6cm   B. 宫颈中等硬度   C. 宫颈管消退 80%

  D. 宫口位置在前   E. 胎头位置+1

5. 初产妇急产,是指总产程小于

  A. 1 小时   B. 2 小时   C. 3 小时

  D. 4 小时   E. 5 小时

6. 分娩时正常子宫收缩的特征不包括

  A. 对称性   B. 节律性   C. 极性

  D. 自主性   E. 缩复作用

7. 有关产力异常的叙述正确的是

  A. 宫缩乏力分为协调性宫缩乏力和不协调性宫缩乏力

  B. 强直性宫缩属于不协调性宫缩乏力

  C. 协调性宫缩乏力需要加强子宫收缩,不协调性宫缩乏力需要抑制子宫收缩

  D. 初产妇更易出现宫缩乏力

  E. 宫缩乏力主要是母体的病因导致,与胎儿无关

8. 对于活跃期异常处理错误的是

  A. 活跃期延长时,首先应考虑加强产力

  B. 若无明显头盆不称及严重的胎头位置异常,可行人工破膜

  C. 人工破膜后无进展可给予缩宫素静脉滴注加强产力

  D. 发现胎方位异常如枕横位或枕后位,可手转胎头矫正胎方位

  E. 活跃期停滞提示头盆不称,应行剖宫产术

9. 出现宫缩乏力,行人工破膜加速产程进展适用于

  A. 臀位,宫口开大 3cm 以上

  B. 横位,宫口开大 3cm 以上

  C. 头先露,已衔接,宫口开大 4cm 以上

  D. 头盆不称

  E. 不协调性宫缩乏力

10. 下述情况下导致宫缩乏力时,可使用缩宫素处理的是

  A. 头盆不称   B. 宫颈水肿   C. 协调性宫缩乏力

  D. 不协调性宫缩乏力   E. 子宫痉挛性狭窄环

11. 当宫缩正常时,活跃期停滞是指破膜且宫颈口扩张≥5cm 后,宫颈口停止扩张

  A. ≥2 小时   B. ≥3 小时   C. ≥4 小时

  D. ≥6 小时   E. ≥8 小时

12. 下列**不符合**子宫痉挛性狭窄环临床表现的是
    A. 常由于过多阴道操作所致
    B. 子宫上下段交界处,不协调性宫缩过强
    C. 狭窄环常常围绕胎儿较窄部位
    D. 会导致产程停滞
    E. 是子宫破裂的先兆

13. 关于治疗宫缩乏力,应用缩宫素的注意事项正确的是
    A. 常用于穴位注射　　　　　　　　B. 出现胎儿窘迫立即停药
    C. 用药后宫缩越强,效果越佳　　　　D. 适用于不协调宫缩乏力
    E. 适应于中骨盆出口狭窄者

14. 处理不协调性子宫收缩乏力的首选措施是
    A. 温肥皂水灌肠　　　　B. 肌内注射哌替啶100mg　　　C. 行人工破膜
    D. 静脉滴注缩宫素加强宫缩　　　E. 静脉补充能量

15. 妊娠足月产妇拟增强宫缩,在0.9%生理盐水中应加入缩宫素
    A. 10U　　　　　　　　B. 5U　　　　　　　　C. 2.5U
    D. 15U　　　　　　　　E. 20U

16. 关于不协调性子宫收缩乏力正确的是
    A. 比协调性子宫收缩乏力多见
    B. 子宫收缩弱而无力
    C. 产妇多无不适感觉
    D. 强镇静药疗效显著
    E. 较少发生胎儿窘迫

17. 胎头下降停滞是指第二产程胎头先露停留在原处不下降大于
    A. 1小时　　　　　　　B. 1.5小时　　　　　　C. 2小时
    D. 2.5小时　　　　　　E. 3小时

18. 初产妇第二产程延长的时限是大于
    A. 2小时　　　　　　　B. 3小时　　　　　　　C. 4小时
    D. 5小时　　　　　　　E. 6小时

19. 活跃期延长是指从活跃期起点(5cm)至宫颈口开全过程中,出现宫颈口扩张速度小于
    A. 0.5cm/h　　　　　　B. 0.2cm/h　　　　　　C. 1cm/h
    D. 2cm/h　　　　　　　E. 0.1cm/h

20. 胎头下降延缓,是指初产妇活跃期晚期及第二产程胎头下降速度每小时小于
    A. 0.5cm　　　　　　　B. 0.8cm　　　　　　　C. 1.0cm
    D. 1.5cm　　　　　　　E. 2cm

21. 以下情况,**不应**考虑剖宫产的是
    A. 产程中出现胎儿窘迫而宫口未开全,胎头位置在≤+2水平以上
    B. 产力异常发生病理性缩复环或先兆子宫破裂时
    C. 胎儿过大
    D. 活跃期停滞
    E. 潜伏期延长

22. 关于 Bishop 评分法**不正确**的是
    A. 宫口开大 5cm 得 3 分　　　　　　　　B. 宫颈管消退 70% 得 2 分
    C. 胎头位置在−2 得 2 分　　　　　　　　D. 宫颈中等硬度得 1 分
    E. 宫口位置在后得 0 分

23. 关于内分泌失调导致子宫收缩乏力,以下表述**错误**的是
    A. 分娩启动后胎先露衔接异常的产妇体内乙酰胆碱合成及释放减少可导致子宫收缩乏力
    B. 缩宫素受体量少以及子宫对宫缩物质的敏感性降低,可导致子宫收缩乏力
    C. 胎儿、胎盘合成与分泌硫酸脱氢表雄酮量较多,致宫颈成熟度欠佳,可导致收缩乏力
    D. 分娩启动后胎先露衔接异常的产妇体内缩宫素合成及释放减少,可导致子宫收缩乏力
    E. 分娩启动后胎先露衔接异常的产妇体内前列腺素合成及释放减少,可导致子宫收缩乏力

24. 骨盆狭窄的孕妇临产时可试产者为
    A. 骨盆入口轻度狭窄,可疑头盆不称
    B. 臀位,骨盆入口轻度狭窄
    C. 头位,中骨盆轻度狭窄
    D. 头位,骨盆出口狭窄
    E. 臀位,骨盆出口狭窄

25. 骨盆入口平面狭窄一般**不会**引起
    A. 宫颈水肿　　　　　　B. 胎儿窘迫　　　　　　C. 原发性宫缩乏力
    D. 潜伏期及活跃早期延长　　E. 梗阻性难产

26. 关于骨盆测量,下述正确的是
    A. 骨盆各平面径线小于正常值 3cm 或以上为均小骨盆
    B. 对角径<12.5cm 为骨盆入口平面狭窄
    C. 坐骨棘凸出程度及坐骨切迹宽度,可判断中骨盆狭窄程度
    D. 坐骨结节间径<8.5cm 为出口平面狭窄
    E. 漏斗型骨盆与类人猿型骨盆类似

27. 单纯扁平骨盆时,骨盆外测量小于正常值的径线是
    A. 对角径　　　　　　　B. 骶耻外径　　　　　　C. 髂棘间径
    D. 髂嵴间径　　　　　　E. 坐骨结节间径

28. 关于臀位,下述正确的是
    A. 骶右前位时,胎臀的粗隆间径衔接于骨盆入口左斜径上
    B. 子宫收缩乏力的发生率并不增高
    C. 胎臀已进入盆腔,排出胎便是胎儿窘迫的征象
    D. 产妇于第一产程期间不宜灌肠
    E. 只有单臀先露才能经阴道分娩

29. 关于持续性枕后位、枕横位时第二产程的处理,正确的是
    A. 产程进展缓慢时,应行肛门检查
    B. 如胎头最低部分已达坐骨棘平面,用手将胎头转成枕前位或枕后位,再以胎头吸引术或产钳术结束分娩
    C. 枕后位娩出时,一般无须行会阴侧切术

D. 疑有头盆不称时,宜行剖宫产术

E. 应立即行剖宫产术

30. 臀位分娩时,当脐部娩出后,结束分娩的时间一般应在
    A. 8 分钟内　　　　　　　B. 8~10 分钟　　　　　　C. 10~15 分钟
    D. 15~20 分钟　　　　　　E. 20~30 分钟

31. 选用外转胎位术纠正臀先露的最佳时期是
    A. 妊娠 22~24 周后　　　　B. 妊娠 26~28 周后　　　　C. 妊娠 36~37 周后
    D. 妊娠 32~34 周后　　　　E. 妊娠 38~40 周后

32. 与病理性缩复环关系最密切的是
    A. 双胎妊娠　　　　　　　B. 嵌顿性肩先露　　　　　C. 前置胎盘
    D. 胎盘早剥　　　　　　　E. 妊娠期高血压疾病

33. 最易发生脐带脱垂的胎先露是
    A. 完全臀先露　　　　　　B. 面先露　　　　　　　　C. 枕先露
    D. 腿直臀先露　　　　　　E. 不完全臀先露

34. 以下胎方位可能经阴道分娩的是
    A. 双足先露　　　　　　　B. 肩先露　　　　　　　　C. 高直后位
    D. 额后位　　　　　　　　E. 前不均倾位

35. 经产妇,足月活胎能经阴道娩出的胎位是
    A. 额左后位　　　　　　　B. 额右后位　　　　　　　C. 枕右后位
    D. 肩右后位　　　　　　　E. 肩左后位

36. 孕妇行剖宫产的绝对指征是
    A. 额前位　　　　　　　　B. 臀先露　　　　　　　　C. 部分性前置胎盘
    D. 持续性枕后位　　　　　E. 对角径≤9.5cm

37. 关于持续性枕后位**错误**的是
    A. 阴道检查感到盆腔前部较空虚
    B. 胎头俯屈不良是主要原因
    C. 子宫收缩乏力影响胎头俯屈和内旋转
    D. 容易在宫口未开全前使用腹压
    E. 多见于男型骨盆

38. 下列叙述与持续性枕后位**无关**的是
    A. 胎头俯屈不良　　　　　B. 第二产程延长　　　　　C. 产妇过早使用腹压
    D. 脐带绕颈　　　　　　　E. 腹壁明显扪清胎儿肢体

39. 处理复合先露正确的是
    A. 有明显头盆不称征象应剖宫产
    B. 手和头先露,若已入盆,宫口开大 2cm 者,应将胎手上推
    C. 手和臀先露,一旦确诊应剖宫产
    D. 无头盆不称,手与头先露者,应嘱产妇向手露出的同侧侧卧
    E. 下肢和头先露,确诊应剖宫产

40. 不应试产而应行剖宫产的条件是
    A. 宫口开大 4cm,胎膜完整,胎头浮动,经产妇

B. 每 6 分钟宫缩 1 次,持续 20 秒,产程无明显进展

C. 坐骨结节间径 7.5cm,后矢状径 6.5cm,胎头双顶径 9.2cm,足月活胎

D. 宫口近开全,电子胎心监护仪提示出现早期减速

E. 胎心率 154 次/分,胎膜早破

41. 妊娠 26 周发现该孕妇为臀先露,应采取的措施是

A. 胸膝卧位　　　　　　　　　　　　B. 激光或艾灸至阴穴

C. 等待自然转为头先露　　　　　　　D. 外倒转术

E. 内倒转术

42. 关于肩难产的处理**不包括**

A. 请求援助和会阴切开　　　B. 立即剖宫产　　　C. 屈大腿法

D. 耻骨上加压法　　　　　　E. 旋肩法

【A2 型题】

43. 初产妇,孕 40⁺¹ 周。规律宫缩 22 小时。体检:LOA,胎心率 168 次/分,宫缩 20 秒/6~8 分钟,骨盆外测量正常,宫口开大 4cm,胎头 S+2。诊断**不正确**的是

A. 潜伏期延长　　　　　B. 宫缩乏力　　　　　C. 胎儿窘迫

D. 可疑头盆不称　　　　E. 中骨盆狭窄

44. 初产妇,临产后宫缩正常,其分娩过程的时间、宫口开大、胎先露部位置分别为:10:00,4cm,S-2;12:00,5cm,S-1;13:00,6cm,S0;17:30,6cm,S+1。这种分娩过程应诊断为

A. 活跃期延长　　　　　B. 潜伏期延长　　　　　C. 活跃期停滞

D. 胎头下降延缓　　　　E. 胎头下降停滞

45. 初产妇,35 岁,孕 40 周,临产 10 小时。检查:胎心率 124 次/分,ROA,宫口开 4cm,与 2 小时前比较无明显进展,有水囊感,S-1,超声检查胎儿双顶径 9.1cm。以下最佳处理是

A. 温肥皂水灌肠　　　　　　　　　　B. 左侧卧位,输液

C. 静脉滴注缩宫素　　　　　　　　　D. 人工破膜

E. 即刻行剖宫产术

46. 28 岁初产妇,临产 16 小时,查宫口开全 1 小时,头先露达坐骨棘下 2⁺cm,骨产道正常,枕后位,胎心率 122 次/分,此时最恰当的分娩方式是

A. 即刻剖宫产术　　　　　　　　　　B. 行会阴侧切术,产钳助娩

C. 静脉滴注缩宫素　　　　　　　　　D. 等待胎头自然旋转后阴道助产

E. 静脉高营养,等待阴道自然分娩

47. 26 岁初产妇,妊娠 40 周,来院时检查:宫底在剑突下 3 横指,胎心在脐下左下方,胎心率 98 次/分,宫缩 5 分钟 1 次。查宫口开全,胎头 S+4。本例正确处理应是

A. 等待自然分娩　　　　　　　　　　B. 适当腹压加压分娩

C. 会阴侧切后自然分娩　　　　　　　D. 会阴侧切后产钳助娩

E. 行剖宫产术

48. 25 岁初产妇,妊娠 39 周,临产 10 小时,胎心率 142 次/分,枕左后位。查宫口开大 2cm,胎头 S-2。骨盆外测量正常,产妇疲倦。本例正确处置是

A. 严密观察产程进展　　　　　　　　B. 静脉滴注缩宫素

C. 行人工破膜加速产程进展　　　　　D. 肌内注射哌替啶 100mg

E. 行剖宫产术

49. 28 岁初产妇,妊娠 40 周,规律宫缩 12 小时。近 2 小时产程无进展,产妇呼喊疼痛,腹部拒按,子宫呈痉挛性收缩,胎位触不清,胎心率 152 次/分。查宫口开大 3cm,胎头 S+1。本例正确处理应是

  A. 阴道检查后再决定分娩方式   B. 静脉滴注缩宫素

  C. 肌内注射哌替啶 100mg   D. 人工破膜后静脉滴注缩宫素

  E. 立即行剖宫产术

50. 27 岁初产妇,宫口开全近 2 小时,诊断为持续性枕后位,S+4,胎心率 148 次/分。本例最适宜的分娩方式应是

  A. 静脉滴注缩宫素增强宫缩经阴道分娩

  B. 等待胎头内旋转后经阴道自然分娩

  C. 产钳助娩

  D. 手转胎头后产钳助娩

  E. 行剖宫产术

51. 初产妇,宫口开大 1.5 小时,胎头已达盆底,持续性枕左横位,处理应是

  A. 缩宫素静脉滴注   B. 等待其自然回转

  C. 人工协助顺时针转 90°   D. 人工协助逆时针转 90°

  E. 行会阴后斜切开术

52. 经产妇,28 岁,临产 16 小时,查宫口开全 1.5 小时,头先露 S+1,骨产道正常,枕后位,胎心率 92~102 次/分,此时最恰当的分娩方式是

  A. 准备行剖宫产术   B. 行会阴侧切术,产钳助娩

  C. 静脉滴注缩宫素   D. 旋转胎头,会阴侧切后阴道助产

  E. 静脉高营养,等待阴道自然分娩

53. 29 岁经产妇,妊娠 38 周,肩左前位,胎膜已破,宫口开大 9cm,胎心率 140 次/分,未见病理性缩复环。本例此时最恰当的处理应是

  A. 立即行剖宫产术   B. 全身麻醉下行内转胎位术

  C. 在全身麻醉下行断头术   D. 静脉滴注缩宫素

  E. 静脉注射地西泮

54. 26 岁初产妇,妊娠 39 周,肩右后位,于 2 小时前胎膜已破,宫口开大 6cm,胎心率 140 次/分,未见病理性缩复环。本例此时最恰当的处理应是

  A. 在全身麻醉下行断头术   B. 静脉麻醉下行内转胎位术

  C. 立即行剖宫产术   D. 静脉滴注缩宫素

  E. 静脉注射地西泮

55. 23 岁初产妇,身高 160cm,孕 40 周,规律宫缩 12 小时。阴道检查:宫口开大 5cm,先露 S0,大囟在 3 点,小囟在 9 点,矢状缝向后靠近骶岬,盆腔后部空虚。诊断为

  A. 左枕横位,后不均倾   B. 右枕横位,后不均倾

  C. 右枕横位,前不均倾   D. 左枕横位,前不均倾

  E. 右枕横位,均倾入盆

56. 25 岁初产妇,妊娠 39 周,规律宫缩 15 小时,胎心率 142 次/分,枕左后位。查宫口开大 7cm,近 4 小时无进展,胎头 S+1。本例恰当处置应是

  A. 严密观察产程进展

B. 肌内注射哌替啶 100mg

C. 行人工破膜和缩宫素静脉滴注加速产程进展

D. 行剖宫产术

E. 右枕横位,均倾入盆

57. 24 岁初产妇,规律宫缩 12 小时,连续观察 2 小时,宫口由 6cm 开大至 7cm,胎头 S+1,未破膜,胎心率 140 次/分。本例正确处置应是

    A. 严密观察产程进展   B. 肌内注射吗啡 10mg

    C. 静脉滴注缩宫素   D. 立即行剖宫产

    E. 立即行人工破膜

58. 26 岁初产妇,妊娠 40 周,规律宫缩 24 小时。检查宫口开大 4cm,胎头前囟位于耻骨联合后方,胎膜已破,羊水混浊绿色,胎心率 104 次/分。本例最恰当的处置是

    A. 等待宫口开全产钳助娩   B. 等待自然分娩

    C. 静脉滴注地诺前列酮   D. 静脉滴注缩宫素

    E. 剖宫产术

59. 26 岁初产妇,妊娠 36 周,臀先露,先露部尚未入盆,宫口未开,胎膜未破,胎心良好。本例处理首选

    A. 激光照射至阴穴   B. 行外转胎位术

    C. 行胸膝卧位   D. 行剖宫产术

    E. 产检等待临产

60. 25 岁初产妇,双胎妊娠,第一胎儿为单臀先露,娩出的新生儿 2 600g,Apgar 评分为 8 分,阴道检查第二胎儿为肩先露,破膜后上肢脱出,胎心率 144 次/分,有力规律。本例恰当的紧急处理是

    A. 给予子宫收缩剂   B. 行外转胎位术

    C. 行内转胎位术   D. 行剖宫产术

    E. 吸氧

61. 初产妇 24 岁,孕 39 周。规律宫缩 8 小时来院,宫高 30cm,腹围 98cm,完全臀先露,胎心率 140 次/分,骨盆正常,宫口开大 5cm,宫缩时可见胎足,此时适宜的处理是

    A. 外倒转术

    B. 等待自然分娩

    C. 用无菌巾以手掌堵住阴道口,使子宫颈和阴道充分扩张

    D. 人工破膜联合缩宫素加强宫缩,宫口开全后行臀牵引

    E. 剖宫产

【A3/A4 型题】

(62~64 题共用题干)

26 岁初产妇,妊娠 38 周,规律宫缩 7 小时,枕右前位,估计胎儿体重 2 800g,胎心率 146 次/分。阴道检查:宫口开大 3cm,已破膜,胎头 S+1,骨盆外测量未见异常。

62. 本例应诊断为

    A. 第一产程延长   B. 相对头盆不称

    C. 胎儿生长受限   D. 子宫收缩乏力

    E. 正常分娩经过

63. 此时恰当处理应是
   A. 等待自然分娩
   B. 静脉滴注麦角新碱
   C. 静脉滴注缩宫素
   D. 抑制宫缩,使其维持至妊娠40周
   E. 行剖宫产术

64. 此后宫缩逐渐减弱,产程已17小时,宫口开大7cm,此时恰当处理应是
   A. 静脉滴注缩宫素
   B. 肌内注射缩宫素
   C. 静脉注射地西泮加速产程进展
   D. 静脉注射麦角新碱
   E. 即行剖宫产术

(65~67题共用题干)

23岁初产妇,妊娠39周,规律宫缩3小时,枕右前位,胎心率136次/分,骨盆外测量未见异常,胎儿头S-1,宫口未开,胎膜未破,B型超声测胎头双顶径为9.6cm,AFV 3cm。

65. 本例应诊断为
   A. 潜伏期延长
   B. 相对头盆不称
   C. 正常分娩经过
   D. 子宫收缩乏力
   E. 第一产程延长

66. 此时最恰当的处置应是
   A. 行剖宫产术
   B. 静脉滴注缩宫素
   C. 严密观察产程情况
   D. 肌内注射哌替啶100mg
   E. 缓慢静脉注射能量合剂

67. 当胎头下降S+3,宫口开大5cm,宫缩弱,此时最恰当的处理应是
   A. 行剖宫产术
   B. 静脉滴注缩宫素
   C. 让产妇用腹压
   D. 温肥皂水灌肠
   E. 人工破膜

(68~69题共用题干)

25岁经产妇,妊娠39周,不规律宫缩2日,阴道少许血性黏液,查血压136/86mmHg,子宫长度38cm,腹围106cm,胎心率158次/分,宫缩持续32秒,间隔6分钟,查宫口未开,缩宫素激惹试验出现早期减速。临产19小时再查宫缩减弱、不规律,胎心率150次/分,查宫口开大4cm,先露为0,血压120/90mmHg,尿蛋白(±),无自觉症状。

68. 本例的正确诊断应是
   A. 第一产程活跃期延长
   B. 第一产程潜伏期延长
   C. 原发性子宫收缩乏力
   D. 胎儿窘迫
   E. 妊娠期高血压

69. 此时**不恰当**的处理是
   A. 人工破膜
   B. 左侧卧位
   C. 静脉滴注肼屈嗪
   D. 阴道检查了解头盆关系
   E. 间断吸氧

(70~72题共用题干)

29岁初产妇,妊娠39周,规律宫缩7小时,估计胎儿体重3 100g,胎心率140次/分。阴道检查:宫口开大3cm,胎膜稍突出,胎先露S0,骨盆外测量无异常。

70. 本例应诊断为
    A. 胎儿窘迫
    B. 头盆轻度相对不称
    C. 子宫收缩乏力
    D. 正常产程
    E. 潜伏期延长

71. 1小时后,胎心良好,宫缩正常。宫口开大4cm,胎膜突出,先露S+1,此时恰当的处理是
    A. 行人工破膜
    B. 等待自然分娩
    C. 静脉滴注缩宫素
    D. 肌内注射麦角新碱
    E. 行剖宫产术

72. 宫缩逐渐增强,产程13小时,胎心率170次/分,羊膜自破,羊水Ⅲ度。再次阴道检查:宫口开全,先露S+4。此时恰当的处理是
    A. 等待自然分娩
    B. 静脉滴注缩宫素
    C. 产钳助产
    D. 肌内注射麦角新碱
    E. 行剖宫产术

（73~74题共用题干）

初产妇,妊娠40周,规律宫缩18小时。查体:宫口开大6cm,宫缩渐弱,20~30秒/6~7分钟,2小时后复查,胎膜已破,羊水清亮,宫口仍开大6cm,S+1,骨盆外测量正常范围,胎心率130~135次/分,规律。

73. 该产妇属于下列哪种产程异常
    A. 潜伏期延长
    B. 活跃期延长
    C. 活跃期停滞
    D. 胎头下降延缓
    E. 第二产程停滞

74. 首选的处理措施是
    A. 缩宫素静脉滴注
    B. 立即行剖宫产术
    C. 肌内注射哌替啶
    D. 鼓励产妇进食、休息
    E. 等待其自然分娩

（75~76题共用题干）

26岁初产妇,妊娠39周,规律宫缩18小时,查宫口8cm,先露S0,胎膜未破,腹部触诊为头先露,宫缩时宫体部不硬,持续30秒,间隔5分钟,胎心率136次/分,B型超声检查示胎儿双顶径为9.0cm。

75. 出现以上情况最可能是
    A. 子宫收缩过强
    B. 胎儿过大
    C. 子宫收缩乏力
    D. 骨盆狭窄
    E. 胎儿畸形

76. 本例首先的处理是
    A. 人工破膜
    B. 立即剖宫产
    C. 静脉滴注缩宫素5U
    D. 肌内注射哌替啶100mg
    E. 观察1小时后再决定

（77~80题共用题干）

26岁初产妇,妊娠38周,枕左前位。阵发性腹痛,宫缩10分钟1次,持续40秒,宫口开大4cm。

77. 根据上述临床表现可以得到的结论是

A. 子宫收缩极性异常   B. 子宫收缩对称性异常

C. 子宫收缩节律性异常   D. 子宫收缩缩复作用异常

E. 腹肌和膈肌收缩力异常

78. 此时的处理原则应是

　　A. 静脉滴注缩宫素   B. 肌内注射哌替啶 100mg

　　C. 人工破膜   D. 肌内注射麦角新碱

　　E. 立即行剖宫产术

79. 处理后宫缩好转,进入第二产程,胎先露 S+3,胎心良好,此时处理应是

　　A. 等待自然分娩   B. 产钳助产

　　C. 胎头吸引器助产   D. 继续加强宫缩等待分娩

　　E. 立即行剖宫产术

80. 若胎头 S+5,胎心率 98 次/分,此时处理应是

　　A. 立即行剖宫产术

　　B. 等待自然分娩

　　C. 静脉滴注缩宫素加速产程进展

　　D. 静脉注射地西泮加速产程进展

　　E. 行胎头吸引术

(81~84 题共用题干)

27 岁妊娠近足月初产妇,临产急诊来院,疑肩先露。

81. 检查产妇腹部,最常见的异常情况是

　　A. 子宫呈纵椭圆形   B. 子宫呈板状硬

　　C. 胎心率减慢   D. 出现病理性缩复环

　　E. 呈悬垂腹

82. 若为嵌顿性肩前位,脱出的胎手是胎儿左手,其腹部检查应是

　　A. 胎背朝向产妇腹壁,胎头在产妇腹壁左侧

　　B. 胎背朝向产妇腹壁,胎头在产妇腹壁右侧

　　C. 胎儿肢体朝向产妇腹壁,胎头在产妇腹壁右侧

　　D. 胎儿肢体朝向产妇腹壁,胎头在产妇腹壁左侧

　　E. 胎儿肢体朝向产妇腹壁,胎头在产妇腹壁剑突下

83. 胎心率 144 次/分且规律,宫缩 5 分钟 1 次,持续 40 秒。缩复环在脐耻之间,此时处理原则应是

　　A. 送回胎手,并行臀高头低位   B. 待宫口开全,行内转胎位术

　　C. 外转胎位术,转成纵产式   D. 在深麻醉下行内转胎位术

　　E. 立即行剖宫产术

84. 娩出的新生儿颜面及全身皮肤青紫,呼吸表浅,心率 120 次/分且有力,此时首先应做的处置是

　　A. 吸氧,保暖   B. 行人工呼吸

　　C. 脐静脉注射纳洛酮   D. 纠正酸中毒

　　E. 清理呼吸道

(85~88 题共用题干)

　26 岁初产妇,妊娠 37 周,规律宫缩 7 小时,宫口开大 3cm,未破膜,枕左前位,估计胎儿体重 2 550g,胎心率 148 次/分,骨盆外测量未见异常。

85. 此时恰当处理应是

    A. 给予宫缩抑制剂,使其维持至妊娠 40 周

    B. 人工破膜加速产程进展

    C. 等待自然分娩

    D. 静脉滴注缩宫素

    E. 行剖宫产术

86. 不久出现胎心率加快,168 次/分,此时恰当处理应是

    A. 吸氧左侧卧位　　　　　　　　　　B. 立即剖宫产

    C. 静脉滴注维生素 C　　　　　　　　D. 羊膜镜检查

    E. 静脉滴注缩宫素

87. 若胎心恢复正常,但宫缩减弱,产程进展已达 19 小时,胎膜已破,宫口仅开大 6cm,此时恰当处理应是

    A. 肌内注射麦角新碱加速宫缩　　　　B. 静脉滴注葡萄糖溶液内加维生素 C

    C. 静脉注射地西泮　　　　　　　　　D. 立即剖宫产

    E. 静脉滴注缩宫素加强宫缩

88. 若宫口已开全 2.5 小时,胎头拨露达半小时,此时处理应是

    A. 肌内注射哌替啶 100mg　　　　　　B. 静脉滴注葡萄糖溶液内加维生素 C

    C. 静脉滴注缩宫素　　　　　　　　　D. 会阴切开,产钳助产

    E. 立即剖宫产

(89~92 题共用题干)

23 岁初产妇,妊娠 39 周,规律宫缩 3 小时,枕右前位,胎心率 136 次/分,骨盆外测量未见异常,胎膜完整,B 型超声测胎头双顶径值为 9.6cm,AFV 3cm。

89. 此时最恰当的处置应是

    A. 行剖宫产术　　　　　　　　　　　B. 静脉滴注缩宫素

    C. 缓慢静脉注射能量合剂　　　　　　D. 肌内注射维生素 K_1

    E. 严密观察产程进展情况

90. 经观察,第一产程潜伏期已达 17 小时,宫口 2cm,子宫收缩 8~10 分钟 1 次,持续 30 秒,胎心率 142 次/分,胎头已入盆,先露 S+1,孕妇自述疲倦,排尿困难,肠胀气。此时处理应是

    A. 导尿并留置导尿管　　　　　　　　B. 行剖宫产术

    C. 人工破膜　　　　　　　　　　　　D. 静脉滴注缩宫素

    E. 肌内注射哌替啶 100mg

91. 经处置后宫缩好转,胎头下降,先露 S+3,宫口开大 5cm,再次出现宫缩减弱,此时最恰当的处置应是

    A. 人工破膜　　　　　　　　　　　　B. 静脉滴注缩宫素

    C. 嘱产妇用腹压　　　　　　　　　　D. 温肥皂水灌肠

    E. 行剖宫产术

92. 宫口已开全 2 小时,宫缩减弱,查盆腔后部空虚,先露 S+4,胎头前囟在骨盆左前方。此时的处理方法应是

    A. 行剖宫产术

    B. 吸氧,静脉注射地西泮

  C. 静脉滴注缩宫素加速产程进展,经阴道分娩

  D. 会阴侧切,徒手转正胎头,产钳助娩

  E. 静脉注射葡萄糖注射液内加维生素 C,同时肌内注射哌替啶

(93~95 题共用题干)

初产妇,孕 40 周,临产后发现胎儿纵轴与母体纵轴相互垂直,血压正常,胎心率 140 次/分。

93. 根据以上情况判断**不可能**的胎方位是

  A. 肩左后位   B. 肩左前位

  C. 肩右后位   D. 肩右前位

  E. 头位

94. 此产妇经检查发现下腹脐耻之间出现一凹陷,并随宫缩逐渐升高,最可能的原因是

  A. 子宫破裂   B. 病理性缩复环

  C. 宫缩不协调   D. 生理性缩复环

  E. 尿潴留

95. 目前胎心率 140 次/分,目前应采取的措施是

  A. 立即给予缩宫素引产   B. 立即乙醚麻醉行内倒转

  C. 立即行外倒转   D. 继续观察胎心变化情况

  E. 立即剖宫产

【B1 型题】

(96~98 题共用备选答案)

  A. 潜伏期延长   B. 第二产程长

  C. 活跃期停滞   D. 活跃期延长

  E. 第二产程停滞

 96. 29 岁经产妇,妊娠 39 周,晨 4 时出现规律宫缩,10 时自然破膜,20 时 30 分查宫口开大 2cm,此时应诊断为

 97. 25 岁经产妇,宫口开全超过 2 小时尚未分娩,此时应诊断为

 98. 28 岁初产妇,妊娠 40 周,于晨 5 时临产,14 时宫口开大 5cm,20 时宫口开大 7cm,此时应诊断为

(99~102 题共用备选答案)

  A. 高直前位   B. 前不均倾位

  C. 高直后位   D. 后不均倾位

  E. 额先露

 99. 前顶骨嵌入,矢状缝靠近骶岬的是

 100. 矢状缝与骨盆入口前后径一致,枕骨靠近骶岬的是

 101. 后顶骨嵌入,矢状缝靠近耻骨联合的是

 102. 矢状缝与骨盆入口前后径一致,枕骨靠近耻骨联合的是

(103~105 题共用备选答案)

  A. 以产钳助产   B. 选择剖宫产

  C. 充分堵臀,等待阴道分娩   D. 人工破膜,催产素引产

  E. 等待自然分娩

 103. 胎儿脐部已娩出,胎头 5 分钟尚未娩出,应

104. 完全臀先露,孕足月,已临产,对角径 10.5cm,应

105. 完全臀先露,宫口开大 6cm,胎儿约 3 000g,宫缩时阴道已露出胎足,应

(106~108 题共用备选答案)

    A. 低张性宫缩乏力　　　　　　　　　　B. 高张性宫缩乏力

    C. 原发性宫缩乏力　　　　　　　　　　D. 继发性宫缩乏力

    E. 正常子宫收缩乏力

106. 临产后,宫缩一直短而弱,间歇长,产程进展慢,为

107. 产程进展到一定阶段后,宫缩减弱,出现宫缩乏力,为

108. 子宫收缩保持正常极性,仅间歇长,持续短,弱而无力,为

(109~111 题共用备选答案)

    A. 正常产程　　　　　　　　　　　　　B. 潜伏期延长

    C. 活跃期延长　　　　　　　　　　　　D. 活跃期停滞

    E. 第二产程停滞

109. 临产 20 小时,宫口开大 2cm,为

110. 临产 18 小时,宫口开大 6cm,为

111. 宫口开大 6cm,1.5 小时无进展,为

(112~113 题共用备选答案)

    A. LOA　　　　　　　　　　　　　　　B. LOP

    C. ROT　　　　　　　　　　　　　　　D. ROP

    E. OP

112. 宫口开全 1 小时,阴道检查:胎头矢状缝位于骨盆右斜径上,小囟门在骨盆右后方,为

113. 宫口开全 1 小时,胎头下降停滞,阴道检查:3 点处扪及一胎儿耳朵,耳廓朝骨盆后方,为

二、简答题

1. 简述协调性子宫收缩过强是什么。

2. 简述高张性子宫收缩乏力的特点有哪些。

3. 何谓急产? 对胎儿、新生儿有哪些影响?

4. 协调性宫缩乏力为加强宫缩行人工破膜需具备哪些条件?

5. 简述不协调性宫缩乏力的处理原则是什么。

6. 简述当发现子宫痉挛性狭窄环时处理原则是什么。

7. 协调性宫缩乏力时缩宫素静脉滴注的处理原则及注意事项有哪些?

8. 简述何谓第一产程活跃期停滞。

9. 简述何谓第二产程延长。

10. Bishop 宫颈成熟度评分法中的指标有哪些项目? 与引产成功率的关系是什么?

11. 简述第一产程期间加强子宫收缩的方法有哪些。

12. 简述骨盆入口平面狭窄的处理原则是什么。

13. 简述狭窄骨盆对产妇的影响有哪些。

14. 简述持续性枕后位的临床表现有哪些。

15. 造成持续性枕后位或枕横位的原因有哪些?

16. 简述当枕后位若在分娩过程中不能自然转为枕前位时的分娩机制是什么。

17. 何谓胎头高直位? 包括哪两种?

18. 简述胎头高直位的临床表现有哪些。

19. 简述前不均倾位的处理原则是什么。

20. 简述面先露的处理原则是什么。

21. 简述什么是外倒转术。

22. 简述臀先露的临床分类有哪些。

23. 简述臀先露行择期剖宫产的指征有哪些。

24. 肩先露时腹部检查有哪些特点?

25. 何谓复合先露?

26. 简述肩难产的高危因素有哪些。

参考答案

一、选择题

【A1 型题】

1. E	2. A	3. C	4. D	5. C	6. D	7. A	8. A	9. C	10. C
11. C	12. D	13. B	14. B	15. C	16. D	17. A	18. B	19. A	20. C
21. E	22. C	23. C	24. A	25. B	26. C	27. B	28. D	29. D	30. A
31. C	32. B	33. E	34. A	35. C	36. E	37. A	38. D	39. A	40. C
41. C	42. B								

【A2 型题】

43. C	44. C	45. D	46. D	47. D	48. D	49. C	50. D	51. D	52. A
53. B	54. C	55. D	56. D	57. E	58. E	59. B	60. C	61. D	

【A3/A4 型题】

62. E	63. A	64. A	65. C	66. C	67. E	68. D	69. C	70. D	71. A
72. C	73. C	74. A	75. C	76. A	77. C	78. A	79. A	80. E	81. D
82. B	83. E	84. E	85. C	86. A	87. D	88. D	89. E	90. D	91. A
92. D	93. E	94. B	95. E						

【B1 型题】

96. A	97. B	98. D	99. B	100. C	101. D	102. A	103. A	104. B	105. C
106. C	107. D	108. A	109. B	110. A	111. D	112. D	113. E		

二、简答题

1. 简述协调性子宫收缩过强是什么。

答:协调性子宫收缩过强,其子宫收缩的节律性、对称性及极性均正常,仅子宫收缩力过强、过频。若产道无阻力产程常短暂,发生急产,严重者造成软产道撕伤。若存在产道梗阻或瘢痕子宫,宫缩过强可发生病理性缩复环甚至子宫破裂。

2. 简述高张性子宫收缩乏力的特点有哪些。

答:高张性子宫收缩乏力即不协调性子宫收缩乏力,其特点有:子宫收缩的极性倒置,宫缩的兴奋点来自子宫下段的一处或多处冲动,节律不协调,宫缩时宫底部不强,而是子宫下段强,宫缩间歇期子宫壁也不能完全放松,表现为子宫收缩不协调,这种宫缩不能使宫口如期扩张,不能使胎先露部如期下降,属无效宫缩。

3. 何谓急产？对胎儿、新生儿有哪些影响？

答：子宫收缩的节律性、对称性和极性均正常，仅收缩力过强和过频，宫腔压力>50mmHg，产道无阻力，宫口短时间内开全，总产程<3小时，称急产。由于宫缩过强过频，影响子宫胎盘血液循环，胎儿在宫内缺氧，易发生胎儿窘迫、新生儿窒息甚至死亡。胎儿娩出过快易致新生儿颅内出血。来不及消毒接产，新生儿容易发生感染，若新生儿坠地可致骨折及外伤。

4. 协调性宫缩乏力为加强宫缩行人工破膜需具备哪些条件？

答：确诊为协调性宫缩乏力，因产程无明显进展需加强宫缩，行人工破膜必须具备的条件有：宫口扩张≥3cm，无头盆不称、胎头已衔接；胎心良好。人工破膜应在宫缩间歇、下次宫缩将开始时进行。

5. 简述不协调性宫缩乏力的处理原则是什么。

答：不协调性宫缩乏力的处理原则是调节子宫收缩，恢复正常节律性和极性。通常肌内注射哌替啶100mg或吗啡10mg，使产妇充分休息，多能恢复为协调性子宫收缩，在宫缩恢复为协调性之前，禁用缩宫素。若经上述处理，不协调性宫缩不能得到纠正，或伴有胎儿窘迫、头盆不称，均应行剖宫产术。

6. 简述当发现子宫痉挛性狭窄环时处理原则是什么。

答：当发现子宫痉挛性狭窄环时，应当停止阴道内操作及缩宫类药物。可予以镇静剂如哌替啶100mg或吗啡10mg肌内注射，25%硫酸镁20ml加于5%葡萄糖注射液20ml缓慢静脉注射，宫缩恢复正常时行阴道助产或等待自然分娩。若子宫痉挛性狭窄环仍无法缓解，宫口未开全，胎先露较高，或出现胎儿窘迫征象，应当立即行剖宫产术。

7. 协调性宫缩乏力时缩宫素静脉滴注的处理原则及注意事项有哪些？

答：缩宫素静脉滴注适用于协调性宫缩乏力、胎心率良好、胎位正常、头盆相称者。原则是以最小浓度获得最佳宫缩，一般将缩宫素2.5U配制于0.9%生理盐水中，从1~2mU/min开始，根据宫缩强弱进行调整，调整间隔为15~30分钟，每次增加1~2mU/min为宜，最大给药剂量通常不超过20mU/min，维持宫缩时宫腔内压力达50~60mmHg，宫缩间隔2~3分钟，持续40~60秒。对于不敏感者，可酌情增加缩宫素给药剂量。应用缩宫素时，应有医生或助产士在床旁守护，监测宫缩、胎心率、血压及产程进展等状况。评估宫缩强度的方法有3种：①触诊子宫；②电子胎心监护；③宫腔内导管测量子宫收缩力，计算Montevideo单位（MU），MU的计算是将10分钟内每次宫缩产生的压力（mmHg）相加而得。一般临产时宫缩强度为80~120MU，活跃期宫缩强度为200~250MU，应用缩宫素促进宫缩时必须达到200~300MU，才能引起有效宫缩。若10分钟内宫缩>5次、宫缩持续1分钟以上或胎心率异常，应立即停止静脉滴注缩宫素。外源性缩宫素在母体血中的半衰期为1~6分钟，故停药后能迅速好转，必要时加用镇静剂。若发现血压升高，应减慢缩宫素滴注速度。由于缩宫素有抗利尿作用，水的重吸收增加，可出现尿少，需警惕水中毒的发生。有明显产道梗阻或伴瘢痕子宫者不宜应用。

8. 简述何谓第一产程活跃期停滞。

答：以宫口扩张5cm作为活跃期的标志，活跃期停滞的诊断标准：当破膜且宫口扩张≥5cm后，如宫缩正常，而宫口停止扩张≥4小时方可诊断活跃期停滞；若宫缩欠佳，宫口停止扩张≥6小时可诊断活跃期停滞。活跃期停滞可作为剖宫产指征。

9. 简述何谓第二产程延长。

答：对于初产妇，如行硬膜外麻醉镇痛，第二产程超过4小时，产程无进展（包括胎头下降、旋转）可诊断第二产程延长；如无硬膜外麻醉镇痛，第二产程超过3小时，产程无进展可诊断。对于经产妇,如行硬膜外麻醉镇痛者,第二产程超过 3 小时,产程无进展(包括胎头下降、旋转)可诊断第二产程延长;如无硬膜外麻醉镇痛者,第二产程超过 2 小时,产程无进展可诊断。

10. Bishop 宫颈成熟度评分法中的指标有哪些项目?与引产成功率的关系是什么?

答:Bishop 宫颈成熟度评分法中的指标有宫口开大(cm)、宫颈管消退(%)、先露位置(坐骨棘水平=0)、宫颈硬度和宫口位置 5 个项目。满分为 13 分。>9 分人工破膜引产均成功,7~9 分成功率为 80%,4~6 分的成功率为 50%,≤3 分均失败。

11. 简述第一产程期间加强子宫收缩的方法有哪些。

答:加强宫缩的方法有:①人工破膜:使胎头直接紧贴子宫下段及宫颈内口,引起反射性宫缩,加速产程进展;②静脉滴注缩宫素;③静脉推注地西泮 10mg,能使宫颈平滑肌松弛,软化宫颈,促进宫口扩张。

12. 简述骨盆入口平面狭窄的处理原则是什么。

答:①绝对性骨盆入口狭窄:骨盆入口前后径≤8.0cm,对角径≤9.5cm,胎头跨耻征阳性者,足月活胎不能入盆,不能经阴道分娩,应行剖宫产术结束分娩。②相对性骨盆入口狭窄:骨盆入口前后径 8.5~9.5cm,对角径 10.0~11.0cm,胎头跨耻征可疑阳性。足月胎儿体重<3 000g,产力、胎位及胎心均正常时,可在严密监护下进行阴道试产。试产充分与否的判断,除参考宫缩强度外,应以宫口扩张程度为衡量标准。骨盆入口狭窄的试产应使宫口扩张至 4cm 以上。胎膜未破者可在宫口扩张≥3cm 时行人工破膜。若破膜后宫缩较强,产程进展顺利,多数能经阴道分娩。试产过程中若出现宫缩乏力,可用缩宫素静脉滴注加强宫缩。试产后胎头仍迟迟不能入盆,宫口扩张停滞或出现胎儿窘迫征象,应及时行剖宫产术结束分娩。

13. 简述狭窄骨盆对产妇的影响有哪些。

答:若为骨盆入口平面狭窄,影响胎先露部衔接,容易发生胎位异常。若为中骨盆平面狭窄,影响胎头内旋转,容易发生持续性枕横位或枕后位。胎先露部下降受阻多导致继发性宫缩乏力,产程延长或停滞,使手术助产、软产道裂伤及产后出血增多;产道受压过久,可形成尿瘘或粪瘘;严重梗阻性难产伴宫缩过强形成病理性缩复环,可致先兆子宫破裂甚至子宫破裂;因胎膜早破、手术助产增加以及产程异常行阴道检查次数过多,产褥感染机会亦增加。

14. 简述持续性枕后位的临床表现有哪些。

答:分娩发动后胎头枕后位衔接导致胎头俯屈不良及下降缓慢,宫颈不能有效扩张及反射性刺激内源性缩宫素释放,易致协调性宫缩乏力,第二产程延长。当出现持续性枕后位时,初产妇的分娩时间平均增加 2 小时,而经产妇平均增加 1 小时。此外,由于胎儿枕部压迫直肠,产妇自觉肛门坠胀及排便感,宫口尚未开全时过早使用腹压,产妇体力消耗过大,宫颈前唇水肿,使胎头下降延缓或停滞,产程延长。若在阴道口见到胎发,经过多次宫缩屏气不见胎头继续下降时,应考虑持续性枕后位可能。

15. 造成持续性枕后位或枕横位的原因有哪些?

答:①骨盆异常与胎头俯屈不良:多见于男型骨盆与类人猿型骨盆入口平面前半部较狭窄,后半部较宽,可以枕后位或枕横位衔接入盆。这两种类型的骨盆多伴有中骨盆狭窄,阻碍胎头内旋转,容易发生持续性枕后位或枕横位。扁平骨盆及均小骨盆容易使胎头以枕横位衔接,伴胎头俯屈不良、内旋转困难,使胎头枕横位,胎头嵌顿在中骨盆形成持续性枕横位。②其他异常:宫颈肌瘤、头盆不称、前置胎盘、子宫收缩乏力、胎儿过大或过小以及胎儿发育异常等均可影响胎头俯屈及内旋转,形成持续性枕后位或枕横位。

16. 简述当枕后位若在分娩过程中不能自然转为枕前位时的分娩机制是什么。

答:左或右枕后位内旋转时向后旋转45°成正枕后位,其分娩方式有:①俯屈较好:枕后位经阴道助产最常见的方式为,胎头继续下降至前囟抵达耻骨联合下时,以前囟为支点,继续俯屈,自会阴前缘先娩出顶部及枕部,随后胎头仰伸,经过耻骨联合下后相继娩出额、鼻、口、颏。②俯屈不良:胎头以较大的枕额周径旋转,这种分娩方式较前者更加困难,除少数产力好、胎儿小能以正枕后位自然娩出外,一般均需手术助娩。往往胎头额部先拨露,当鼻根出现在耻骨联合下缘时,以鼻根为支点,胎头先俯屈,使前囟、顶部及枕部相继从会阴前缘娩出,胎头再发生仰伸,自耻骨联合下相继娩出额、鼻、口及颏。

17. 何谓胎头高直位? 包括哪两种?

答:胎头高直位是指胎头以不屈不仰姿势衔接入骨盆,其矢状缝与骨盆入口前后径相一致,分为胎头高直前位(胎头枕骨向前靠近耻骨联合)和胎头高直后位(胎头枕骨向后靠近骶岬)两种。

18. 简述胎头高直位的临床表现有哪些。

答:由于临产后胎头不俯屈,进入骨盆入口的胎头径线增大,入盆困难,活跃期宫口扩张延缓或停滞。若胎头一直不能衔接入盆,表现为活跃期停滞。胎头高直前位临产后,胎头有俯屈的余地,极度俯屈的胎儿枕骨下部支撑在耻骨联合后方支点上。首先是前囟滑过骶岬,然后额部沿骶骨下滑入盆衔接,胎头不断下降,双顶径达坐骨棘平面以下,待胎头极度俯屈姿势纠正后,胎头不需内旋转,可按正枕前位分娩,或仅转45°,以枕前位分娩。高直后位时,胎头不下降,不能通过骨盆入口,先露部高浮,活跃期延缓或停滞,即使宫口能够开全,胎头高浮易发生第二产程延长、先兆子宫破裂或子宫破裂等。

19. 简述前不均倾位的处理原则。

答:尽量避免胎头以前不均倾位衔接临产,产程早期产妇宜取坐位或半卧位,以减小骨盆倾斜度。一旦发现前不均倾位,除个别胎儿小、骨盆宽大、宫缩强、给予短时间试产外,均应尽快以剖宫产结束分娩。

20. 简述面先露的处理原则是什么。

答:面先露的处理原则不尽相同。颏前位时,胎头后部能适应产道大弯(骶骨凹),只要头盆相称,产力良好,经产妇有可能自然分娩或产钳助娩。颏后位时,胎颈不能适应产道大弯,足月活胎不能经阴道娩出,均应行剖宫产术结束分娩。若有胎儿畸形,均应在宫口开全后行穿颅术结束分娩。

21. 简述什么是外倒转术。

答:外倒转术(ECV)是医师通过向孕妇腹壁施加压力,用手向前或向后旋转胎儿,使其由臀位或横位变成头位的一种操作。虽然存在胎盘早剥、胎儿窘迫、母胎出血、胎膜早破、早产等潜在风险,但发生率低,因此,ECV仍然是一个有价值的相对安全的手术操作。一般建议妊娠36~37周后,排除ECV禁忌证后选择适宜人群,在严密监测下实施。术前必须做好紧急剖宫产的准备,在超声及电子胎心监护下进行。

22. 简述臀先露的临床分类有哪些。

答:臀先露根据胎儿两下肢所取姿势不同,分为:①单臀先露(腿直臀先露):胎儿双髋关节屈曲,双膝关节直伸,以臀部为先露,最多见;②混合臀先露(完全臀先露):胎儿双髋关节双膝关节均屈曲,以臀部和双足为先露,较多见;③足先露(不完全臀先露):以一足或双足、一膝或双膝或一足一膝为先露,较少见。膝先露一般是暂时的,产程开始后转为足先露。

23. 简述臀先露行择期剖宫产的指征有哪些。

答:臀先露行择期剖宫产的指征有骨盆狭窄、瘢痕子宫、估测胎儿体重大于3 500g、胎儿生长受限、胎儿窘迫、胎头仰伸位、有难产史、妊娠合并症、脐带先露和不完全臀先露、无臀先露助产经验等。

24. 肩先露时腹部检查有哪些特点?

答:①子宫呈横椭圆形,宫底高度低于妊娠周数;②母体腹部一侧触到胎头,另一侧触及胎臀;③肩前位时,胎背朝向孕妇腹壁,触之宽大平坦,肩后位时,胎儿肢体朝向孕妇腹壁,触及不规则小肢体;④胎心在脐周两侧最清楚。

25. 何谓复合先露?

答:胎先露部(胎头或胎臀)伴有肢体(上肢或下肢)同时进入骨盆入口,称复合先露。临床上以胎头与胎手的复合先露最常见。

26. 简述肩难产的高危因素有哪些。

答:产前高危因素包括:①巨大胎儿;②肩难产史;③妊娠期高血糖;④过期妊娠;⑤孕妇骨盆解剖结构异常。产时高危因素包括:①第一产程活跃期延长;②第二产程延长伴"乌龟征"(胎头娩出后胎头由前冲状态转为回缩);③使用胎头吸引器或产钳助产。

(周 玮)

第十三章 | 分娩并发症

学习重点难点

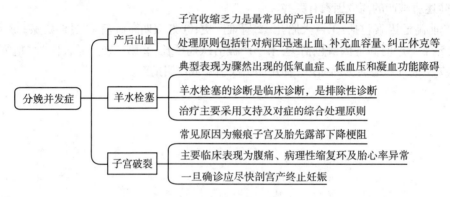

思维导图 13-1 分娩并发症

习题

一、选择题

【A1 型题】

1. 产后出血是指胎儿娩出后 24 小时内出血
   - A. 阴道分娩≥500ml,剖宫产分娩≥500ml
   - B. 阴道分娩≥1 000ml,剖宫产分娩≥500ml
   - C. 阴道分娩≥500ml,剖宫产分娩≥1 000ml
   - D. 阴道分娩≥1 000ml,剖宫产分娩≥1 000ml
   - E. 阴道分娩≥1 000ml,剖宫产分娩≥2 000ml

2. 产后出血最常见的原因是
   - A. 子宫收缩乏力
   - B. 凝血功能异常
   - C. 产妇贫血
   - D. 胎盘残留
   - E. 软产道损伤

3. 当前,导致我国孕产妇死亡的首位原因是
   - A. 妊娠期高血压疾病
   - B. 妊娠合并心脏病
   - C. 产褥感染
   - D. 产后出血
   - E. 羊水栓塞

4. 胎儿娩出后 8 分钟,胎盘尚未娩出,此时产妇出现阴道暗红色血液流出,最可能的原因是
   - A. 子宫收缩乏力
   - B. 阴道壁裂伤
   - C. 宫颈裂伤
   - D. 胎盘部分剥离
   - E. 凝血功能障碍

5. 常见导致凝血功能障碍从而引发产后出血的疾病是

    A. 羊水过多   B. 前置胎盘   C. 胎盘植入

    D. 子宫破裂   E. 妊娠期急性脂肪肝

6. **不属于**引起子宫收缩乏力原因的是

    A. 羊水过多   B. 产程延长

    C. 产妇精神过度紧张   D. 宫缩药物使用过量

    E. 临产后应用大剂量镇静药

7. 羊水栓塞发生的原因是

    A. 羊水中的有形成分进入母体血液循环

    B. 胎儿血液有形成分进入母体血液循环

    C. 子宫破裂

    D. 胎膜早破

    E. 临产前使用镇静剂

8. 分娩过程中若发生羊水栓塞,产妇首先出现的症状最可能是

    A. 心搏骤停   B. 肺水肿和肺泡出血   C. DIC

    D. 急性肾衰竭   E. 突然出现烦躁、呼吸困难

9. 预防羊水栓塞的措施中,**不恰当**的是

    A. 正确使用缩宫素,防止宫缩过强

    B. 人工破膜在宫缩间歇期进行

    C. 产程中避免产伤

    D. 宫缩时行人工破膜

    E. 预防子宫破裂

10. 羊水栓塞发生后的处理措施,**不恰当**的是

    A. 羊水栓塞发生于分娩前时,应考虑立即终止妊娠

    B. 心搏骤停者应实施心肺复苏

    C. 出现凝血功能障碍时,应果断快速地实施子宫切除术

    D. 保持气道通畅,维持氧供

    E. 避免患者激动,使用镇静剂

11. 子宫破裂最典型的临床表现是

    A. 病理性缩复环形成

    B. 肉眼血尿

    C. 胎儿娩出后立即出现阴道流血

    D. 胎动消失伴阴道大量流血

    E. 子宫缩小,在腹壁下可清楚扪及胎体

12. 关于子宫破裂,下列正确的是

    A. 瘢痕子宫均可发生子宫破裂

    B. 有血尿可诊断子宫破裂

    C. 缩复环高过脐平面应考虑先兆子宫破裂

    D. 阴道手术不会发生子宫破裂

    E. 缩宫素的使用与子宫破裂无关

13. 下列和先兆子宫破裂**不相符**的是

    A. 导尿时有血尿   B. 出现病理性缩复环

    C. 子宫下段压痛明显   D. 胎心音快慢不一

    E. 胎儿先露部回升,宫颈口回缩

14. 病理性缩复环常发生在

    A. 巨大胎儿   B. 双胎妊娠

    C. 羊水过多   D. 胎盘早剥

    E. 嵌顿性肩先露

15. 与子宫破裂关系最密切的是

    A. 巨大胎儿   B. 双胎妊娠

    C. 子痫前期   D. 胎盘早剥

    E. 瘢痕子宫

【A2 型题】

16. 初产妇,34 岁,规律宫缩 20 小时后宫口开全,3 小时后胎儿娩出,胎盘娩出后突然出现阴道大量流血,测量约 800ml。此时考虑诊断为

    A. 宫缩乏力致产后出血   B. 软产道损伤致产后出血

    C. 凝血障碍致产后出血   D. 胎盘残留致产后出血

    E. 羊水栓塞

17. 经产妇,30 岁,G_4P_2,阴道分娩产后 1 小时仍阴道流血较多,查体子宫轮廓不清,按压宫底后见阴道流出大量血块及暗红色血液。此时考虑该产妇产后出血最可能的原因为

    A. 胎盘残留   B. 软产道裂伤

    C. 子宫收缩乏力   D. 凝血功能障碍

    E. 子宫破裂

18. 某产妇,胎儿胎盘娩出后阴道大量流血,此时首先需要

    A. 使用强效宫缩剂   B. 按摩子宫

    C. 检查血常规、凝血功能   D. 镇静、镇痛

    E. 确定出血原因

19. 29 岁初产妇,胎儿经阴道娩出后,立即出现多量阴道流血,色鲜红,持续不断。最可能的出血原因是

    A. 子宫收缩乏力   B. 胎盘部分剥离

    C. 凝血功能障碍   D. 软产道裂伤

    E. 胎盘植入

20. 26 岁初产妇,孕 40 周,临产后宫缩过频,宫口 3cm 时自然破膜,破膜后不久突然出现呛咳,呼吸困难,发绀,血压进行性下降,意识尚清楚。此时最重要的处理措施是

    A. 液体复苏   B. 静脉注射地塞米松并抗休克治疗

    C. 静脉注射氨茶碱   D. 低分子肝素皮下注射

    E. 气管插管,正压给氧,立即剖宫产

21. 28 岁初产妇,缩宫素静脉滴注催产,人工破膜后不久突然出现呛咳,呼吸困难,发绀,数分钟后心搏骤停,死亡。最可能的诊断是

    A. 重度子痫前期   B. 低纤维蛋白原血症

C. 羊水栓塞 　　　　　　　　　　　D. 胎盘早剥

E. 子宫破裂

22. 26 岁初产妇,孕 40 周,临产后宫缩强,宫口开大 5cm 后自然破膜,破膜后突然出现呛咳,呼吸困难,发绀,血压进行性下降。治疗原则是

A. 维持生命体征、保护器官功能

B. 立即剖宫产终止妊娠

C. 抗过敏、预防感染

D. 液体复苏

E. 加快产程进展,必要时产钳助产

23. 39 岁初产妇,妊娠 40 周,临产后出现烦躁不安,呼吸加快,剧烈下腹部痛,下腹拒按,胎心听不清,查体腹部有病理性缩复环,导尿为血尿。此时诊断为

A. 羊水栓塞 　　　　　　　　　　　B. 先兆子宫破裂

C. 子宫破裂 　　　　　　　　　　　D. 前置胎盘

E. 胎盘早剥

24. 28 岁初产妇,妊娠 41 周,规律宫缩 12 小时,近 3 小时产程无进展,产妇呼喊疼痛,腹部拒按,子宫痉挛性收缩,胎位触诊不清,胎心率 125 次/分。查宫口开大 3cm,胎头 S+1。当前正确处理是

A. 立即剖宫产 　　　　　　　　　　B. 静脉滴注缩宫素

C. 肌内注射哌替啶 　　　　　　　　D. 人工破膜

E. 立即产钳助娩

25. 36 岁初孕妇,妊娠 40 周,因胎膜早破入院,静脉滴注缩宫素引产,随后宫缩规律,经 2 小时发现胎心不规律,随后产妇自述下腹剧痛伴少量阴道流血。体格检查:腹壁紧张,未扪及子宫轮廓,超声多普勒未听及胎心,宫口开大 4cm,胎头高浮,阴道内手指向上推动时流出多量血性液体。本例最可能的诊断是

A. 胎盘边缘静脉窦破裂 　　　　　　B. 宫颈裂伤

C. 胎盘早剥 　　　　　　　　　　　D. 前置胎盘

E. 子宫破裂

【A3/A4 型题】

(26~27 题共用题干)

产妇,35 岁,G_4P_2,胎儿娩出后 30 分钟胎盘未娩出,阴道大量流血。

26. 此时恰当的处理是

A. 牵拉脐带 　　　　　　　　　　　B. 按摩子宫

C. 使用宫缩药物 　　　　　　　　　D. 立即手取胎盘并同时使用强有力宫缩剂

E. 立即清宫

27. 考虑该产妇发生出血最可能的原因为

A. 胎盘粘连 　　　　　　　　　　　B. 产道损伤

C. 子宫收缩乏力 　　　　　　　　　D. 凝血功能紊乱

E. 羊水栓塞

(28~29 题共用题干)

初产妇,既往无手术史,因第二产程延长,胎心率下降行会阴侧切及低位产钳助产,娩出 4 000g 活婴。产后 2 小时诉会阴部疼痛,肛门坠胀感,阴道流血少。查体:贫血貌,血压 89/55mmHg。

28. 考虑诊断可能是
    A. 子宫下段破裂　　　　　B. 宫颈裂伤　　　　　C. 阴道壁血肿
    D. 会阴Ⅳ度裂伤　　　　　E. 胎盘残留
29. 对诊断有帮助的处理或检查是
    A. 肌内注射宫缩剂　　　　B. 阴道镜检查　　　　C. 直肠镜检查
    D. 阴道检查及肛门指诊　　E. 静脉滴注止血剂

（30~32 题共用题干）

产妇,32 岁,G₃P₀,因停经 39 周,下腹阵痛 3 小时入院待产,入院后因宫缩不规律给予小剂量缩宫素滴注。第二产程 1 小时 30 分钟。胎儿娩出后,产妇忽感胸闷、呼吸困难、口唇发绀、心慌气短,血压降至 82/51mmHg,心率 115 次/分。

30. 本例最可能的诊断是
    A. 肺栓塞　　　　　　　　B. 支气管哮喘
    C. 羊水栓塞　　　　　　　D. 心律失常
    E. 子宫破裂
31. 首选治疗措施是
    A. 呼吸机支持　　　　　　B. 立即手取胎盘
    C. 立即纠正心力衰竭　　　D. 缩宫素静脉滴注
    E. 立即给予面罩吸氧,必要时气管插管
32. 在积极抢救的同时还应该
    A. 心电图检查　　　　　　B. 胸部 CT 检查
    C. 做凝血功能检查　　　　D. 超声检查子宫破裂口位置
    E. 抽取静脉血检查甲状腺功能

（33~35 题共用题干）

34 岁产妇,G₄P₀,因停经 40⁺⁵ 周,阵发性腹痛 2 小时入院待产,入院后因宫缩不规律给予小剂量缩宫素加速产程。胎儿娩出后,产妇忽感胸闷、呼吸困难、口唇发绀、心慌气短,血压降至 80/50mmHg,心率 98 次/分。

33. 本例最可能的诊断是
    A. 肺动脉栓塞　　　　　　B. 支气管哮喘
    C. 羊水栓塞　　　　　　　D. 心力衰竭
    E. 子宫破裂
34. 首选治疗措施是
    A. 立即抗过敏治疗
    B. 立即做胸部透视
    C. 立即纠正心力衰竭
    D. 纠正凝血功能障碍
    E. 立即给予面罩正压吸氧,保持血流动力学稳定
35. 预防措施**不包括**
    A. 正确使用缩宫素　　　　B. 防止宫缩过强
    C. 人工破膜在宫缩间歇期进行　D. 预防性使用抗过敏治疗
    E. 产程中避免产伤、子宫破裂、子宫颈裂伤等

（36~39 题共用题干）

急诊室抬来 27 岁足月妊娠初产妇，产妇烦躁不安，下腹疼痛，阴道口可见胎儿一手脱出。

36. 产科检查时可发现
    A. 子宫呈纵椭圆形   B. 子宫呈硬板状
    C. 胎心率正常   D. 病理性缩复环
    E. 悬垂腹

37. 若体格检查发现上述体征，应考虑诊断
    A. 先兆子宫破裂   B. 活跃期停滞
    C. 羊水栓塞   D. 腹膜炎
    E. 头盆不称

38. 若胎心率 100~110 次/分，宫缩 4 分钟 1 次，持续 40 秒，此时处理原则是
    A. 臀高头低位   B. 待宫口开全，行内倒转术
    C. 外转胎位术，转为纵产式   D. 麻醉下行内倒转术
    E. 立即行剖宫产

39. 羊水清亮，新生儿娩出后颜面及全身皮肤青紫，呼吸表浅，心率 120 次/分且有力，此时首先应作的处置是
    A. 吸氧，保暖   B. 行人工呼吸
    C. 清理呼吸道   D. 纠正酸中毒
    E. 脐静脉注射纳洛酮

（40~44 题共用题干）

某产妇，晚孕期羊水过多，产程顺利，娩出 4 000g 活婴。胎盘娩出后，阴道大量流血，约 700ml，查胎盘胎膜完整，软产道无损伤，扪及子宫轮廓不清，按压宫底后见大量血块及暗红色血液流出。

40. 考虑该产妇的主要诊断为
    A. 凝血功能障碍   B. 贫血
    C. 产后出血   D. 胎盘植入
    E. 羊水栓塞

41. 该产妇发生出血最可能的原因为
    A. 凝血功能异常   B. 产道损伤
    C. 胎盘残留   D. 胎盘粘连
    E. 子宫收缩乏力

42. 简单而迅速的有效处理是
    A. 持续按摩子宫   B. 宫腔填塞纱条
    C. 子宫动脉栓塞   D. 子宫捆绑术
    E. 子宫切除术

43. 如果上述操作效果不佳，后续处理措施不恰当的是
    A. 备血   B. 继续观察
    C. 吸氧   D. 输液
    E. 肌内注射强效宫缩剂

44. 若应用缩宫素后子宫仍然收缩不佳，阴道流血，此时应使用
    A. 麦角新碱   B. 垂体后叶激素

C. 蔗糖铁　　　　　　　　　　　　D. 宫腔填塞

E. 切除子宫

（45~48 题共用题干）

某产妇，晚孕期发现血小板减少，最低 $15 \times 10^9/L$，产程经过顺利，娩出 2 900g 活婴。胎盘娩出后，阴道持续少量流血，查胎盘胎膜完整，软产道无损伤，扪及子宫轮廓尚清，按压宫底后见不凝血液流出。查体：全身皮肤散在小瘀斑、瘀点。

45. 考虑该产妇出血最可能的原因为

A. 凝血功能障碍　　　　　　　　　B. 贫血

C. 子宫收缩乏力　　　　　　　　　D. 胎盘植入

E. 羊水栓塞

46. 以下检查可以协助诊断的是

A. 凝血功能、血常规　　　　　　　B. 血型鉴定

C. B 型超声　　　　　　　　　　　D. 免疫抗体筛查

E. 血红蛋白电泳

47. 针对病因的有效处理措施是

A. 输注血小板　　　　　　　　　　B. 宫腔填塞球囊

C. 子宫动脉介入栓塞术　　　　　　D. 双合诊持续按摩子宫

E. 子宫切除术

48. 若治疗不及时，产妇持续出血，发生全身大面积瘀斑，血小板计数、纤维蛋白原明显下降，凝血酶原时间明显延长，此时应考虑诊断

A. 子宫破裂　　　　　　　　　　　B. DIC

C. 阴道壁血肿　　　　　　　　　　D. 羊水栓塞

E. 子宫收缩乏力

（49~53 题共用题干）

某产妇，36 岁，G_6P_0，因停经 41 周，阴道流液伴阵发性下腹痛 6 小时入院。宫口开大 2cm 时，因宫缩乏力静脉滴注缩宫素，规律宫缩后宫口迅速开大，胎儿经阴道娩出，总产程 2 小时 50 分钟。胎儿娩出后忽然出现胸闷、呼吸困难、口唇发绀，血压下降。

49. 本例最可能的诊断是

A. 肺栓塞　　　　　　　　　　　　B. 支气管哮喘

C. 羊水栓塞　　　　　　　　　　　D. 心律失常

E. 子宫破裂

50. 若不及时治疗，该孕妇还可能出现的症状、体征有

A. 呼吸停止，心搏骤停

B. 腹部剧痛，牙关紧闭，四肢抽搐

C. 下肢水肿，血压升高，出现尿蛋白

D. 面色苍白，血压下降，心率加快，周身潮湿

E. 皮肤巩膜黄染，意识障碍

51. 胎儿娩出 10 分钟后，胎盘胎膜迅速娩出，检查胎盘胎膜完整。20 分钟后，产妇阴道开始多量持续流血，3 小时内出血达 900ml，血不凝，血压迅速下降。此时出血原因应首先考虑

A. 软产道裂伤　　　　　　　　　　B. 子宫破裂

    C. 子宫收缩乏力   D. DIC

    E. 胎盘粘连

52. 针对上述产后出血病因治疗的措施是

    A. 输注新鲜冰冻血浆、纤维蛋白原   B. 持续按摩子宫

    C. 快速缝合会阴裂伤   D. 超声监测下产后清宫

    E. 液体复苏

53. 经用强效宫缩剂、氨甲环酸,输注红细胞悬液、血浆及注射多巴胺等治疗,产妇仍处于昏睡状态,阴道流血不止,血不凝,血压下降至 58/30mmHg,为了抢救生命,应该采取措施

    A. 结扎髂总动脉   B. 更换强效宫缩剂、输血

    C. 宫腔填塞   D. 输血及治疗休克同时切除子宫

    E. 按压子宫

(54~57 题共用题干)

    某产妇,36 岁,G_6P_2。因停经 40 周,阵发性腹痛 6 小时入院。宫口开大 2cm,因宫缩不规律给予人工破膜、静脉滴注缩宫素,宫口迅速开大,1 小时 30 分钟后胎儿经阴道娩出后发生羊水栓塞。

54. 该孕妇可能出现的症状、体征有

    A. 忽然感觉胸闷、呼吸困难、口唇发绀,血压下降

    B. 腹部剧痛,牙关紧闭,四肢抽搐

    C. 下肢水肿,血压升高,出现尿蛋白

    D. 面色苍白,血压下降,心率加快,周身潮湿

    E. 胸闷气短、呼吸困难、口唇发绀,半卧位

55. 该患者发病最可能的病因为

    A. 人工破膜   B. 静脉滴注缩宫素

    C. 产程快   D. 经产妇

    E. 高龄孕产妇

56. 胎儿娩出 10 分钟后,胎盘胎膜迅速娩出,20 分钟后,产妇阴道开始多量流血,2 小时内出血达 800ml,血不凝,血压迅速下降。此时应首先考虑

    A. 会阴Ⅲ度裂伤伴活动性出血   B. 子宫破裂

    C. 子宫收缩乏力   D. 发生 DIC

    E. 胎盘粘连

57. 经用麦角新碱、氨甲环酸,输注红细胞悬液、血浆及注射多巴胺等治疗,产妇仍处于昏睡状态,阴道流血不止,血不凝,血压下降至 30/0mmHg,为了抢救生命,应该采取措施

    A. 结扎髂总动脉   B. 继续缩宫素、输注新鲜血

    C. 宫腔填塞   D. 纠正休克同时手术切除子宫

    E. 按摩子宫

(58~63 题共用题干)

    27 岁初产妇,身高 149cm,妊娠 40 周,16 小时前出现阵痛,2 小时前宫口开全,胎头高浮,无胎儿娩出征象,缩宫素 5U 加于 5% 葡萄糖 250ml 静脉滴注,半小时后孕妇自觉腹部剧痛,不缓解,呼叫不止。

58. 此时检查腹部,最可能出现的是

    A. 下腹部出现凹陷,压痛明显   B. 腹部平直,触之僵硬

  C. 右下腹压痛、反跳痛   D. 腹部柔软,可触及胎头

  E. 阴道流血不止

59. 20 分钟后产妇突感腹部剧烈疼痛,继之腹痛略缓解,随后加剧,并呈持续性,四肢无力,腹部压痛、反跳痛,此时诊断为

  A. 慢性阑尾炎急性发作   B. 肠穿孔

  C. 胎盘早剥   D. 子宫破裂

  E. 羊水栓塞

60. 此时若进行阴道检查,阴道有少量鲜血流出,还可发现

  A. 先露很高   B. 胎先露为头

  C. 胎先露为右手   D. 胎先露为左手

  E. 宫颈裂伤

61. 此时行 B 型超声检查,可以看到

  A. 腹腔大量积液,胎心消失

  B. 腹腔大量积液,胰腺水肿

  C. 腹腔大量积液,胎心存在,胎儿位于子宫左侧

  D. 腹腔大量积液,胎心存在,阑尾肿胀

  E. 腹腔大量积液,胎心存在,胎儿位于子宫右侧

62. 根据上述病史及临床表现,正确处理为

  A. 继续严密观察,等待时机接产   B. 急诊行剖腹探查

  C. 立即送产妇上床,经阴道助产   D. 立即将先露部送回子宫,行剖宫产

  E. 先输液止血再产钳助产

63. 如果剖腹探查时发现子宫破口整齐,未延及宫颈,出血不多,孕妇生命体征平稳,应如何处理

  A. 行全子宫切除术   B. 行子宫修补术

  C. 行次全子宫切除术   D. 不做特殊处理

  E. 按剖宫产切口处理

【B1 型题】

(64~67 题共用备选答案)

  A. 羊水栓塞   B. 子痫前期

  C. 产后出血   D. 子宫破裂

  E. 软产道裂伤

64. 初产妇,孕 42 周,因过期妊娠,行缩宫素引产,2 小时后胎膜破裂,随即产程进展迅速,6 小时宫口开全,经阴道分娩一男活婴后,产妇惊叫一声,血压迅速下降,阴道流出不凝血,昏迷。经升压和输液抢救无效,产妇 10 分钟后死亡。本例最可能的诊断是

65. 宫口开大 2cm 至宫口开全仅 2 小时,胎头娩出后产妇感胸闷、呼吸困难、口唇发绀、血压下降,随即昏迷。首先应考虑发生

66. 30 岁初产妇,妊娠 40 周,5 年前行子宫肌瘤剥除术,产程中出现下腹剧痛,烦躁不安,呼叫,下腹拒按,可能诊断是

67. 胎儿经产钳助娩娩出后,产妇阴道涌出鲜红色血液,量约 500ml。应考虑发生

(68~70 题共用备选答案)

  A. 肺水肿和肺泡出血   B. DIC

C. 急性肾衰竭期 　　　　　　　　　D. 突然出现烦躁、呼吸困难

E. 胎盘卒中

68. 羊水栓塞患者尸检可能的发现有

69. 分娩过程中,发生羊水栓塞,产妇最可能出现

70. 患者阴道大量流血,考虑羊水栓塞继发了

(71~73 题共用备选答案)

A. 胎盘早剥 　　　　　　　　　B. 羊水栓塞

C. 前置胎盘 　　　　　　　　　D. 先兆子宫破裂

E. 子宫破裂

71. 25 岁初产妇,妊娠 37 周,患重度子痫前期,突然出现阴道流血伴下腹痛,最可能的诊断是

72. 24 岁初产妇,妊娠 40 周,产程中出现下腹剧痛,烦躁不安,呼叫,下腹拒按,可能诊断是

73. 29 岁经产妇,中孕期超声提示胎盘覆盖宫颈内口,现妊娠 32 周,睡觉醒来发现躺于血泊中,伴心慌、气短,可能诊断是

二、简答题

1. 列举产后出血的常见原因有哪些?

2. 简述产后出血的处理原则及处理措施有哪些。

3. 会阴裂伤按损伤程度是如何分度的?

4. 简述产后子宫收缩乏力的临床表现有哪些。

5. 简述导致产后出血的胎盘因素包括哪些。

6. 临床工作中估测产后失血量的方法有哪些?

7. 简述羊水栓塞的诊断依据有哪些。

8. 简述羊水栓塞的产科处理原则有哪些。

9. 羊水栓塞的典型临床表现有哪些?

10. 列举羊水栓塞的病理生理学变化有哪些?

11. 简述先兆子宫破裂的临床表现有哪些。

12. 简述子宫破裂的处理原则有哪些。

13. 简述完全性子宫破裂的临床表现有哪些。

参考答案

一、选择题

【A1 型题】

1. C　2. A　3. D　4. D　5. E　6. D　7. A　8. E　9. D　10. E

11. E　12. C　13. E　14. E　15. E

【A2 型题】

16. A　17. C　18. E　19. D　20. E　21. C　22. B　23. B　24. A　25. E

【A3/A4 型题】

26. D　27. A　28. C　29. D　30. C　31. E　32. C　33. C　34. E　35. D

36. D　37. A　38. E　39. C　40. C　41. E　42. A　43. B　44. A　45. A

46. A　47. A　48. B　49. C　50. A　51. D　52. A　53. D　54. A　55. A

56. D　57. D　58. A　59. D　60. A　61. A　62. B　63. B

【B1型题】

64. A　65. A　66. D　67. C　68. A　69. D　70. B　71. A　72. D　73. C

二、简答题

1. 列举产后出血的常见原因有哪些?

答:子宫收缩乏力;胎盘因素;软产道损伤;凝血功能障碍。

2. 简述产后出血的处理原则及处理措施有哪些。

答:产后出血是可防可治的疾病,关键在于预防。一旦出血,应早期诊断,迅速启动急救流程及措施,以避免诊断及治疗延误造成孕产妇死亡。处理原则应遵循"针对出血原因迅速止血,补充血容量以纠正失血性休克,防止感染"等措施。具体处理措施包括:

(1)一般处理:在寻找产后出血原因的同时需要积极处理,包括调集医护资源;交叉配血;建立双静脉通道,积极补充血容量;保持气道通畅,必要时给氧;监测生命体征和出血量,留置尿管,记录尿量;进行基础的实验室检查(血常规、凝血功能等)并动态监测。

(2)针对产后出血原因的处理:①针对宫缩乏力:加强宫缩能迅速止血,导尿排空膀胱后可采用按摩或按压子宫、应用宫缩剂、宫腔填塞或采用子宫压迫缝合术、盆腔血管结扎术、经导管动脉栓塞术甚至切除子宫等措施。②针对胎盘因素:疑有胎盘滞留时,立即做宫腔检查。若胎盘已剥离则应立即取出胎盘;若胎盘粘连,可试行徒手剥离胎盘后取出。若剥离困难疑有胎盘植入,停止剥离,根据患者出血情况及胎盘剥离面积行保守治疗或子宫切除术。③针对软产道裂伤:应彻底止血,缝合裂伤,按解剖层次缝合各层,不留死腔,避免缝线穿透直肠黏膜。④针对凝血功能障碍:尽快补充凝血因子,并纠正休克。

(3)止血药物的使用:氨甲环酸具有抗纤维蛋白溶解的作用,适用于各种病因的产后出血患者。一旦发生产后出血,应在产后3小时内尽早使用。

(4)治疗失血性休克:密切观察生命体征,保暖、吸氧、呼救,做好记录。及时快速补充血容量,有条件的医院应测中心静脉压指导输血输液。应结合临床实际情况掌握好输血指征,做到输血及时合理。血红蛋白<70g/L可考虑尽快输血,若评估继续出血风险仍较大,可适当放宽输血指征。通常给予成分输血:①红细胞悬液;②凝血因子:包括新鲜冰冻血浆、冷沉淀、血小板和纤维蛋白原等。大量输血方案:最常用的推荐方案为红细胞∶血浆∶血小板以1∶1∶1的比例输入(如10U红细胞悬液+1 000ml新鲜冰冻血浆+1U机采血小板)。也可采用目标导向的输血方案,即根据产妇临床情况和实验室检测结果来个体化补充相应成分血制品。有条件的医院可使用自体血液过滤后回输。

(5)预防严重产后出血导致的并发症:防治肾衰,如尿量少于25ml/h,应积极快速补充液体,监测尿量;及时纠正酸中毒,抢救过程中随时做血气检查;保护心脏,出现心力衰竭时应用强心药物同时加用利尿剂;预防感染,应给予广谱抗生素。

3. 会阴裂伤按损伤程度是如何分度的?

答:按损伤程度分为4度:Ⅰ度裂伤指会阴部皮肤及阴道入口黏膜撕裂,出血不多;Ⅱ度裂伤指裂伤已达会阴体筋膜及肌层,累及阴道后壁黏膜,向阴道后壁两侧沟延伸并向上撕裂,解剖结构不易辨认,出血较多;Ⅲ度裂伤指裂伤向会阴深部扩展,肛门外括约肌已断裂,直肠黏膜尚完整;Ⅳ度裂伤指肛门、直肠和阴道完全贯通,直肠肠腔外露,组织损伤严重,出血量可不多。

4. 简述产后子宫收缩乏力的临床表现有哪些。

答:正常情况下胎儿胎盘娩出后,宫底平脐或位于脐下一横指,子宫收缩呈球状、质硬。子宫收缩乏力时,宫底升高,子宫质软、轮廓不清,阴道流血多。按摩子宫及应用缩宫剂后,子宫变硬,阴道流血减少或停止,可确诊为子宫收缩乏力。

5. 简述导致产后出血的胎盘因素包括哪些。

答:导致产后出血的胎盘因素包括:胎盘滞留;胎盘植入(根据浸润深度分为粘连性,植入性,穿透性);胎盘部分残留;胎盘位置异常(前置胎盘等)。

6. 临床工作中估测产后失血量的方法有哪些?

答:有以下几种方法:①称重法:失血量(ml)=[胎儿娩出后接血敷料湿重(g)−接血前敷料干重(g)]/1.05(血液比重,g/ml)。②容积法:用产后接血容器收集血液后,放入量杯测量失血量。③面积法:可按纱布血湿面积估计失血量。④休克指数(shock index,SI)法:休克指数=脉率/收缩压(mmHg)。SI=0.5为正常;SI=1时则为轻度休克;1.0~1.5时,失血量约为全身血容量的20%~30%;1.5~2.0时,约为30%~50%,为重度休克。⑤血红蛋白测定:血红蛋白每下降10g/L,失血量为400~500ml。但是在产后出血的早期,由于血液浓缩,血红蛋白常无法准确反映实际的出血量。

7. 简述羊水栓塞的诊断依据有哪些。

答:羊水栓塞的诊断是临床诊断,以下5条需全部符合:①急性发生的低血压或心搏骤停;②急性低氧血症:呼吸困难、发绀或呼吸停止;③凝血功能障碍:有血管内凝血因子消耗或纤溶亢进的实验室证据,或临床上表现为严重的出血,但无其他可以解释的原因;④上述症状发生在分娩、剖宫产术、刮宫术或是产后短时间内(多数发生在胎盘娩出后30分钟内);⑤对于上述出现的症状和体征不能用其他疾病来解释。

当出现其他原因不能解释的急性孕产妇心、肺功能衰竭伴以下一种或几种情况时,可以考虑羊水栓塞,包括低血压、心律失常、呼吸短促、抽搐、急性胎儿窘迫、心搏骤停、凝血功能障碍、孕产妇出血,以及乏力、麻木、烦躁、针刺感等前驱症状。

8. 简述羊水栓塞的产科处理原则有哪些。

答:应先改善和纠正产妇的呼吸循环衰竭,同时积极结束分娩。若在第一产程发病,应行剖宫产终止妊娠去除病因。若在第二产程发病,可行阴道助产结束分娩。若发生产后出血,经积极处理仍不能止血者,应行子宫切除,以减少胎盘剥离面开放的血窦出血。

9. 羊水栓塞的典型临床表现有哪些?

答:典型表现为骤然出现的低氧血症、低血压和凝血功能障碍。

10. 列举羊水栓塞的病理生理学变化有哪些?

答:①过敏样反应;②肺动脉高压;③炎症损伤;④弥散性血管内凝血(DIC)。

11. 简述先兆子宫破裂的临床表现有哪些。

答:①子宫呈强直性或痉挛性过强收缩,产妇烦躁不安,呼吸、心率加快,下腹剧痛难忍;②因胎先露部下降受阻,子宫收缩过强,子宫体部肌肉增厚变短,子宫下段肌肉变薄拉长,在两者间形成环状凹陷,称为病理性缩复环(pathologic retraction ring),随着产程进展,可见该环逐渐上升平脐或脐上,压痛明显;③膀胱受压充血,出现排尿困难及血尿;④因宫缩过强、过频,无法触清胎体,胎心率加快或减慢或听不清。

12. 简述子宫破裂的处理原则有哪些。

答:一旦确诊子宫破裂,无论胎儿是否存活,均应在抢救休克的同时手术治疗。手术原则力求简单、迅速,能达到止血目的。根据产妇状态、子宫破裂程度与部位、感染程度及产妇有无生育要求来决定手术方式。子宫破口整齐、破裂时间短、无明显感染者,可行破口修补术;子宫破口大、不整齐、有明显感染者,应行次全子宫切除术;破口大、裂伤累及宫颈者,应行全子宫切除术。围术期给予足量足疗程抗生素预防感染。

13. 简述完全性子宫破裂的临床表现有哪些。

答：产妇突感腹部撕裂样剧痛，破裂后由于宫缩突然停止，疼痛得以暂时缓解，此后由于血液、羊水、胎儿进入腹腔，引起腹痛又呈持续性，产妇很快进入休克状态，面色苍白、出冷汗、呼吸急促、脉搏细数、血压下降。腹部检查：全腹有压痛和反跳痛，腹肌紧张，在腹壁下可清楚扪及胎体，子宫缩小位于胎儿侧方，胎动停止，胎心消失。阴道检查：可有新鲜血流出，量可多可少，扩张的宫颈口较前缩小，先露部较前上升。若破裂口位置较低，可以经阴道扪及。

（马宏伟）

第十四章 | 产褥期与产褥期疾病

学习重点难点

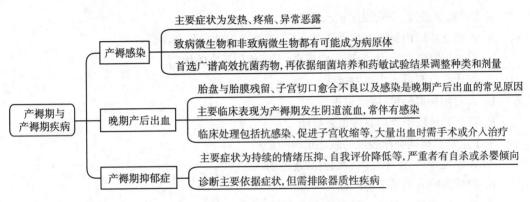

思维导图 14-1 产褥期与产褥期疾病

习题

一、选择题

【A1 型题】

1. 胎盘附着面的子宫内膜完全修复的时间是产后

    A. 2 周   B. 3 周

    C. 4 周   D. 5 周

    E. 6 周

2. 子宫于产后第几日内降入骨盆腔内

    A. 产后 1 周   B. 产后 10 日

    C. 产后 6 日   D. 产后 3 日

    E. 产后 5 日

3. 产褥期是指产后

    A. 1 周   B. 4 周

    C. 6 周   D. 8 周

    E. 12 周

4. 妊娠期与泌乳无关的激素是

    A. 雌激素   B. 孕激素

C. 垂体催乳素 D. 胎盘催乳素

E. 绒毛膜促性腺激素

5. 关于恶露的特点,正确的是
A. 白色恶露含少量胎膜 B. 浆液恶露持续 3 日
C. 正常恶露持续 4~6 周 D. 血性恶露持续 7 日
E. 血性恶露含有少量红细胞

6. 产后心脏负担较重,要警惕心力衰竭发生的时期是
A. 产后 24 小时内 B. 产后 48 小时内
C. 产后 72 小时内 D. 产后 7 日内
E. 产后 2 周内

7. 关于产褥期护理,下列说法正确的是
A. 产后 2 小时内极易发生严重并发症,应对产妇进行严密观察
B. 发现子宫收缩乏力,按摩子宫即可,无须使用子宫收缩剂
C. 应让产妇产后 6 小时内排尿
D. 若会阴伤口感染,应延迟拆线
E. 若产妇排尿困难应直接留置导尿

8. 关于正常产褥期临床表现的叙述正确的是
A. 体温在产后 24 小时内一般升高超过 38℃
B. 产后宫缩痛多见于初产妇
C. 褥汗在产后 2 周内出现
D. 产后第 1 日子宫略上升达脐平
E. 产后 14 日子宫底位于脐下 2 横指

9. 产妇不能哺乳,**不可**采用的退奶措施是
A. 停止哺乳 B. 生麦芽煎服
C. 芒硝外敷 D. 服用维生素 B$_6$
E. 大剂量孕激素

10. 纯母乳喂养应坚持多长时间
A. 3 个月 B. 6 个月
C. 8 个月 D. 12 个月
E. 24 个月

11. 不宜或暂停母乳喂养的指征**不包括**
A. 母亲患传染病急性期
B. 母亲患严重器官功能障碍性疾病
C. 婴儿患有乳糖不耐受症
D. 母亲患严重的产后心理障碍和精神疾病
E. 母亲患急性乳腺炎

12. 严重的产褥感染可形成"冰冻骨盆"的是
A. 急性子宫内膜炎 B. 急性子宫肌炎
C. 急性阴道炎 D. 急性盆腔结缔组织炎
E. 急性盆腔腹膜炎

13. 产褥感染中,以下哪种细菌感染后最易发生感染性休克

    A. 乙型溶血性链球菌   B. 金黄色葡萄球菌

    C. 大肠埃希菌   D. 消化链球菌

    E. 支原体

14. 产褥发热多发生在分娩 24 小时以后的

    A. 7 日内   B. 8 日内

    C. 9 日内   D. 10 日内

    E. 12 日内

15. 下列产褥感染处理中**错误**的是

    A. 给予广谱、足量、有效抗生素

    B. 半卧位利于引流

    C. 胎盘残留应在控制感染后彻底清宫

    D. 会阴伤口或腹部切口感染,应及时切开引流

    E. 禁用肾上腺皮质激素,避免感染扩散

16. 产褥感染最常见的是

    A. 急性子宫内膜炎   B. 急性盆腔结缔组织炎

    C. 脓毒血症   D. 急性盆腔腹膜炎

    E. 血栓性静脉炎

17. 有关晚期产后出血的时间,正确的是

    A. 胎儿娩出后至产褥期内   B. 分娩 24 小时内

    C. 分娩 24 小时后   D. 分娩 24 小时后至产褥 7 日内

    E. 分娩 24 小时后至产褥期内

18. 对于产褥期抑郁症患者治疗期间的哺乳问题,恰当的描述是

    A. 产褥期抑郁症患者药物治疗期间禁忌哺乳

    B. 产褥期抑郁症患者均能哺乳

    C. 产褥期抑郁症患者禁忌哺乳

    D. 产褥期抑郁症患者采用药物治疗期间,如果用药得当可以进行哺乳

    E. 产褥期抑郁症患者采用药物治疗期间均可以进行哺乳

19. 在《精神障碍诊断与统计手册》(第 5 版)中,产褥期抑郁症的诊断标准为在 2 周内必须包含的一项症状是

    A. 疲劳和乏力   B. 失眠

    C. 体重显著下降   D. 情绪抑郁

    E. 反复出现死亡想法

【A2 型题】

20. 经产妇,25 岁。足月顺产后第 2 日,出现轻微下腹部阵痛。脐下 3 横指可触及宫底,无压痛,阴道流血不多,无恶心、呕吐。本例恰当处理措施应为

    A. 按摩子宫   B. 排除肠梗阻

    C. 一般不需处理   D. 给予止血药物

    E. 抗生素预防感染

21. 初产妇,25 岁。产后 12 小时,体温 37.6℃,心率 60 次/分,呼吸 14 次/分,血压 120/78mmHg,睡眠醒后出汗较多,自觉无明显不适。对其判断正确的是

    A. 产褥感染   B. 正常产褥期

    C. 上呼吸道感染   D. 产褥中暑

    E. 泌乳热

22. 初产妇,29 岁。足月顺产后第 3 日,母乳喂养,乳房胀痛,无红肿。乳汁排出不畅,体温 37.6℃。恰当的处理方法

    A. 生麦芽煎服   B. 少喝水

    C. 让新生儿吸吮双乳   D. 抗生素治疗

    E. 用芒硝外敷

23. 女性,28 岁。产后 10 日,下腹痛伴发热 3 日。查体:T 39℃,P 98 次/分,R 26 次/分。脓血性恶露,有恶臭。血常规:白细胞计数 13×10⁹/L,中性粒细胞比例 88%。最可能的判断结果是

    A. 晚期产后出血   B. 产褥中暑

    C. 急性膀胱炎   D. 正常产褥

    E. 产褥感染

24. 初产妇,30 岁。剖宫产一女活婴,产后 1 周,寒战高热,左下肢持续性疼痛 1 日,恶露量多,头晕,乏力,体温 39.5℃,脉搏 120 次/分,血压 110/70mmHg。此患者最可能的诊断是

    A. 子宫肌炎   B. 盆腔结缔组织炎

    C. 血栓性静脉炎   D. 盆腔静脉炎

    E. 败血症

25. 初产妇,产后第 3 日突然出现畏寒、高热,体温 40℃,伴有恶心、呕吐,下腹剧痛、压痛、反跳痛,腹肌紧张感明显。最可能的诊断是

    A. 下肢血栓性静脉炎   B. 急性盆腔结缔组织炎

    C. 急性盆腔腹膜炎   D. 子宫内膜炎

    E. 子宫肌炎

26. 产妇,26 岁。孕 38 周时胎膜早破入院,48 小时后因持续性枕横位以产钳术助娩一活男婴 3 300g,术后 3 日发热达 39℃,检查发现宫底在脐下一横指,宫体有压痛,下腹壁无反跳痛,恶露混浊,稍有异味。该患者最可能的诊断是

    A. 盆腔腹膜炎   B. 上呼吸道感染

    C. 急性子宫内膜及子宫肌炎   D. 血栓性静脉炎

    E. 乳腺炎

27. 孕妇足月顺产,5 日前出现高热,3 日前出现腹痛、腹胀等。查体:T 39.8℃,BP 80/50mmHg,肺部湿啰音,意识模糊,全腹压痛、反跳痛、肌紧张。最可能的疾病是

    A. 脓毒血症   B. 阴道炎

    C. 上呼吸道感染   D. 阑尾炎

    E. 子宫颈炎

28. 女性,28 岁。G₁P₀,孕 39 周,胎膜早破临产 16 小时,相对头盆不称,后行剖宫产术,术中出血 400ml。术后 4 日连续体温>39℃,诊断为产褥感染。最支持诊断的体征是

    A. 咳嗽,双肺可闻及干啰音   B. 乳腺肿胀,扪及硬结,有压痛

C. 尿频尿痛,一侧肾区叩痛 D. 宫底平脐有压痛,恶露血性,浑浊

E. 伤口红肿有压痛

29. 女性,29 岁。产后 8 日,发热、腹痛 5 日入院。体温 39.2℃,血压 96/60mmHg,急性痛苦病容,下腹压痛。妇科检查:子宫如妊娠 4 个月大,触痛明显。子宫右侧触及压痛性实性肿块。本例应诊断为

A. 急性子宫内膜炎 B. 急性子宫肌炎

C. 急性盆腔结缔组织炎 D. 急性盆腔腹膜炎

E. 急性肾盂肾炎

30. 初产妇,25 岁。顺产后 10 日,血性恶露持续不断。入院前 3 小时突发阴道流血增多,约 250ml。产科检查:宫底于耻骨联合上 2 横指,轻压痛,宫颈容 2 指,有血块及烂肉样物堵塞。不恰当的治疗措施是

A. 胎盘钳夹除 B. 补液支持

C. 抗感染治疗 D. 给缩宫素

E. 负压吸引

31. 初产妇,28 岁。10 日前在家中经阴道分娩,产后血性恶露持续时间长,无异味。突然阴道流血增多 1 日,无寒战、高热。查体:子宫如妊娠 3 个月大,质软,压痛不明显,宫口松,能容 2 指。其阴道流血最可能的原因是

A. 子宫脱垂 B. 子宫内膜炎

C. 子宫颈裂伤 D. 蜕膜残留

E. 胎盘、胎膜残留

32. 某产妇产后 2 周,突然大量阴道流血,检查子宫大而软,宫口松,有血块填塞,最可能的原因是

A. 胎膜残留 B. 子宫切口感染出血

C. 凝血功能障碍 D. 胎盘残留

E. 胎盘附着部位子宫内膜修复不良

【A3/A4 型题】

(33~35 题共用题干)

女性,28 岁。剖宫产术后 16 日,突然阴道大量流血 1 小时来院。入院时血压 84/60mmHg,心率 122 次/分,血红蛋白 84g/L。

33. 该患者最可能的出血原因是

A. 胎盘附着面复旧不全 B. 胎盘胎膜残留

C. 产褥感染 D. 继发性子宫收缩乏力

E. 子宫切口裂开出血

34. 该患者应立即采取的处理措施不包括

A. 行 B 型超声检查 B. 建立静脉通道,补液、输血

C. 行清宫术止血 D. 静脉滴注缩宫素

E. 静脉滴注广谱抗生素预防感染

35. 下列说法错误的是

A. 仅少量阴道流血时无须住院治疗

B. 应密切观察病情变化

C. 切口假性动脉瘤形成时首选髂内动脉或选择性子宫动脉栓塞术

D. 若阴道流血量多,可行剖腹探查或腹腔镜检查

E. 若组织坏死范围大,酌情行次全子宫切除术或全子宫切除术

(36~37 题共用题干)

女性,28 岁,初产妇,经阴道分娩,会阴侧切。

36. 该产妇产后 6 小时排尿困难。应采取

  A. 温水坐浴   B. 留置尿管导尿

  C. 肌内注射利尿剂   D. 肌内注射新斯的明,必要时留置导尿管

  E. 静脉滴注抗生素

37. 该产妇分娩后 3 个月,哺乳,应采用的避孕措施是

  A. 放置 T 形宫内节育器   B. 服用紧急避孕药

  C. 服用短效避孕药   D. 服用长效避孕药

  E. 输卵管结扎

(38~40 题共用题干)

产妇,29 岁。9 日前经阴道分娩,产后出血约 700ml,未输血。现低热、恶露多有臭味。查体:子宫约妊娠 4 个月大小,有明显压痛,双合诊触及子宫左侧 6cm×7cm×8cm 有明显压痛、质软包块,界限不清。

38. 最可能的诊断应是

  A. 急性子宫内膜炎   B. 急性子宫肌炎

  C. 急性盆腔结缔组织炎   D. 急性盆腔腹膜炎

  E. 弥漫性腹膜炎

39. 最主要的病原菌可能是

  A. 金黄色葡萄球菌

  B. 厌氧革兰氏阳性球菌

  C. 乙型溶血性链球菌

  D. 大肠埃希菌

  E. 以上均有可能,应积极查找病原菌,对症治疗

40. 不恰当的处理是

  A. B 型超声检查盆腔   B. 取宫腔分泌物行细菌培养

  C. 静脉滴注广谱抗生素   D. 肌内注射缩宫素增强宫缩

  E. 立即刮宫清除残留胎盘

(41~42 题共用题干)

女性,27 岁,G_1P_0,孕 39 周,胎膜早破 5 日临产入院,因第二产程延长产钳助娩,产后出血 250ml,产后第 3 日高热,体温 39.3℃,宫底平脐,左侧宫旁压痛明显,恶露血性混浊有味,血常规白细胞计数 $23×10^9$/L,中性粒细胞比例 90%。

41. 以下处理不妥的是

  A. 入院后臀下放置无菌垫,保持外阴清洁

  B. 助产后仔细检查软产道

  C. 为了解产程进展,多次行子宫颈检查

  D. 预防产后出血

  E. 及时治疗阴道炎

42. 该产妇会阴侧切伤口感染裂开,最有可能是下列哪种细菌为主的感染

    A. 葡萄球菌   B. 沙眼衣原体

    C. 产气荚膜梭菌   D. 淋病奈瑟球菌

    E. 解脲支原体

【B1 型题】

（43~45 题共用备选答案）

    A. 产后 4~6 周   B. 产后 4~6 个月

    C. 产后 6~10 周   D. 产后 6~10 个月

    E. 产后 10 周

43. 不哺乳产妇产后月经复潮的最早时间通常为

44. 不哺乳产妇产后恢复排卵的时间通常为

45. 哺乳产妇产后恢复排卵的时间平均为

（46~48 题共用备选答案）

    A. 子宫内膜炎、子宫肌炎   B. 产后下肢血栓性静脉炎

    C. 急性盆腔结缔组织炎   D. 急性盆腔腹膜炎

    E. 产后子宫滋养细胞肿瘤

46. 女性,27 岁,产后 1~2 周寒战高热、下肢肿胀、疼痛、皮肤发白,诊断为

47. 初产妇,25 岁,产后 3~4 日,体温 38℃,子宫体轻压痛,恶露量多、臭,诊断为

48. 产妇产后 3 日,突然畏寒高热,体温 40℃,恶心呕吐,下腹剧痛且有压痛、反跳痛、腹肌紧张,诊断为

（49~50 题共用备选答案）

    A. 厌氧性链球菌及大肠埃希菌   B. 大肠埃希菌

    C. 乙型溶血性链球菌   D. 葡萄球菌

    E. 产气荚膜杆菌

49. 产褥感染临床特点为发热早,寒战,体温>38℃,心率快,腹胀,子宫复旧不良,子宫或附件区触痛,甚至并发脓毒血症的病原菌是

50. 产生外毒素,毒素可溶解蛋白质而能产气及溶血的病原菌是

（51~53 题共用备选答案）

    A. 对全部或多数活动明显缺乏兴趣或愉悦

    B. 体重显著下降或增加

    C. 在产后 4 周内发病

    D. 盐酸帕罗西汀

    E. 阿米替林

51. 产褥期抑郁症必须具备的诊断条目是

52. 适用于中重度抑郁症及心理治疗无效患者首选的药物是

53. 属于三环类抗抑郁药的是

（54~57 题共用备选答案）

    A. 血常规   B. B 型超声检查

    C. 病原菌和药敏试验   D. 血 hCG 测定

    E. 病理检查

54. 可了解子宫切口周围血肿情况的是

55. 确诊宫腔胎盘残留的是

56. 有助于选择有效治疗药物方案的是

57. 有助于排除胎盘残留及绒毛膜癌的是

二、简答题

1. 为什么产妇分娩后需在产室观察 2 小时？

2. 何谓子宫复旧？子宫复旧有哪些主要表现？

3. 产后有哪些因素使乳腺分泌乳汁？

4. 简述产后月经复潮及排卵时间是什么。

5. 产妇在产褥早期体温有何变化？

6. 何谓产后宫缩痛？简述其特点是什么。

7. 何谓恶露？有几种？各有何特点？

8. 处理产后排尿困难的常用方法是什么？

9. 简述产褥期保健的目的和内容是什么。

10. 简述母乳喂养对母婴的益处是什么。

11. 简述产褥感染的感染途径有哪些。

12. 简述产褥感染的病原体种类有哪些。

13. 简述产褥感染的主要症状和病理类型有哪些。

14. 简述如何预防产褥感染。

15. 何谓晚期产后出血？

16. 晚期产后出血的主要病因有哪些？

17. 引起子宫切口愈合不良造成晚期产后出血的原因主要有哪些？

18. 简述晚期产后出血的辅助检查及作用有哪些。

19. 如何预防晚期产后出血？

参考答案

一、选择题

【A1 型题】

1. E　2. B　3. C　4. E　5. C　6. C　7. A　8. D　9. E　10. B
11. E　12. D　13. C　14. D　15. E　16. A　17. E　18. D　19. D

【A2 型题】

20. C　21. B　22. C　23. C　24. C　25. C　26. C　27. A　28. D　29. C
30. E　31. E　32. E

【A3/A4 型题】

33. E　34. C　35. A　36. D　37. A　38. C　39. E　40. E　41. C　42. A

【B1 型题】

43. C　44. E　45. B　46. B　47. A　48. D　49. C　50. E　51. A　52. D
53. E　54. B　55. E　56. C　57. D

二、简答题

1. 为什么产妇分娩后需在产室观察 2 小时？

答：产后 2 小时内极易发生严重并发症，如产后出血、子痫、产后心力衰竭等，应严密观察产妇的生命体征、子宫收缩情况及阴道流血量，并注意宫底高度及膀胱是否充盈等。若发现子宫收缩乏力，应按摩子宫并同时使用子宫收缩剂。若阴道流血量不多，但子宫收缩不良、宫底上升者，提示宫腔内可能有积血，应压宫底排出积血，并持续给予子宫收缩剂。若产妇自觉肛门坠胀，提示有阴道后壁血肿的可能，应进行阴道或阴道-直肠联合检查确诊后及时给予处理。在此期间还应协助产妇首次哺乳。若产后 2 小时一切正常，将产妇连同新生儿送回病房。

2. 何谓子宫复旧？子宫复旧有哪些主要表现？

答：胎盘娩出后子宫逐渐恢复至未孕状态的全过程称为子宫复旧，一般为 6 周，其主要变化为子宫体肌纤维缩复和子宫内膜的再生，同时还有子宫血管变化、子宫下段和子宫颈的复原等。

3. 产后有哪些因素使乳腺分泌乳汁？

答：产后产妇血中雌激素、孕激素及胎盘催乳素水平急剧下降，抑制催乳素抑制因子释放，在催乳素作用下，乳汁开始分泌。婴儿吸吮乳头，抑制多巴胺及其他催乳素抑制因子，使腺垂体催乳素呈脉冲式释放，促进乳汁分泌。吸吮乳头还能引起神经垂体释放缩宫素，发生喷乳反射。吸吮及不断排空乳房是保持乳腺不断泌乳的重要条件。

4. 简述产后月经复潮及排卵时间是什么。

答：月经复潮及排卵时间受哺乳影响。不哺乳产妇通常在产后 6~10 周月经复潮，在产后 10 周左右恢复排卵。哺乳产妇的月经复潮延迟，有的在哺乳期间月经一直不来潮，平均在产后 4~6 个月恢复排卵。产后较晚月经复潮者，首次月经来潮前多有排卵，故哺乳产妇月经虽未复潮，却仍有受孕可能。

5. 产妇在产褥早期体温有何变化？

答：产后体温多数在正常范围内。体温可在产后 24 小时内略升高，一般不超过 38℃。产后 3~4 日出现泌乳热，一般持续 4~16 小时体温即下降，不属病态。

6. 何谓产后宫缩痛？简述其特点是什么。

答：在产褥早期因子宫收缩引起下腹部阵发性剧烈疼痛，称为产后宫缩痛。多见于经产妇。哺乳时反射性缩宫素分泌增多使疼痛加重。

7. 何谓恶露？有几种？各有何特点？

答：产后随子宫蜕膜脱落，含有血液、坏死蜕膜等组织经阴道排出，称为恶露。恶露分为 3 种：血性恶露（色鲜红，含大量血液，持续 3~4 日）、浆液恶露（色淡红，含多量浆液，血液少量，较多的坏死蜕膜组织，持续 10 日左右）和白色恶露（黏稠，含大量白细胞及坏死蜕膜组织，色白得名，持续 3 周干净）。

8. 处理产后排尿困难的常用方法是什么？

答：产妇产后排尿困难时，除鼓励产妇起床排尿，可选用以下方法：①用温开水冲洗尿道外口周围诱导排尿。温热敷下腹部，按摩膀胱，刺激膀胱肌收缩。②针刺关元、气海、三阴交、阴陵泉等穴位。③肌内注射甲硫酸新斯的明，兴奋膀胱逼尿肌促其排尿，但注射此药前要排除其用药禁忌。若使用上述方法均无效时应予留置导尿。

9. 简述产褥期保健的目的和内容是什么。

答：产褥期保健的目的是防止产后出血、感染等并发症发生，促进产后生理功能的恢复。主要内容包括:饮食起居、适当活动及做产后康复锻炼、避孕指导、产后检查。

10. 简述母乳喂养对母婴的益处是什么。

答:母乳喂养对母婴健康均有益。对婴儿可以提供满足其 6 个月内发育所需的营养,6 个月后母乳仍是婴儿能量和高质量营养的重要来源。母乳喂养可提高婴儿免疫力,促进婴儿牙齿及颜面部的发育,增加母婴感情等。对母亲可促进子宫复旧,减少产后出血,加快产后康复,降低母亲患乳腺癌、卵巢癌的风险等。成功的母乳喂养会增强母亲的自信心,降低产后焦虑、抑郁的风险。

11. 简述产褥感染的感染途径有哪些。

答:①外源性感染:指外界病原体进入产道所致的感染。可通过医务人员消毒不严或被污染衣物、用具、各种手术器械及产妇临产前性生活等途径侵入机体。②内源性感染:寄生于正常孕妇生殖道的微生物,多数并不致病,当抵抗力降低和/或病原体数量、毒力增加等感染诱因出现时,由非致病微生物转化为致病微生物而引起感染。

12. 简述产褥感染的病原体种类有哪些。

答:病原体种类包括需氧菌、厌氧菌、真菌、衣原体和支原体等。此外,沙眼衣原体、淋病奈瑟球菌也可导致产褥感染。

13. 简述产褥感染的主要症状和临床表现有哪些。

答:发热、疼痛、异常恶露为产褥感染三大主要症状。由于感染部位、程度、扩散范围不同,其临床表现也不同。依感染发生部位,分为会阴、阴道、子宫颈、腹部伤口、子宫切口局部感染,急性子宫内膜炎,急性盆腔结缔组织炎、腹膜炎,血栓静脉炎,脓毒血症等。

14. 简述如何预防产褥感染。

答:加强营养、增强体质。加强妊娠期卫生宣传,保持外阴清洁。及时治疗外阴阴道炎及子宫颈炎症。严格无菌操作,减少不必要的阴道检查和手术操作。正确掌握手术指征。对于剖宫产手术,建议在皮肤切开前使用抗生素预防感染。

15. 何谓晚期产后出血?

答:晚期产后出血是指分娩 24 小时后,在产褥期内发生的子宫大量出血,以产后 1~2 周发病最常见,亦有迟至产后 2 月余发病者。

16. 晚期产后出血的主要病因有哪些?

答:晚期产后出血的主要病因有胎盘和胎膜残留、蜕膜残留、子宫胎盘附着面复旧不全、感染、剖宫产术后子宫切口愈合不良;此外,子宫动静脉畸形、子宫动脉假性动脉瘤、产后子宫滋养细胞肿瘤、子宫黏膜下肌瘤、子宫颈癌等,均可引起晚期产后出血。

17. 引起子宫切口愈合不良造成晚期产后出血的原因主要有哪些?

答:①子宫下段横切口两端切断子宫动脉向下斜行分支,造成局部供血不足;②横切口选择过低或过高;③缝合不当;④切口感染。

18. 简述晚期产后出血的辅助检查及作用有哪些。

答:①血常规、凝血功能:了解贫血、凝血功能和感染情况;②超声检查:了解子宫大小、宫腔有无残留物、子宫切口愈合及切口周围血肿等情况;③病原体和药敏试验:宫腔分泌物培养、发热时行血培养,选择有效广谱抗生素;④血 hCG 测定:有助于排除胎盘残留及绒毛膜癌;⑤病理检查:宫腔刮出物或子宫切除标本,应送病理检查;⑥CT 和 MRI:对于评估病灶范围、与子宫肌层关系更有优势。

19. 如何预防晚期产后出血？

答:①了解是否有出血倾向的危险因素,并进行相应检查。②产后应仔细检查胎盘、胎膜,注意是否完整,若有残缺应及时取出。在不能排除胎盘残留时应行宫腔探查。③剖宫产时合理选择切口位置,避免子宫下段横切口两侧角部撕裂并合理缝合。④严格无菌操作,术后应用抗生素预防感染。

（时青云）

第十五章 | 妇科病史及检查

学习重点难点

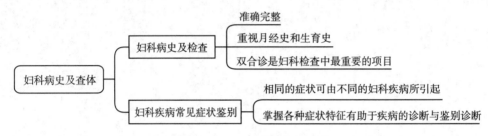

思维导图 15-1　妇科病史及检查

习题

一、选择题

【A1 型题】

1. 下列关于双合诊检查正确的是

　　A. 双合诊检查体位是膝胸卧位

　　B. 正常情况下可以摸到输卵管卵巢

　　C. 是未婚女性的常规妇科检查项目

　　D. 检查多在经期进行

　　E. 检查者一手示指和中指在阴道,另一手在下腹部,两手配合进行检查

【A2 型题】

2. 女性,28 岁。早产 2 次,足月产 1 次,现有 1 女儿,流产 1 次,生育史可以简写为

　　A. 1-2-1-1　　　　　　　　B. 1-1-2-1　　　　　　　　C. 1-1-1-2

　　D. 2-1-0-1　　　　　　　　E. 1-2-0-1

3. 女性,53 岁,乏力消瘦 2 个月伴腹胀和肛门坠胀,为明确诊断,下列检查**不正确**的是

　　A. 双合诊　　　　　　　　B. B 型超声　　　　　　　　C. 三合诊

　　D. 子宫输卵管造影　　　　E. 子宫颈脱落细胞学检查

【B1 型题】

(4~5 题共用备选答案)

　　A. 子宫位置一般是前倾略前屈

　　B. 子宫体朝向耻骨

C. 子宫体朝向骶骨

D. 子宫体与子宫颈两者间的纵轴形成的角度朝向前方

E. 子宫体与子宫颈两者间的纵轴形成的角度朝向后方

4. 子宫前倾是指

5. 子宫后屈是指

二、简答题

月经史询问包括哪些内容?

参考答案

一、选择题

【A1型题】

1. E

【A2型题】

2. A　　3. D

【B1型题】

4. B　　5. E

二、简答题

月经史询问包括哪些内容?

答:月经史询问包括初潮年龄、月经周期及经期持续时间、经量、经期伴随症状。经量可问每日更换卫生巾次数,有无血块,经血颜色,伴随症状包括经期有无不适,有无痛经及疼痛部位、性质、程度以及痛经起始和消失时间。常规询问并记录末次月经(LMP)起始日期及其经量和持续时间,若其流血情况不同于以往正常月经时,还应问清楚前次月经(PMP)起始日期。绝经后患者应询问绝经年龄,绝经后有无阴道流血、阴道分泌物增多等。

(郭　丰)

第十六章 外阴色素减退性疾病

学习重点难点

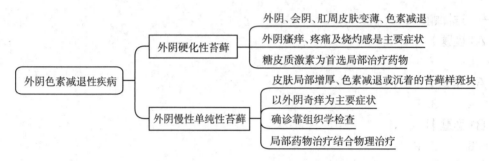

思维导图 16-1 外阴色素减退性疾病

习题

一、选择题

【A1 型题】

1. 幼女硬化性苔藓一般**不宜**采用的治疗方法是

    A. 1% 氢化可的松软膏外抹   B. 0.5% 黄体酮油膏涂抹局部

    C. 丙酸睾酮油膏或软膏局部治疗   D. 曲安奈德混悬液皮下注射

    E. 阿维 A 胶囊,20~30mg/d,口服

【A3/A4 型题】

（2~4 题共用题干）

女性,50 岁。外阴无明显诱因瘙痒 5 年,加重 3 个月。检查发现大阴唇、阴唇间沟、阴唇后联合等处,呈皮肤增厚、色素增加且粗糙、隆起。有明显抓痕、皲裂。

2. 根据临床表现及体征,临床诊断最有可能是

    A. 外阴慢性单纯性苔藓   B. 外阴白癜风

    C. 白化病   D. 特异性外阴炎

    E. 外阴上皮内瘤变

3. 为确诊需要进一步做的检查是

    A. 1% 甲苯胺蓝涂抹局部病灶   B. B 型超声

    C. 皮肤刮取物微生物病原菌检查   D. 局部病灶活检组织学检查

    E. 1% 醋酸液涂抹局部病灶

4. 确诊后主要的治疗手段为

　　A. 手术治疗　　　　　　　　　　　　B. 口服激素和抗生素

　　C. 钙调磷酸酶抑制剂　　　　　　　　D. 局部物理治疗

　　E. 局部药物治疗

【B1 型题】

(5~8 题共用备选答案)

　　A. 丙酸睾酮局部涂擦　　　　　　　　B. 手术治疗

　　C. 1% 丁酸氢化可的松涂擦　　　　　 D. 无须治疗

　　E. 双胍类药物

5. 糖尿病性外阴炎宜选用

6. 外阴白化病宜选用

7. 反复药物、物理治疗无效的外阴慢性单纯性苔藓宜选用

8. 外阴硬化性苔藓首选的治疗是

(9~10 题共用备选答案)

　　A. 外阴皮肤出现界限分明的发白区,无任何自觉症状

　　B. 外阴皮肤发红,伴有瘙痒且阴道分泌物增多者,分泌物呈泡沫状

　　C. 外阴皮肤增厚似皮革,色素增加,出现扁平丘疹

　　D. 外阴皮肤的萎缩情况与身体其他部位皮肤相同

　　E. 晚期皮肤菲薄、皱缩似卷烟纸,阴道口挛缩狭窄,影响性生活

9. 外阴硬化性苔藓表现为

10. 外阴白癜风表现为

二、简答题

简述外阴色素减退性疾病的分类有哪些。

参考答案

一、选择题

【A1 型题】

1. C

【A3/A4 型题】

2. A　　3. D　　4. E

【B1 型题】

5. E　　6. D　　7. B　　8. C　　9. E　　10. A

二、简答题

简述外阴色素减退性疾病的分类有哪些。

答:外阴慢性单纯性苔藓,外阴硬化性苔藓,其他外阴色素减退性疾病如扁平苔藓、贝赫切特病、外阴白癜风、继发性外阴色素减退性疾病等。外阴扁平苔藓分为糜烂型、丘疹鳞屑型和肥厚型。继发性外阴色素减退性疾病包括糖尿病外阴炎、外阴阴道假丝酵母菌病、外阴擦伤、外阴湿疣等。

(王彦龙)

169

第十七章 | 外阴及阴道炎

学习重点难点

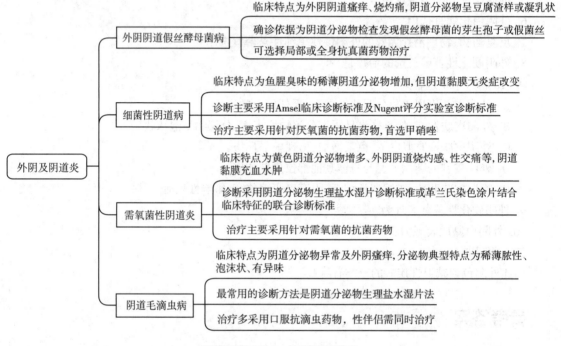

外阴及阴道炎
- 外阴阴道假丝酵母菌病
  - 临床特点为外阴阴道瘙痒、烧灼痛,阴道分泌物呈豆腐渣样或凝乳状
  - 确诊依据为阴道分泌物检查发现假丝酵母菌的芽生孢子或假菌丝
  - 可选择局部或全身抗真菌药物治疗
- 细菌性阴道病
  - 临床特点为鱼腥臭味的稀薄阴道分泌物增加,但阴道黏膜无炎症改变
  - 诊断主要采用Amsel临床诊断标准及Nugent评分实验室诊断标准
  - 治疗主要采用针对厌氧菌的抗菌药物,首选甲硝唑
- 需氧菌性阴道炎
  - 临床特点为黄色阴道分泌物增多、外阴阴道烧灼感、性交痛等,阴道黏膜充血水肿
  - 诊断采用阴道分泌物生理盐水湿片诊断标准或革兰氏染色涂片结合临床特征的联合诊断标准
  - 治疗主要采用针对需氧菌的抗菌药物
- 阴道毛滴虫病
  - 临床特点为阴道分泌物异常及外阴瘙痒,分泌物典型特点为稀薄脓性、泡沫状、有异味
  - 最常用的诊断方法是阴道分泌物生理盐水湿片法
  - 治疗多采用口服抗滴虫药物,性伴侣需同时治疗

思维导图 17-1　外阴及阴道炎

习题

一、选择题

【A1 型题】

1. 维持正常阴道生态平衡的激素,主要是
   - A. GnRH
   - B. FSH
   - C. LH
   - D. 雌激素
   - E. 孕激素

2. 维持阴道正常生态平衡的主要细菌为
   - A. 乳杆菌
   - B. 棒状杆菌
   - C. 肠球菌
   - D. 链球菌
   - E. 葡萄球菌

3. **不属于**阴道正常微生物群的微生物是

    A. 乳杆菌   B. 大肠埃希菌

    C. 葡萄球菌   D. 衣原体

    E. 支原体

4. 关于前庭大腺炎的临床特点,正确的是

    A. 多为双侧性   B. 绝经后妇女多见

    C. 支原体是主要病原体   D. 脓肿形成并快速增大,患者疼痛剧烈

    E. 形成囊肿直径一般超过 6cm

5. 关于前庭大腺囊肿,正确的是

    A. 囊肿多数可以自行消退   B. 好发于围绝经期

    C. 双侧居多   D. 发生感染可形成脓肿

    E. 可自行破溃

6. 关于前庭大腺脓肿治疗方法,最有效的是

    A. 脓肿切开造口术   B. 口服抗菌药物

    C. 中药   D. 脓肿剥除术

    E. 局部坐浴

7. 有关外阴阴道假丝酵母菌病的诱发因素,**错误**的是

    A. 糖尿病   B. 妊娠

    C. 长期用抗生素   D. 使用免疫抑制剂

    E. 使用避孕套避孕

8. 糖尿病合并外阴阴道炎症,最常见的是

    A. 外阴阴道假丝酵母菌病   B. 阴道毛滴虫病

    C. 细菌性阴道病   D. 萎缩性阴道炎

    E. 前庭大腺囊肿

9. 外阴阴道假丝酵母菌病的典型临床表现是

    A. 脓性阴道分泌物,外阴瘙痒

    B. 白色凝乳状或豆渣样阴道分泌物,外阴瘙痒

    C. 蛋清样透明阴道分泌物,不痒

    D. 黄色泡沫状阴道分泌物,外阴瘙痒

    E. 稀薄一致的阴道分泌物,外阴瘙痒

10. 下面**不属于**复杂性 VVC 的是

    A. 非白假丝酵母菌感染   B. 复发性 VVC

    C. 白假丝酵母菌所致的中度 VVC   D. 妊娠期 VVC

    E. 糖尿病、免疫低下者所患 VVC

11. 关于单纯性外阴阴道假丝酵母菌病的治疗,**不正确**的是

    A. 克霉唑阴道片,1 粒(0.5g),单次用药

    B. 咪康唑,每晚 1 粒(0.2g),连用 7 日

    C. 咪康唑,每晚 1 粒(0.4g),连用 3 日

    D. 甲硝唑 0.4g,每日 2 次,连服 7 日

    E. 制霉菌素,每晚 1 粒(10 万 U),连用 14 日

12. 关于复杂性 VVC 的叙述**不正确**的是
    A. 复发性 VVC 治疗前应积极寻找并去除诱因
    B. 复杂性 VVC 治疗应延长疗程
    C. 症状反复发作者,需考虑阴道混合性感染
    D. 妊娠期 VVC 以口服用药为首选
    E. 复发性 VVC 治疗方案包括强化治疗与巩固治疗

13. 细菌性阴道病最主要的病原体是
    A. 大肠埃希菌
    B. 金黄色葡萄球菌
    C. 溶血性链球菌
    D. 沙眼衣原体
    E. 加德纳菌及厌氧菌

14. 细菌性阴道病的典型临床表现为
    A. 阴道分泌物呈灰白色,稀薄均匀一致,有腥臭味
    B. 阴道分泌物灰黄、稀薄、有泡沫
    C. 阴道流出大量水样分泌物
    D. 血性阴道分泌物,外阴痒、痛
    E. 脓性阴道分泌物,外阴瘙痒、烧灼感

15. 细菌性阴道病的诊断依据**不包括**
    A. 匀质稀薄阴道分泌物
    B. 阴道分泌物 pH>4.5
    C. 胺臭味试验阳性
    D. 镜下见线索细胞
    E. 镜下见大量乳杆菌和上皮溶解后细胞裸核

16. 关于细菌性阴道病的治疗,正确的是
    A. 替硝唑 2g,顿服
    B. 咪康唑,每晚 1 粒(200mg),连用 7 日
    C. 甲硝唑 0.4g,每日 2 次,连服 7 日
    D. 性伴侣需要同时进行治疗
    E. 氟康唑 0.15g,单次口服

17. 关于需氧菌性阴道炎的描述,正确的是
    A. 阴道微生态表现为乳杆菌下降,需氧菌增多
    B. 常见致病菌为阴道加德纳菌
    C. 必须进行细菌培养以明确诊断
    D. 性伴侣需要进行筛查与治疗
    E. 常伴有人型支原体感染

18. 生育期女性阴道内有大量脓性黄绿色泡沫状分泌物,最常见的疾病是
    A. 外阴阴道假丝酵母菌病
    B. 细菌性阴道病
    C. 阴道毛滴虫病
    D. 细胞溶解性阴道病
    E. 萎缩性阴道炎

19. 宫颈与阴道黏膜可见散在红色斑点,首先考虑的疾病为
    A. 阴道毛滴虫病
    B. HPV 感染
    C. 细菌性阴道病
    D. 外阴阴道假丝酵母菌病
    E. 子宫颈癌

20. 关于阴道毛滴虫病,正确的是
    A. 病原体具有滋养体及包囊期　　　　　B. 病原体最适合的 pH 为 3~4
    C. 主要是性交直接传染　　　　　　　　D. 常于排卵期前后发作
    E. 滴虫仅感染阴道黏膜

21. 阴道毛滴虫病典型的临床表现是
    A. 脓性阴道分泌物,外阴不痒　　　　　B. 稀薄均匀一致的分泌物
    C. 黄绿色泡沫状阴道分泌物,外阴瘙痒　D. 白色豆渣样阴道分泌物,外阴奇痒
    E. 黄色阴道分泌物,不痒

22. 关于阴道毛滴虫病的治疗,正确的是
    A. 甲硝唑 0.4g,每日 2 次,连服 7 日　　B. 咪康唑栓剂,每晚 1 粒(0.2g),连用 7 日
    C. 克霉唑栓剂,1 粒(0.5g),单次用药　　D. 性伴侣不需要同时进行治疗
    E. 克林霉素软膏阴道涂抹,每晚 1 次,连用 7 日

23. 关于萎缩性阴道炎病因,**错误**的是
    A. 雌激素水平下降　　　　　　　　　　B. 阴道黏膜变薄
    C. 阴道上皮细胞内糖原含量上升　　　　D. 阴道内 pH 上升
    E. 局部抵抗力低

24. 关于治疗萎缩性阴道炎的药物,正确的是
    A. 咪康唑每晚 1 粒,阴道用药　　　　　B. 雌激素制剂,局部应用
    C. 克霉唑栓每晚 1 粒,阴道用药　　　　D. 制霉菌素 10 万 U,每晚阴道用药
    E. 甲硝唑 0.4g,口服

25. 关于婴幼儿外阴阴道炎,正确的是
    A. 外阴不洁、尿液及粪便污染所致　　　B. 乳杆菌是优势菌
    C. 以全身治疗为宜　　　　　　　　　　D. 口服或外用雌激素有效
    E. 主要病因是阴道异物

【A2 型题】

26. 女性,34 岁。因肺炎入院治疗,应用抗生素 12 日后,自觉外阴瘙痒,分泌物增多,应首先考虑
    A. 细胞溶解性阴道病　　　　　　　　　B. 细菌性阴道病
    C. 阴道毛滴虫病　　　　　　　　　　　D. 需氧菌性阴道炎
    E. 外阴阴道假丝酵母菌病

27. 女性,30 岁。停经 14 周,外阴瘙痒、灼痛 3 日就诊,妇科检查见外阴抓痕明显,阴道分泌物较多,呈白色稠厚豆渣样。分泌物镜检见假菌丝及芽孢,需进一步治疗,正确的是
    A. 甲硝唑 0.4g,每日 2 次,连服 7 日
    B. 氟康唑 0.15g,顿服
    C. 替硝唑 2g,顿服
    D. 克霉唑制剂 0.5g,阴道用药,3 日后再用 1 次
    E. 克林霉素软膏阴道涂抹,每次 5g,每晚 1 次,连用 7 日

28. 女性,30 岁。阴道分泌物增多伴外阴瘙痒 5 日,查体外阴及阴道黏膜无明显异常,阴道分泌物灰白色,稀薄,均匀一致,有鱼腥臭味,取阴道分泌物显微镜检查,以下与临床诊断相符合的是
    A. 生理盐水悬滴法找到滴虫

    B. 可见芽生孢子或假菌丝

    C. 可见大量线索细胞

    D. 可见大量中毒白细胞和大量杂菌

    E. 可见大量乳杆菌和上皮溶解后细胞裸核

29. 女性,24 岁,已婚。阴道分泌物多,伴外阴瘙痒 1 周。妇科检查见阴道后穹隆处有多量稀薄泡沫状分泌物,阴道黏膜有多处散在红色斑点,子宫颈光滑。临床诊断考虑为

    A. 外阴阴道假丝酵母菌病   B. 阴道毛滴虫病

    C. 细菌性阴道病   D. 萎缩性阴道炎

    E. 细胞溶解性阴道病

【A3/A4 型题】

(30~33 题共用题干)

女性,38 岁。阴道分泌物增多伴外阴瘙痒 6 日。查体:外阴黏膜充血并且有皲裂,阴道弥漫性充血,分泌物量多,有溢出,呈白色豆渣样。患者有糖尿病病史。

30. 诊断首先应考虑

    A. 外阴阴道假丝酵母菌病   B. 阴道毛滴虫病

    C. 细菌性阴道病   D. 细胞溶解性阴道病

    E. 需氧菌性阴道炎

31. 阴道分泌物实验室检查最可能出现的结果是

    A. 阴道分泌物生理盐水悬滴法查到滴虫

    B. 阴道分泌物湿片检查见真菌芽生孢子及假菌丝

    C. 阴道分泌物唾液酸苷酶阳性

    D. 阴道分泌物镜检可见大量线索细胞

    E. 阴道分泌物见大量白细胞及中毒颗粒

32. 若阴道分泌物湿片检查未发现病原微生物,进一步的处理是

    A. 阴道分泌物滴虫培养   B. 阴道分泌物真菌培养

    C. 阴道分泌物细菌培养   D. 阴道分泌物酶学检查

    E. 阴道脱落细胞学检查

33. 患者外阴阴道假丝酵母菌病临床评分标准为 11 分,治疗方法不合适的是

    A. 咪康唑每晚 1 粒(0.2g),阴道用药,连用 14 日

    B. 1% 克霉唑乳膏 5g,每日 1 次,连用 7 日

    C. 咪康唑每晚 1 粒(0.4g),阴道用药,连用 6 日

    D. 克霉唑阴道片 1 粒(0.5g),阴道用药,3 日后再用 1 次

    E. 氟康唑 0.15g,口服,3 日后再服 1 次

(34~35 题共用题干)

女性,28 岁。阴道分泌物增多伴外阴瘙痒 6 日,查外阴黏膜无明显异常,阴道黏膜无充血,阴道分泌物稀薄,灰白色,均匀一致,子宫颈光滑,无充血。

34. 辅助检查最重要的是

    A. 阴道分泌物悬滴法查滴虫   B. 阴道分泌物检查真菌

    C. 阴道分泌物细菌培养   D. 阴道分泌物查找线索细胞

    E. 阴道分泌物酶学检查

35. 最恰当的治疗方法为

    A. 咪康唑制剂 0.2g,阴道放置,连用 7 日

    B. 甲硝唑 0.4g,口服,每日 2 次,连用 7 日

    C. 伊曲康唑每次 0.2g,每日 2 次,连用 3~7 日

    D. 甲硝唑 2g,单次口服

    E. 局部或口服雌激素制剂

（36~37 题共用题干）

女性,36 岁。外阴瘙痒伴阴道分泌物增多 4 日。妇科检查:阴道黏膜散在出血点,灰白稀薄泡沫状阴道分泌物。

36. 此患者在取阴道分泌物检查的时候**不正确**的是

    A. 取分泌物前避免擦洗阴道

    B. 不用润滑剂

    C. 注意保温

    D. 取分泌物后立即进行显微镜检查

    E. 分泌物革兰氏染色涂片有利于提高检出率

37. 下一步治疗首选是

    A. 甲硝唑口服   B. 氟康唑口服

    C. 克林霉素口服   D. 糖皮质激素阴道用

    E. 氯喹那多-普罗雌烯阴道用

【B1 型题】

（38~40 题共用备选答案）

    A. 阴道毛滴虫病   B. 外阴阴道假丝酵母菌病

    C. 细菌性阴道病   D. 萎缩性阴道炎

    E. 阴道混合性感染

38. 阴道分泌物增多,均匀稀薄,有腥臭味,检查阴道黏膜无明显充血,阴道 pH>4.5。诊断为

39. 阴道分泌物稠厚豆渣样,伴外阴奇痒,检查见小阴唇内侧及阴道黏膜附着白色膜状物。诊断为

40. 阴道分泌物黄绿色,稀薄有泡沫,检查阴道黏膜有散在出血斑点。诊断为

（41~42 题共用备选答案）

    A. 阴道毛滴虫病   B. 外阴阴道假丝酵母菌病

    C. 细菌性阴道病   D. 需氧菌性阴道炎

    E. 细胞溶解性阴道病

41. 阴道分泌物呈鱼腥臭味,由于菌群失调所致的为

42. 阴道局部用药效果不佳,常于月经前后发作的是

（43~44 题共用备选答案）

    A. 阴道毛滴虫病   B. 外阴阴道假丝酵母菌病

    C. 细菌性阴道病   D. 萎缩性阴道炎

    E. 细胞溶解性阴道病

43. 阴道分泌物镜下可见大量线索细胞的是

44. 阴道局部使用雌激素制剂治疗的是

（45~46 题共用备选答案）

　　A. 甲硝唑　　　　　　　　　　B. 克林霉素

　　C. 头孢菌素　　　　　　　　　D. 氟康唑

　　E. 雌激素制剂

45. 外阴瘙痒,阴道分泌物呈泡沫状,阴道黏膜散在红斑点,可选用

46. 外阴瘙痒,阴道分泌物呈豆渣状,阴道黏膜红肿,可选用

二、简答题

1. 阴道正常微生物群包括哪些微生物?

2. 简述前庭大腺囊肿的临床表现有哪些。

3. 简述外阴阴道假丝酵母菌病的诱发因素有哪些。

4. 简述外阴阴道假丝酵母菌病的诊断依据及临床分类标准是什么。

5. 简述外阴阴道假丝酵母菌病的治疗原则是什么。

6. 确诊为细菌性阴道病有哪些依据?

7. 简述细菌性阴道病的临床表现有哪些。

8. 简述细菌性阴道病的治疗方法有哪些。

9. 简述需氧菌性阴道炎的治疗方法有哪些。

10. 简述阴道毛滴虫病的病原体和传播方式有哪些。

11. 简述阴道毛滴虫病与需氧菌性阴道炎的鉴别诊断要点有哪些。

12. 简述阴道毛滴虫病的治疗方法有哪些。

13. 简述萎缩性阴道炎的治疗原则是什么。

参考答案

一、选择题

【A1 型题 】

1. D	2. A	3. D	4. D	5. D	6. A	7. E	8. A	9. B	10. C
11. D	12. D	13. E	14. A	15. E	16. C	17. A	18. C	19. A	20. C
21. C	22. A	23. C	24. B	25. A					

【A2 型题 】

26. E　　27. D　　28. C　　29. B

【A3/A4 型题 】

30. A　　31. B　　32. B　　33. B　　34. D　　35. B　　36. E　　37. A

【B1 型题 】

38. C　　39. B　　40. A　　41. C　　42. A　　43. C　　44. D　　45. A　　46. D

二、简答题

1. 阴道正常微生物群包括哪些微生物?

答:正常阴道微生物群种类繁多,包括:①革兰氏阳性需氧菌和兼性厌氧菌:乳杆菌、棒状杆菌、非溶血性链球菌、肠球菌及表皮葡萄球菌等;②革兰氏阴性需氧菌和兼性厌氧菌:加德纳菌(此菌革兰氏染色变异,有时呈革兰氏阳性)、大肠埃希菌及摩根菌等;③专性厌氧菌:消化球菌、消化链球菌、拟杆菌、动弯杆菌、梭杆菌及普雷沃菌等;④其他:包括支原体、假丝酵母菌等。

2. 简述前庭大腺囊肿的临床表现有哪些。

答:前庭大腺囊肿多为单侧,也可为双侧。若囊肿小且无急性感染,患者一般无自觉症状,往往于妇科检查时方被发现;若囊肿大,可感到外阴坠胀或性交不适。检查见患侧前庭大腺部位肿大,在外阴部后下方可触及无痛性囊性肿物,多呈圆形、边界清楚。

3. 简述外阴阴道假丝酵母菌病的诱发因素有哪些。

答:当阴道内糖原增加,酸度增高以及机体免疫力下降时,有利于假丝酵母菌繁殖引起炎症,发病的常见诱因有:长期应用广谱抗菌药物、妊娠、糖尿病、大量应用免疫抑制剂以及接受大量雌激素治疗等,胃肠道假丝酵母菌感染者的粪便污染阴道、穿紧身化纤内裤及肥胖使外阴局部温度与湿度增加,也是发病的影响因素。

4. 简述外阴阴道假丝酵母菌病的诊断依据及临床分类标准是什么。

答:外阴阴道假丝酵母菌病的诊断依据有:①阴道分泌物增多,白色稠厚,呈凝乳状或豆腐渣样;②外阴阴道瘙痒症状明显,严重者坐立不安,以夜晚更加明显,部分患者可出现外阴部烧灼痛、性交痛以及尿痛,尿痛是排尿时尿液刺激水肿的外阴所致;③检查见阴道黏膜红肿、小阴唇内侧及阴道黏膜附有白色块状物,擦除后露出红肿黏膜面,急性期还可见到糜烂及浅表溃疡;④阴道分泌物显微镜检找到假丝酵母菌的芽生孢子或假菌丝。

外阴阴道假丝酵母菌病的分类标准:根据发生频率、临床表现、真菌种类以及宿主情况分为单纯性及复杂性两种。单纯性外阴阴道假丝酵母菌病包括非孕期女性发生的散发性、白假丝酵母菌所致的轻或中度外阴阴道假丝酵母菌病;复杂性外阴阴道假丝酵母菌病包括非白假丝酵母菌所致的外阴阴道假丝酵母菌病、重度外阴阴道假丝酵母菌病、复发性外阴阴道假丝酵母菌病、妊娠期外阴阴道假丝酵母菌病或其他特殊患者如未控制的糖尿病、免疫低下者所患外阴阴道假丝酵母菌病。

5. 简述外阴阴道假丝酵母菌病的治疗原则是什么。

答:消除诱因,若有糖尿病应积极治疗,及时停用抗生素、雌激素、糖皮质激素。治疗药物有局部用药以及全身用药。局部药物主要有:咪康唑、克霉唑、制霉菌素栓。口服药物有氟康唑。治疗前评估病情,进行临床分类,即患者为单纯性 VVC 还是复杂性 VVC,再根据临床分类,决定疗程长短。症状反复发作者,需考虑阴道混合性感染及非白假丝酵母菌感染的可能。

6. 确诊为细菌性阴道病有哪些依据?

答:主要采用 Amsel 临床诊断标准,下列 4 项中具备 3 项,即可诊断为细菌性阴道病:①线索细胞阳性。线索细胞即为表面黏附了大量细小颗粒的阴道脱落鳞状上皮细胞。严重细菌性阴道病患者镜下线索细胞数量占鳞状上皮细胞比例可>20%。②匀质、稀薄、灰白色阴道分泌物。③阴道分泌物 pH>4.5。④胺试验阳性。取阴道分泌物少许放在玻片上,加入 10% 氢氧化钾溶液 1~2 滴,产生烂鱼肉样腥臭气味,系因胺遇碱释放氨所致。

7. 简述细菌性阴道病的临床表现有哪些。

答:10%~40% 的患者无临床症状。有症状者以带有鱼腥臭味的稀薄阴道分泌物增多为其临床特点,可伴有轻度外阴瘙痒或烧灼感,性交后症状加重。分泌物呈鱼腥臭味,是厌氧菌产生的胺类物质(尸胺、腐胺、三甲胺)所致。检查阴道黏膜无明显充血等炎症表现。分泌物呈灰白色、均匀一致、稀薄状,常黏附于阴道壁,但容易从阴道壁拭去。

8. 简述细菌性阴道病的治疗方法有哪些。

答:有症状者均需进行治疗。治疗选用抗厌氧菌药物,主要有甲硝唑、替硝唑、克林霉素。甲硝唑可抑制厌氧菌生长而不影响乳杆菌生长,是较理想的治疗药物。全身用药首选甲硝唑 0.4g,口服,每日 2 次,连用 7 日。也可选替硝唑 2g,口服,每日 1 次,连用 2 日;或替硝唑 1g,口服,每日 1 次,连服 5 日;或克林霉素 0.3g,口服,每日 2 次,连用 7 日;现不推荐使用甲硝唑 2g 顿服。局部用药首选 0.75% 甲硝唑凝胶 5g,阴道给药,每日 1 次,连用 5 日;或甲硝唑阴道泡腾片 0.2g,阴道给药,每晚 1 次,连用 7 日;或 2% 克林霉素软膏 5g,阴道涂抹,每晚 1 次,连用 7 日。也可选克林霉素栓剂 0.1g,阴道给药,每晚 1 次,连用 3 日。

9. 简述需氧菌性阴道炎的治疗方法有哪些。

答:有症状需氧菌性阴道炎者需治疗,无症状者是否需要治疗存在争议。主要采用抗需氧菌的药物进行治疗。若背景菌落主要为革兰氏阳性球菌,可选用 2% 克林霉素乳膏 5g,阴道涂抹,每日 1 次,连用 7~21 日。若背景菌落为革兰氏阴性杆菌,可选用头孢呋辛酯 0.25g,口服,每日 2 次,连服 7 日。若背景菌落为两者同时增多,可选用左氧氟沙星 0.2g,口服,每日 2 次,连服 7 日;或莫西沙星 0.4g,口服,每日 1 次,连服 6 日。针对阴道黏膜萎缩的治疗,可选用氯喹那多-普罗雌烯阴道片,每日 1 片,睡前阴道用药,连用 12 日。针对外阴阴道黏膜局部炎症反应的治疗,局部应用糖皮质激素治疗。其他治疗如阴道局部应用乳杆菌等微生态调节剂、中成药等,对需氧菌性阴道炎有一定的治疗作用。

10. 简述阴道毛滴虫病的病原体和传播方式有哪些。

答:阴道毛滴虫病的病原体是阴道毛滴虫。阴道毛滴虫的主要传播方式为性交直接传播。滴虫可寄生于男性的包皮皱褶、尿道或前列腺中,男性由于感染滴虫后常无症状,易成为感染源。阴道毛滴虫也可经被污染的浴盆、浴巾、坐式便器、衣物等间接传播。

11. 简述阴道毛滴虫病与需氧菌性阴道炎的鉴别诊断要点有哪些。

答:两者阴道分泌物性状相似,稀薄、泡沫状、有异味。主要通过实验室检查鉴别。阴道毛滴虫病生理盐水湿片检查可见滴虫,而需氧菌性阴道炎常见的病原菌为 B 族链球菌、葡萄球菌、大肠埃希菌及肠球菌等需氧菌,镜下可见大量中毒白细胞和大量杂菌,乳杆菌减少或消失,阴道分泌物中凝固酶和葡糖醛酸糖苷酶可呈阳性。

12. 简述阴道毛滴虫病的治疗方法有哪些。

答:阴道毛滴虫病患者可同时存在尿道、尿道旁腺、前庭大腺多部位滴虫感染,治愈此病需全身用药。主要治疗药物为硝基咪唑类药物。首选方案:甲硝唑 0.4g,每日 2 次,连服 7 日。可选方案:替硝唑 2g,单次顿服。阴道毛滴虫病主要由性行为传播,性伴侣应同时进行治疗,并告知患者及性伴侣治愈前应避免无保护性行为。

13. 简述萎缩性阴道炎的治疗原则是什么。

答:治疗原则为补充雌激素,增加阴道抵抗力;使用抗菌药物抑制细菌生长。

(王颖梅　薛凤霞)

第十八章 | 子宫颈炎

学习重点难点

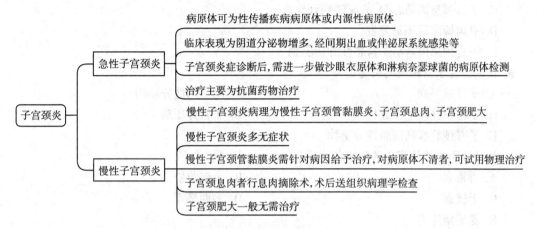

思维导图 18-1 子宫颈炎

习题

一、选择题

【A1 型题】

1. 关于急性子宫颈炎,下列正确的是
   - A. 以子宫颈局部充血伴发热为主要特征
   - B. 常见病因是淋病奈瑟球菌感染
   - C. 易诱发子宫颈癌
   - D. 治疗措施是局部用药或冷冻术
   - E. 大部分患者症状明显

2. 子宫颈息肉的治疗最正确的是
   - A. 子宫颈锥切术
   - B. 激光
   - C. 息肉摘除术
   - D. 电熨
   - E. 息肉摘除并送病理检查

3. 急性子宫颈炎的治疗主要为
   - A. 手术治疗
   - B. 抗菌药物治疗
   - C. 物理治疗
   - D. 辐射治疗
   - E. 微波治疗

4. 关于子宫颈炎白细胞检测,叙述**不正确**的是

A. 阴道分泌物取样

B. 阴道分泌物湿片检查白细胞>10 个/HPF

C. 子宫颈管分泌物涂片做革兰氏染色,中性粒细胞>30 个/HPF

D. 可判断恶性转化预后

E. 子宫颈管取样

5. 关于子宫颈息肉下列说法正确的是

A. 子宫颈息肉色红,质韧,蒂细长

B. 系子宫颈管黏膜及其下组织充血、水肿所致

C. 子宫颈息肉易恶变,故应送病理检查

D. 息肉摘除后不易复发

E. 子宫颈息肉需与子宫恶性肿瘤鉴别

6. 诊断急性子宫颈炎的关键是

A. 子宫颈举痛　　　　　　　　　　B. 阴道脓性分泌物

C. 子宫颈柱状上皮异位　　　　　　D. 子宫体压痛

E. 子宫颈管有黏液脓性分泌物

7. 治疗沙眼衣原体感染的常用药物是

A. 青霉素　　　　　　　　　　　　B. 头孢曲松

C. 干扰素　　　　　　　　　　　　D. 多西环素

E. 氨基糖苷类

8. 淋病奈瑟球菌感染,首先形成急性子宫颈炎的原因是

A. 感染子宫颈管柱状上皮　　　　　B. 感染鳞状上皮

C. 感染阴道黏膜　　　　　　　　　D. 常同时感染柱状上皮、鳞状上皮

E. 感染尿道黏膜

【A2 型题】

9. 女性,已婚已产,白带增多 5 年,以子宫颈炎反复用药治疗效果差。查体:阴道未见异常,子宫颈肥大,子宫颈中度柱状上皮异位,子宫颈脱落细胞学检查结果未见上皮内瘤变。建议的治疗应为

A. 阴道抗感染治疗后,子宫颈微波治疗

B. 性伴侣同时治疗

C. 改用口服抗子宫颈炎药物治疗

D. 子宫颈 LEEP 切除术

E. 外用抗病毒栓剂治疗

10. 已婚女性,29 岁,脓性白带 1 周。检查:外阴(−),阴道(−),子宫颈充血、接触性出血(+),子宫颈口有脓性分泌物,子宫后位,压痛阴性。以下最可能的致病菌是

A. 阴道毛滴虫　　　　　　　　　　B. 假丝酵母菌

C. 加德纳菌　　　　　　　　　　　D. 淋病奈瑟球菌

E. 厌氧菌

11. 32 岁,因患慢性子宫颈炎行子宫颈活检,病理诊断为子宫颈息肉。其病理变化为

A. 子宫颈腺管口被鳞状上皮细胞覆盖

B. 组织充血,子宫颈水肿,腺体和间质增生

  C. 子宫颈鳞状上皮脱落,柱状上皮覆盖

  D. 子宫颈管内的黏膜及其下的组织充血、水肿,结缔组织增生

  E. 子宫颈管腺体和间质的局限性增生,并向子宫颈外口突出

  12. 经产妇,34 岁,腰痛,白带多,经多次治疗效果不佳。妇科检查:子宫颈重度柱状上皮异位,子宫颈活检病理切片报告为"鳞状上皮化生"。应诊断为

  A. 子宫颈息肉   B. 子宫颈腺囊肿

  C. 子宫颈非典型性增生   D. 子宫颈原位癌

  E. 慢性子宫颈炎

  13. 34 岁,子宫颈重度柱状上皮异位,乳头增生,未累及子宫颈管而盆腔无急性炎症,子宫颈脱落细胞学结果未见癌细胞。治疗最恰当的为

  A. 中药内服,外用中药栓剂   B. 硝酸银腐蚀法   C. 激光治疗

  D. 子宫颈锥切术   E. 全子宫切除术

【A3/A4 型题】

(14~16 题共用题干)

  女性,25 岁。接触性出血 1 周。有不洁性生活史。检查见阴道内分泌物量不多,子宫颈充血、水肿明显,呈糜烂样改变,子宫颈口有黏液脓性分泌物,触之易出血,子宫体大小正常,无压痛,双侧附件区检查正常。

  14. 最可能的诊断是

  A. 子宫颈癌   B. 子宫颈鳞状上皮内病变   C. 急性子宫颈炎

  D. 子宫颈肥大   E. 子宫颈柱状上皮异位

  15. 对该患者的处理是

  A. 物理治疗   B. 子宫颈锥切术   C. 阴道放置抗生素栓

  D. 全身应用抗生素   E. 行子宫颈细胞学检查

  16. 若子宫颈管分泌物培养报告淋病奈瑟球菌阳性,恰当的治疗是

  A. 青霉素   B. 氧氟沙星   C. 红霉素

  D. 甲硝唑   E. 头孢曲松钠

(17~19 题共用题干)

  女性,37 岁。阴道分泌物增多,同房后出血 3 个月。妇科检查子宫颈呈糜烂样改变,接触性出血阳性。

  17. 宜首选的检查方法是

  A. 子宫颈脱落细胞学检查   B. 子宫颈活检

  C. 子宫颈涂片白细胞检查   D. 子宫颈锥切术

  E. 阴道镜检查

  18. 以上检查未见异常,子宫颈分泌物革兰氏染色涂片,中性粒细胞>30/HPF。诊断为

  A. 子宫颈癌   B. 急性子宫颈炎

  C. 子宫颈腺囊肿   D. 子宫颈肥大

  E. 子宫颈鳞状上皮内病变

  19. 关于其治疗正确的是

  A. 物理治疗   B. 定期随访   C. 子宫颈活检

  D. 抗生素治疗   E. 子宫颈锥切术

（20~22 题共用题干）

女性,20 岁。妇科检查中发现子宫颈肥大、糜烂样改变,接触性出血阴性。

20. 应考虑下列情况,**除了**
    A. 子宫颈生理性柱状上皮异位　　　　　B. 慢性子宫颈管黏膜炎
    C. 子宫颈黏膜下肌瘤　　　　　　　　　D. 子宫颈鳞状上皮内病变
    E. 子宫颈癌

21. 下一步的诊治流程首选
    A. 子宫颈分泌物培养　　　　　　　　　B. 子宫颈细胞学检查
    C. HPV 检测　　　　　　　　　　　　　D. 子宫颈锥切术
    E. 阴道镜检查

22. 若子宫颈细胞学检查未发现异常,最佳的处理方案为
    A. 定期随访　　　　　B. 子宫颈锥切术　　　　C. 物理治疗
    D. 抗生素治疗　　　　E. 干扰素栓治疗

【B1 型题】

（23~24 题共用备选答案）
    A. 头孢曲松　　　　　B. 氨苄西林　　　　　　C. 阿奇霉素
    D. 青霉素　　　　　　E. 庆大霉素

23. 治疗急性淋病奈瑟球菌性子宫颈炎首选

24. 治疗沙眼衣原体性子宫颈炎首选

（25~26 题共用备选答案）
    A. 乳酸杆菌　　　　　B. 大肠埃希菌　　　　　C. 表皮葡萄球菌
    D. 沙眼衣原体　　　　E. 支原体

25. 最易感染子宫颈管柱状上皮的是

26. 可引起泌尿系统症状的是

二、简答题

1. 简述急性子宫颈炎的常见病原体及临床表现有哪些。

2. 简述急性子宫颈炎的诊断方法有哪些。

3. 简述慢性子宫颈炎的临床表现有哪些。

参考答案

一、选择题

【A1 型题】

1. B　　2. E　　3. B　　4. D　　5. E　　6. E　　7. D　　8. A

【A2 型题】

9. A　　10. D　　11. E　　12. E　　13. C

【A3/A4 型题】

14. C　　15. D　　16. E　　17. A　　18. B　　19. D　　20. C　　21. B　　22. A

【B1 型题】

23. A　　24. C　　25. D　　26. D

二、简答题

1. 简述急性子宫颈炎的常见病原体及临床表现有哪些。

答：急性子宫颈炎的病原体主要包括：①性传播疾病的病原体：淋病奈瑟球菌、沙眼衣原体、生殖支原体、单纯疱疹病毒和巨细胞病毒，主要见于性传播疾病的高危人群；②内源性病原体：包括需氧菌、厌氧菌，尤其是引起细菌性阴道病的病原体；③部分患者的病原体不明确，可能与阴道微生物群的异常有关。

大部分患者无症状。有症状者主要表现为阴道分泌物增多，呈黏液脓性，阴道分泌物刺激可引起外阴瘙痒及灼热感。此外，可出现经间期出血、性交后出血等症状。若合并泌尿系统感染，可出现尿急、尿频、尿痛。妇科检查见子宫颈充血、水肿、黏膜外翻，有黏液脓性分泌物附着甚至从子宫颈管流出。子宫颈管黏膜或者外移的柱状上皮质脆，容易诱发接触性出血。若为淋病奈瑟球菌感染，因尿道旁腺、前庭大腺受累，可见尿道口、阴道口黏膜充血、水肿以及多量脓性分泌物。

2. 简述急性子宫颈炎的诊断方法有哪些。

答：出现两个特征性临床体征之一，并且显微镜检查子宫颈或阴道分泌物白细胞增多，可作出急性子宫颈炎的初步诊断。子宫颈炎诊断后，需进一步做性传播疾病的病原体及阴道炎症的检测。

（1）两个特征性临床体征，具备一个或两个同时具备：①于子宫颈管或子宫颈管棉拭子标本上，肉眼见到脓性或黏液脓性分泌物。②用棉拭子擦拭子宫颈管口的黏膜时，容易诱发出血。

（2）白细胞检测：子宫颈管分泌物或阴道分泌物中白细胞增多，后者需排除引起白细胞增多的阴道炎，包括阴道毛滴虫病和需氧菌性阴道炎。①子宫颈管脓性分泌物涂片作革兰氏染色，中性粒细胞>30 个/HPF。②阴道分泌物湿片检查白细胞>10 个/HPF。

（3）病原体检测：不同的病原体常用检测方法不同。

3. 简述慢性子宫颈炎的临床表现有哪些。

答：慢性子宫颈炎多无症状，少数患者可有阴道分泌物增多，淡黄色或脓性，性交后出血，月经间期出血，偶有分泌物刺激引起外阴瘙痒或不适。妇科检查可见子宫颈黏膜外翻、水肿或子宫颈呈糜烂样改变，表面覆有黄色分泌物或子宫颈口可见黄色分泌物流出，少数严重者可在糜烂样改变的表面见到颗粒状或乳头状突起。若为子宫颈息肉，可为单个，也可为多个，红色，质软而脆，可呈舌形，可有蒂，蒂宽窄不一，根部可附在子宫颈外口，也可在子宫颈管内。若为子宫颈肥大，子宫颈可呈不同程度肥大，但尚无具体诊断标准，更多的是经验性诊断。

（哈春芳）

第十九章 | 盆腔炎性疾病及生殖器结核

学习重点难点

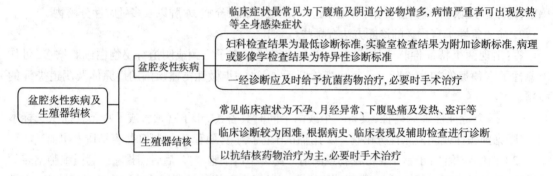

思维导图 19-1 盆腔炎性疾病及生殖器结核

习题

一、选择题

【A1 型题】

1. 盆腔炎性疾病的病原体正确的是
   A. 需氧菌与厌氧菌混合感染
   B. 以厌氧菌为主
   C. 以需氧菌为主
   D. 以兼性厌氧菌为主
   E. 通常为外源性和内源性病原体的混合感染

2. 盆腔炎性疾病多发生在
   A. 围绝经期女性　　　　　B. 绝经后女性　　　　　C. 性活跃期女性
   D. 初潮前少女　　　　　　E. 无性生活女性

3. 盆腔炎性疾病**不包括**
   A. 子宫内膜炎　　　　　　B. 输卵管炎　　　　　　C. 输卵管卵巢脓肿
   D. 盆腔腹膜炎　　　　　　E. 直肠旁结缔组织炎

4. 盆腔炎性疾病的高危因素**不包括**
   A. 分段诊刮术　　　　　　B. 阑尾炎　　　　　　　C. 细菌性阴道病
   D. 性伴侣使用避孕套　　　E. 性伴侣患性传播疾病

5. 盆腔炎性疾病的感染途径正确的是
　　A. 产褥感染及流产后感染是血行播散
　　B. 结核分枝杆菌是沿生殖器黏膜上行蔓延
　　C. 沙眼衣原体是沿生殖器黏膜上行蔓延
　　D. 阑尾炎症通过淋巴系统蔓延至内生殖器
　　E. 淋病奈瑟球菌通过性接触侵及泌尿系统后再蔓延至生殖道

6. 盆腔炎性疾病的临床表现正确的是
　　A. 患者均出现腹痛　　　　　　　　　　B. 月经通常没有改变
　　C. 可出现消化系统症状,如呕吐、腹泻　　D. 均出现阴道分泌物增加
　　E. 均有发热

7. 盆腔炎性疾病的最低诊断标准正确的是
　　A. 下腹疼痛　　　　　　　　　　　　　B. 下腹反跳痛
　　C. 下腹压痛　　　　　　　　　　　　　D. 子宫颈举痛
　　E. 体温超过 38.3℃

8. 盆腔炎性疾病的附加诊断标准正确的是
　　A. B 型超声检查发现附件包块　　　　　B. 红细胞沉降率正常
　　C. 下腹压痛　　　　　　　　　　　　　D. 子宫颈举痛
　　E. 体温超过 38.3℃

9. 诊断盆腔炎性疾病后治疗正确的是
　　A. 选择广谱抗菌药物
　　B. 等待药敏结果选择抗菌药物
　　C. 诊断不确定时,可待明确诊断后应用抗菌药物
　　D. 用药期间,为观察病情随时行妇科检查
　　E. 病情严重者,需平卧位休息

10. 盆腔炎性疾病的后遗症**不包括**
　　A. 不孕　　　　　　　　　　　　　　　B. 异位妊娠
　　C. 子宫内膜异位症　　　　　　　　　　D. 慢性盆腔痛
　　E. 炎症反复发作

11. 盆腔炎性疾病考虑手术治疗的是
　　A. 呕吐、腹泻　　　　　　　　　　　　B. 体温大于 38.3℃
　　C. 抗菌药物治疗 72 小时,病情加重　　　D. 病情严重出现电解质紊乱
　　E. B 型超声提示输卵管卵巢脓肿

12. 盆腔炎性疾病的预防**不正确**的是
　　A. 生殖道感染的卫生宣传　　　　　　　B. 严格掌握妇科手术指征,注意无菌操作
　　C. 治疗急性盆腔炎性疾病应及时、彻底　D. 合并细菌性阴道病时,可不予治疗
　　E. 注意性生活卫生

13. 最常见的盆腔炎性疾病是
　　A. 子宫内膜炎　　　　　　　　　　　　B. 子宫肌炎
　　C. 输卵管炎及输卵管卵巢炎　　　　　　D. 盆腔结缔组织炎
　　E. 盆腔腹膜炎

14. 以下**不符合**厌氧菌感染所致盆腔炎性疾病特点的是

   A. 易形成感染性血栓静脉炎

   B. 脓液有粪臭,并有气泡

   C. 单独感染较合并需氧菌的混合感染更常见

   D. 70%~80% 的盆腔脓肿可培养出厌氧菌

   E. 应用克林霉素治疗效果好

15. 下列关于盆腔炎性疾病后遗症的叙述,**错误**的是

   A. 异位妊娠的发生率是正常女性的 8~10 倍

   B. 慢性盆腔痛常发生在急性盆腔炎发作后的 4~8 周

   C. 高危因素持续存在,复发概率增加

   D. 不孕的发生率与发作次数无明显相关

   E. 子宫可能后倾后屈,粘连固定

16. 盆腔炎性疾病症状轻者,抗菌药物治疗方案可选用

   A. 左氧氟沙星 400mg 口服,每日 1 次,加服甲硝唑 200mg,每日 2 次

   B. 头孢曲松钠 500mg,单次肌内注射;或头孢西丁钠 2g,单次肌内注射,同时联用丙磺舒 1g 顿服

   C. 头孢曲松钠 500mg,单次肌内注射

   D. 氧氟沙星 400mg 口服,每日 2 次,加服头孢西丁钠 2g,单次肌内注射

   E. 头孢西丁钠 250mg,单次肌内注射,口服甲硝唑 400mg,每日 2 次

17. 女性生殖器结核最常见的是

   A. 输卵管结核　　　　　　　　　　B. 子宫内膜结核

   C. 子宫颈结核　　　　　　　　　　D. 卵巢结核

   E. 盆腔腹膜结核

18. 女性生殖器结核最常见的传播途径是

   A. 病灶种植　　　　　　　　　　　B. 上行感染

   C. 血行传播　　　　　　　　　　　D. 淋巴传播

   E. 腹腔病灶直接蔓延

19. 关于生殖器结核正确的是

   A. 原发感染居多　　　　　　　　　B. 输卵管病变多为双侧

   C. 附件区触到包块应首先想到本病　　D. 月经通常不受影响

   E. 是继发不孕的主要原因

20. 诊断子宫内膜结核最可靠的依据是

   A. 盆腔 X 线摄片　　　　　　　　　B. 子宫输卵管碘油造影

   C. 月经血结核分枝杆菌培养　　　　　D. 子宫内膜病理检查

   E. 结核菌素试验

21. X 线下子宫输卵管造影能诊断的疾病是

   A. 子宫腺肌病　　　　　　　　　　B. 子宫内膜异位症

   C. 多囊卵巢综合征　　　　　　　　D. 子宫浆膜下肌瘤

   E. 输卵管结核

22. 生殖器结核行子宫内膜病理检查**错误**的是
    A. 应选经前 1 周或月经来潮 6 小时内进行
    B. 术前 3 日及术后 4 日每日肌内注射链霉素 0.75g 及口服异烟肼 0.3g
    C. 术中注意刮取子宫角部内膜
    D. 无组织物刮出可排除子宫内膜结核
    E. 病理切片找到典型结核结节可确诊

23. 关于女性生殖器结核病理正确的是
    A. 输卵管结核占多数,双侧性居多
    B. 输卵管结核常由子宫内膜结核蔓延而来
    C. 卵巢结核常侵犯卵巢深层
    D. 子宫颈结核较多见,与早期子宫颈癌难鉴别
    E. 盆腔腹膜结核多合并子宫内膜结核

24. 生殖器结核好发年龄是
    A. 儿童期   B. 育龄期
    C. 围绝经期   D. 绝经期
    E. 无好发年龄

25. 生殖器结核首先侵犯的器官是
    A. 外阴   B. 阴道
    C. 子宫颈   D. 子宫
    E. 输卵管

26. 生殖器结核中占比例最大的是
    A. 盆腔腹膜结核   B. 子宫颈结核
    C. 子宫内膜结核   D. 输卵管结核
    E. 卵巢结核

27. 关于诊断生殖器结核正确的是
    A. 胸部透视未见肺内结核灶,可排除生殖器结核
    B. 子宫内膜病理阴性者,可排除生殖器结核
    C. 宫腔小无组织物刮出者,不能排除生殖器结核
    D. 红细胞沉降率正常者不考虑生殖器结核
    E. 月经血结核菌培养阴性者,可排除诊断

【A2 型题】

28. 女性,27 岁。人工流产后 5 日出现发热,体温 38℃。查体:外阴(-),阴道内少许血性分泌物,子宫颈充血,子宫正常大,压痛明显。双侧附件区未触及明显增厚,无压痛。本病应首先考虑为
    A. 盆腔腹膜炎   B. 子宫穿孔
    C. 输卵管卵巢炎   D. 子宫内膜炎及子宫肌炎
    E. 吸宫不全

29. 女性,28 岁。产后半年,放置宫内节育器后 6 日出现发热,下腹痛。应首先考虑
    A. 阑尾炎   B. 节育器移位
    C. 肿瘤蒂扭转   D. 上呼吸道感染
    E. 盆腔炎性疾病

30. 女性,36 岁。高热伴下腹痛 4 日。有盆腔炎性疾病病史。妇科检查:子宫正常大小,左侧附件区触及 7cm×6cm 包块,压痛,静脉使用抗菌药物 72 小时无效,腹胀明显。合理的处理是

    A. 物理治疗　　　　　　　　　　　　B. 中药活血化瘀治疗

    C. 继续抗菌药物治疗　　　　　　　　D. 阴道后穹隆切开引流

    E. 手术探查

31. 女性,33 岁。下腹痛伴肛门坠胀感 5 日,发热 1 日。查体阴道分泌物增多,后穹隆饱满、触痛,子宫颈举痛明显,直肠子宫陷凹可触及直径 5cm 包块,不活动。首选的治疗是

    A. 口服抗菌药物

    B. 静脉滴注抗菌药物

    C. 手术探查

    D. 中药灌肠

    E. 经阴道切开排脓,同时注入抗菌药物

32. 女性,36 岁,既往有结核病史,妇科检查:子宫颈有乳头状增生,0.5cm 小溃疡。为明确诊断应行

    A. 妇科查体　　　　　　　　　　　　B. 子宫颈病理检查

    C. 血常规　　　　　　　　　　　　　D. 输卵管碘油造影

    E. 结核菌素试验

【A3/A4 型题】

(33~34 题共用题干)

女性,26 岁。人工流产术后 1 周,发热 4 日,右下腹痛 3 日。追问病史有术后性交史。查体:体温 39℃,血压 100/60mmHg,心率 102 次/分,右下腹有压痛、反跳痛。妇科检查:阴道有粉红色分泌物,子宫颈举痛(+),宫口闭,子宫正常大,压痛明显,右侧附件稍增厚,压痛。实验室检查:白细胞总数 $16×10^9$/L,中性粒细胞比例 85%。

33. 最可能的诊断是

    A. 急性阑尾炎　　　　　　　　　　　B. 急性肾盂肾炎

    C. 急性肠炎　　　　　　　　　　　　D. 盆腔炎性疾病

    E. 急性膀胱炎

34. 本例紧急处置应选

    A. 口服退热止痛片　　　　　　　　　B. 腹部置冰袋

    C. 少量输新鲜血　　　　　　　　　　D. 阴道后穹隆穿刺注药

    E. 静脉滴注广谱抗菌药物

(35~36 题共用题干)

女性,24 岁。高热伴右下腹疼痛 2 日。一周前有不洁性生活史。查体右下腹压痛,妇科检查可见子宫颈口有脓性分泌物流出,子宫压痛,右侧附件区压痛,未触及包块。

35. 诊断可能性最大为

    A. 盆腔炎性疾病　　　　　　　　　　B. 梅毒

    C. 子宫颈炎症　　　　　　　　　　　D. 阑尾炎

    E. 异位妊娠

36. 治疗应选用的抗菌药物是

    A. 阿奇霉素　　　　　　　　　　　　B. 喹诺酮类

    C. 甲硝唑   D. 头孢曲松钠加多西环素

    E. 克林霉素

（37~39 题共用题干）

女性,28 岁。结婚 3 年未孕,低热数月,近 5 个月月经稀少。查体子宫略小,轻压痛,双侧附件轻压痛,右侧附件区触及 5cm 包块,质硬,表面不平,活动度差。

37. 能明确诊断的辅助检查是

    A. 血常规   B. 血 C 反应蛋白

    C. 尿妊娠试验   D. 诊断性刮宫

    E. 红细胞沉降率

38. 诊断可能性最大的是

    A. 生殖器结核   B. 盆腔炎性疾病

    C. 卵巢肿瘤   D. 异位妊娠

    E. 阑尾炎

39. 主要治疗措施是

    A. 理疗   B. 中药活血化瘀

    C. 中药活血化瘀+理疗   D. 抗菌药物

    E. 抗结核药物治疗

（40~44 题共用题干）

女性,24 岁。高热伴下腹痛 1 日。有多个性伴侣。查体:体温 38.9℃,下腹压痛、反跳痛,子宫颈充血、子宫颈口有脓性分泌物流出,子宫压痛,附件区压痛。B 型超声提示:盆腔积液,子宫左侧包块 7.0cm×6.5cm。

40. 能明确诊断的辅助检查是

    A. 尿常规   B. 血常规

    C. 腹部 X 线   D. 阴道分泌物查找白细胞

    E. 血培养

41. 检查发现白细胞计数 $18×10^9$/L,血 C 反应蛋白升高,阴道分泌物生理盐水涂片见到大量白细胞。最可能的诊断是

    A. 阑尾炎   B. 子宫颈炎症

    C. 异位妊娠   D. 盆腔炎性疾病

    E. 腹膜炎

42. 本例正确处理应是

    A. 手术探查   B. 静脉滴注抗菌药物治疗

    C. 阴道后穹隆切开引流   D. 中药活血化瘀

    E. 腹腔镜手术

43. 子宫颈分泌物培养见到淋病奈瑟球菌。若选用抗菌药物,配伍方案较合理的是

    A. 红霉素+多西环素   B. 头孢曲松钠+多西环素

    C. 环丙沙星+庆大霉素   D. 甲硝唑+克林霉素

    E. 红霉素+甲硝唑

44. 若静脉应用抗菌药物 72 小时体温无下降,腹痛症状无改善,进一步的治疗是

    A. 加大抗菌药物用量,继续药物治疗   B. 物理治疗

C. 阴道后穹隆切开引流　　　　　　　　D. 手术探查

E. 中药治疗

【B1 型题】

（45~46 题共用备选答案）

A. 卵巢肿瘤蒂扭转　　　　　　　　　　B. 盆腔炎性疾病

C. 异位妊娠　　　　　　　　　　　　　D. 阑尾炎

E. 卵巢子宫内膜异位囊肿

45. 有高热、腹痛、子宫压痛者为

46. 有痛经、子宫后位固定者为

（47~48 题共用备选答案）

A. 经血传播　　　　　　　　　　　　　B. 经淋巴传播

C. 经生殖器黏膜上行传播　　　　　　　D. 直接蔓延

E. 间接接触传播

47. 淋病奈瑟球菌的主要传播途径是

48. 结核菌的主要传播途径是

二、简答题

1. 简述女性生殖器的自然防御功能有哪些。

2. 女性生殖器炎症的感染途径有哪些？

3. 简述盆腔炎性疾病的病理类型有哪些。

4. 简述盆腔炎性疾病的主要临床表现有哪些。

5. 简述盆腔炎性疾病的诊断标准有哪些。

6. 简述盆腔炎性疾病抗菌药物的治疗原则是什么。

7. 盆腔炎性疾病哪些情况需进行手术？

8. 生殖器结核最常发生在哪些部位？造成不孕的原因有哪些？

9. 诊断子宫内膜结核最可靠的依据是什么？

10. 生殖器结核行子宫输卵管碘油造影有哪些阳性发现？

11. 简述生殖器结核时抗结核治疗原则有哪些。

12. 生殖器结核需行手术治疗的指征有哪些？

参考答案

一、选择题

【A1 型题】

1. E　　2. C　　3. E　　4. D　　5. C　　6. C　　7. D　　8. E　　9. A　　10. C

11. C　　12. D　　13. C　　14. C　　15. D　　16. B　　17. A　　18. C　　19. B　　20. D

21. E　　22. E　　23. A　　24. B　　25. E　　26. D　　27. C

【A2 型题】

28. D　　29. E　　30. E　　31. B　　32. B

【A3/A4 型题】

33. D　　34. E　　35. A　　36. D　　37. D　　38. A　　39. E　　40. D　　41. D　　42. B

43. B　　44. D

【B1 型题】

45. B　　46. E　　47. C　　48. A

二、简答题

1. 简述女性生殖器的自然防御功能有哪些。

答:女性生殖道的解剖、生理、生化及免疫学特点具有比较完善的自然防御功能,以抵御感染的发生。①解剖生理特点:两侧大阴唇自然合拢,遮掩阴道口、尿道口;阴道口闭合,阴道前后壁紧贴,可防止外界污染;子宫颈内口紧闭;子宫颈管分泌大量黏液形成胶冻状黏液栓,成为上生殖道感染的机械屏障;子宫内膜周期性剥脱;输卵管黏膜上皮细胞的纤毛向子宫腔方向摆动以及输卵管的蠕动,均有利于阻止病原体侵入。②生化特点:子宫颈黏液栓内含乳铁蛋白、溶菌酶,可抑制病原体侵入子宫内膜。子宫内膜与输卵管分泌液都含有乳铁蛋白、溶菌酶,清除偶尔进入子宫腔及输卵管的病原体。③生殖道黏膜免疫系统:生殖道黏膜如阴道黏膜、子宫颈和子宫聚集有不同数量的淋巴细胞,均在局部有重要的免疫功能,发挥抗感染作用。

2. 女性生殖器炎症的感染途径有哪些?

答:女性生殖器炎症的感染途径有 4 条:①沿生殖道黏膜上行蔓延:沿子宫颈管、子宫内膜、输卵管黏膜蔓延至卵巢及腹腔,淋病奈瑟球菌、沙眼衣原体及葡萄球菌等沿此途径扩散;②沿淋巴系统蔓延至盆腔结缔组织及内生殖器其他部分,是产褥感染、流产后感染及放置宫内节育器后感染扩散的主要途径;③经血液循环传播:病原体先侵入人体的其他系统,再经血液循环感染生殖器,是结核分枝杆菌感染的重要途径;④直接蔓延:腹腔其他脏器感染后,直接蔓延至内生殖器,如阑尾炎引起右侧输卵管炎。

3. 简述盆腔炎性疾病的病理类型有哪些。

答:盆腔炎性疾病的病理类型包括:①子宫内膜炎及子宫肌炎;②输卵管炎、输卵管积脓、输卵管卵巢脓肿;③盆腔腹膜炎;④盆腔结缔组织炎;⑤脓毒症;⑥肝周围炎。

4. 简述盆腔炎性疾病的主要临床表现有哪些。

答:盆腔炎性疾病的主要临床表现为以下症状和体征。

(1) 症状:①下腹痛、阴道分泌物增多:是最常见症状,腹痛为持续性,活动或性交后加重。②月经异常:月经期发病可出现经量增多、经期延长。③消化道症状:若伴有腹膜炎时,出现消化系统症状如食欲减退、恶心、呕吐、腹胀、腹泻等。若有脓肿形成,下腹包块位于子宫后方可有直肠刺激症状,出现腹泻、里急后重感和排便困难。④泌尿系统症状:伴有泌尿系统感染可有尿急、尿频、尿痛症状。脓肿包块位于子宫前方可出现排尿困难。⑤全身症状:病情严重时可出现发热甚至高热、寒战、头痛、乏力等症状。

(2) 体征:患者体征差异较大,轻者无明显异常发现,或妇科检查仅发现子宫颈举痛或宫体压痛或附件区压痛。严重病例呈急性病容,体温升高,心率加快,下腹部有压痛、反跳痛及肌紧张,甚至出现腹胀,肠鸣音减弱或消失。妇科检查:阴道可见脓性臭味分泌物;子宫颈充血、水肿,脓性分泌物从子宫颈口流出,子宫颈举痛;宫体稍大,有压痛,活动受限;子宫两侧压痛明显;若为输卵管积脓或输卵管卵巢脓肿,可触及包块且压痛明显,不活动。

5. 简述盆腔炎性疾病的诊断标准有哪些。

答:根据 2021 年美国疾病预防和控制中心诊断标准为:最低诊断标准有子宫颈举痛或子宫压痛或附件区压痛。附加诊断标准有体温超过 38.3℃(口表)、子宫颈异常黏液脓性分泌物或脆性增加、阴道分泌物湿片见到大量白细胞、红细胞沉降率升高、血 C 反应蛋白升高、实验室证实的子宫颈淋病奈瑟球菌或衣原体阳性。特异性诊断标准有子宫内膜活检组织学证实子宫内膜炎;阴道超声或磁共振检查显示输卵管增粗、输卵管积液,伴或不伴有盆腔积液及输卵管卵巢肿块,或腹腔镜检查发现盆腔炎性疾病征象。

6. 简述盆腔炎性疾病抗菌药物的治疗原则是什么。

答:以抗菌药物治疗为主,必要时手术治疗。抗菌药物治疗可清除病原体,改善症状及体征,减少后遗症。经恰当的抗菌药物积极治疗,绝大多数盆腔炎性疾病能彻底治愈。抗菌药物的治疗原则:及时、广谱和个体化。①及时应用抗菌药物:诊断后应立即开始治疗,诊断 48 小时内及时用药将明显降低盆腔炎性疾病后遗症的发生。②选择广谱抗菌药物:由于盆腔炎性疾病多为混合感染,选择的抗菌药物应覆盖所有可能的病原体,包括淋病奈瑟球菌、沙眼衣原体、支原体、厌氧菌和需氧菌等。③个体化选择抗菌药物:应综合考虑安全性、有效性、经济性、患者依从性等因素选择治疗方案,根据疾病的严重程度决定静脉给药或非静脉给药。根据药敏试验选用抗菌药物较合理,但在未获得药敏试验结果前的初始治疗主要是根据当地流行病学特点,以及患者症状、体征、推测的病原体,选择抗菌药物治疗。

7. 盆腔炎性疾病哪些情况需进行手术?

答:需行手术治疗的盆腔炎性疾病包括:①药物治疗无效:输卵管卵巢脓肿或盆腔脓肿经药物治疗 48~72 小时,体温持续不降,患者中毒症状加重或包块增大者,应及时手术,以免发生脓肿破裂。②脓肿持续存在:经药物治疗或穿刺治疗病情有好转,但包块持续存在或复发,应手术切除,以免日后再次急性发作。③脓肿破裂:突然腹痛加剧,寒战、高热、恶心、呕吐、腹胀,检查腹部拒按或有中毒性休克表现,应怀疑脓肿破裂。若脓肿破裂未及时诊治,死亡率高。因此,一旦怀疑脓肿破裂,需立即在抗菌药物治疗的同时行探查手术。

8. 生殖器结核最常发生在哪些部位?造成不孕的原因有哪些?

答:①生殖器结核最常发生的部位:生殖器结核最常发生在输卵管,占女性生殖器结核的90%~100%,因血行传播,故多为双侧性。半数输卵管结核患者同时有子宫内膜结核。此外,盆腔腹膜结核也不少见。②造成不孕的原因:输卵管黏膜破坏和粘连,常使管腔阻塞;输卵管周围粘连,管腔部分通畅,但黏膜纤毛被破坏且输卵管僵硬、蠕动受限,丧失其运输功能;子宫内膜结核妨碍受精卵着床与发育。

9. 诊断子宫内膜结核最可靠的依据是什么?

答:子宫内膜病理检查是诊断子宫内膜结核最可靠的依据。应在经前 1 周或月经来潮 6 小时内行刮宫术。术前 3 日或术后 4 日每日肌内注射链霉素 0.75g 及口服异烟肼 0.3g,以预防刮宫引起结核病灶扩散。刮宫时注意刮取子宫角部内膜,并将全部刮出物送病理检查。在病理切片上找到典型结核结节,诊断即可成立,但阴性结果并不能排除结核的可能。

10. 生殖器结核行子宫输卵管碘油造影有哪些阳性发现?

答:①子宫腔呈不同形态和不同程度狭窄或变形,边缘呈锯齿状;②输卵管管腔有多个狭窄部分,呈典型串珠状或显示管腔细小而僵直;③在相当于盆腔淋巴结、输卵管、卵巢部位有钙化灶;④若碘油进入子宫一侧或两侧静脉丛,应考虑有子宫内膜结核的可能。

11. 简述生殖器结核时抗结核治疗原则有哪些。

答:采用抗结核药物治疗为主,休息营养为辅,必要时手术治疗的治疗原则。并遵循一旦确诊为生殖器结核,转诊至结核病专科医院治疗的管理方式。抗结核药物治疗对 90% 的女性生殖器结核有效。药物治疗应遵循早期、联合、规律、适量、全程的原则。采用异烟肼、利福平、乙胺丁醇及吡嗪酰胺等抗结核药物联合治疗 6~9 个月,可取得良好疗效。推荐两阶段短疗程药物治疗方案,前 2~3 个月为强化期,后 4~6 个月为巩固期。

12. 生殖器结核需行手术治疗的指征有哪些?

答:生殖器结核需行手术治疗的指征有:①盆腔包块经药物治疗后缩小,但不能完全消退;②治疗无效或治疗后又反复发作者,或难以与盆腹腔恶性肿瘤鉴别者;③盆腔结核形成较大的包块或较大的包裹性积液者;④子宫内膜结核严重,内膜破坏广泛,药物治疗无效者。

(王晓黎)

第二十章 | 性传播疾病

学习重点难点

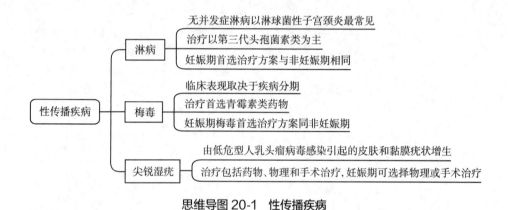

思维导图 20-1 性传播疾病

习题

一、选择题

【A1 型题】

1. **不属于**性传播疾病的是
   - A. 淋病
   - B. 梅毒
   - C. 弓形虫病
   - D. 尖锐湿疣
   - E. 生殖道疱疹

2. 有关淋球菌的特征正确的是
   - A. 为革兰氏染色阳性菌
   - B. 为球菌
   - C. 对复层鳞状上皮有亲和力
   - D. 淋球菌表面有菌毛
   - E. 孕妇感染淋球菌并不多见

3. 关于淋病，**不正确**的是
   - A. 淋病的传播途径主要为性交经黏膜感染
   - B. 淋球菌对柱状上皮和移行上皮有亲和力
   - C. 淋病是由革兰氏染色阴性的淋病奈瑟球菌引起的
   - D. 淋病属于性传播疾病
   - E. 子宫颈分泌物涂片找到淋球菌，是诊断淋病的"金标准"

4. 关于妊娠合并尖锐湿疣**不正确**的是
   - A. 可通过胎盘垂直传播给新生儿

B. 新生儿可通过软产道感染

C. 巨大尖锐湿疣可阻塞产道

D. 妊娠期病灶增长缓慢

E. 婴幼儿感染 HPV6 型、11 型可引起喉乳头瘤

5. 关于尖锐湿疣**不正确**的是

A. 病原体为人乳头瘤病毒

B. 在分娩经过产道时感染，可引起幼儿喉乳头瘤

C. 若发现病灶广泛存在于外阴、阴道和子宫颈时，应行择期剖宫产结束分娩

D. 诊断必须结合 HPV 检测结果

E. 性交为主要传播途径

6. 对生殖器疱疹的描述以下**不正确**的是

A. 生殖器疱疹属于性传播疾病

B. 分娩时对软产道有活动性疱疹的产妇行剖宫产

C. 生殖器疱疹的病原体多数为 HSV-1 型

D. 是由单纯疱疹病毒引起的一种疾病

E. 严重子宫内感染病例罕见

7. 关于孕妇生殖道感染沙眼衣原体正确的是

A. 宫内感染多见 　　　　　　　　B. 产道感染少见

C. 新生儿易患结膜炎、肺炎 　　　　D. 产褥感染多见

E. 喹诺酮类药物有明显疗效

8. 沙眼衣原体患者感染新生儿的最常见途径是

A. 宫内感染 　　　　　　　　　　B. 产道感染

C. 剖宫产感染 　　　　　　　　　D. 哺乳感染

E. 输血感染

9. 对于获得性免疫缺陷综合征，下列描述**不恰当**的是

A. 由人类免疫缺陷病毒（HIV）引起

B. HIV 感染主要通过性行为直接传播

C. HIV 可通过胎盘传给胎儿

D. HIV 感染后潜伏期很短，患病后很快死亡

E. 输入有感染的供血者的血制品，同样可被传染

10. 有关梅毒的叙述正确的是

A. 梅毒螺旋体可经胎盘传给胎儿引起不良妊娠结局

B. 早期主要表现为永久性皮肤黏膜损害

C. 晚期主要表现为硬下疳

D. 早期梅毒未治疗一般经 1 年发展为三期梅毒

E. 妊娠期梅毒首选头孢曲松

11. 有关女性生殖道支原体感染，正确的是

A. 多数感染后症状较重 　　　　　B. 无症状的携带者也应足量足疗程治疗

C. 孕妇感染后不会经胎盘垂直传播 　D. 培养法是最敏感的实验室检测方法

E. 孕妇感染的治疗首选阿奇霉素

【A2 型题】

12. 女性,23 岁。孕 33 周,外阴瘙痒、白带增多 2 日。妇科检查:外阴皮肤、黏膜潮红,小阴唇内侧见数个小菜花赘生物,子宫颈轻度糜烂。最可能的诊断是

    A. 妊娠合并淋病   B. 妊娠合并尖锐湿疣

    C. 妊娠合并梅毒   D. 妊娠合并滴虫性阴道炎

    E. 妊娠合并念珠菌阴道炎

13. 女性,25 岁。子宫颈分泌物涂片见中性粒细胞内有革兰氏阴性双球菌。本例首选的有效药物是

    A. 青霉素   B. 头孢曲松

    C. 多西环素   D. 阿莫西林

    E. 红霉素

14. 女性,28 岁。孕 13 周初次产检时发现梅毒螺旋体感染,其治疗宜选择

    A. 苄星青霉素 240 万 U 肌内注射,每周 1 次,连续 3 次

    B. 普鲁卡因青霉素 240 万 U 肌内注射,每周 1 次,连续 3 次

    C. 青霉素过敏者可选用多西环素

    D. 青霉素过敏者可选用四环素

    E. 头孢曲松钠 1g 肌内注射,每日 1 次,连用 10 日

15. 女性,31 岁。孕 33 周,阴道分泌物增多伴外阴瘙痒 5 日,阴道分泌物核酸检测提示沙眼衣原体阳性,其治疗首选

    A. 多西环素   B. 四环素

    C. 氧氟沙星   D. 红霉素

    E. 阿奇霉素

16. 女性,28 岁。外阴瘙痒伴烧灼疼痛 5 日。追问病史有不洁性生活史。妇科检查:双侧大阴唇多个直径约 4mm 水疱,伴溃疡形成。该患者最可能的诊断是

    A. 外阴炎   B. 尖锐湿疣

    C. 外阴白斑   D. 梅毒

    E. 生殖器疱疹

【B1 型题】

(17~19 题共用备选答案)

    A. 巨细胞病毒感染   B. 生殖器疱疹

    C. 风疹   D. 尖锐湿疣

    E. 梅毒

17. 早期主要表现为皮肤黏膜损害,晚期侵犯心血管、神经系统等重要器官的是

18. 垂直传播可引起新生儿呼吸道乳头状瘤的是

19. 其病原体分两型,其中Ⅱ型多数引起生殖道感染的是

二、简答题

1. 淋病对母儿有哪些影响?

2. 试述淋病孕妇的治疗方法有哪些。

3. 孕妇感染沙眼衣原体的产科处理有哪些?

4. 试述梅毒的血清学检查及意义有哪些。

5. 试述先天梅毒的诊断依据有哪些。

6. 简述妊娠合并梅毒的随访原则有哪些。

7. 孕妇患梅毒如何进行产科处理?

8. 如何处理妊娠合并尖锐湿疣?

9. 试述妊娠合并生殖器疱疹的产科处理有哪些。

10. 试述妊娠合并获得性免疫缺陷综合征的处理有哪些。

参考答案

一、选择题

【A1 型题】

1. C　　2. B　　3. E　　4. D　　5. D　　6. C　　7. C　　8. B　　9. D　　10. A
11. E

【A2 型题】

12. B　　13. B　　14. A　　15. E　　16. E

【B1 型题】

17. E　　18. D　　19. B

二、简答题

1. 淋病对母儿有哪些影响?

答:妊娠各期感染淋球菌对妊娠结局均有不良影响:①妊娠早期淋菌性子宫颈管炎可致感染性流产和人工流产后感染。②妊娠晚期子宫颈管炎使胎膜脆性增加,易发生绒毛膜羊膜炎、宫内感染、胎儿窘迫、胎儿生长受限、死胎、胎膜早破和早产等。分娩后产妇抵抗力低下,易使淋病播散,引起子宫内膜炎、输卵管炎等产褥感染,严重者可导致播散性淋病。约 1/3 胎儿通过未经治疗产妇的软产道感染淋球菌,引起新生儿淋菌性结膜炎、肺炎,甚至出现败血症,使围产儿死亡率增加。

2. 试述淋病孕妇的治疗方法有哪些。

答:治疗以及时、足量、规范化用药为原则。①无并发症的淋病推荐治疗方案:头孢曲松钠 0.5g 或 1g 单次肌内注射或静脉给药;或大观霉素 2g(子宫颈炎 4g)单次肌内注射。替代方案:头孢噻肟 1g 单次肌内注射;或其他第三代头孢菌素类,如已证明其疗效较好,亦可作替代药物。若未排除沙眼衣原体混合感染,加上抗沙眼衣原体感染药物。②有并发症的淋病推荐治疗方案:头孢曲松钠 1g 肌内注射或静脉注射,每日 1 次,共 10 日,联合多西环素 100mg 口服,每日 2 次,共 14 日;淋菌性盆腔炎时联合甲硝唑 400mg 口服,每日 2 次,共 14 日。③妊娠期治疗方案:妊娠期淋病按照其不同感染类型采用相应的非妊娠期患者的治疗方案。对于未排除衣原体混合感染的孕妇,推荐加用阿奇霉素或红霉素。④分娩期处理:妊娠期淋病不是剖宫产的指征,可在分娩期及分娩后治疗孕妇及新生儿。分娩后新生儿应尽快用 0.5% 红霉素眼膏预防淋菌性眼炎,并预防使用头孢曲松钠 20~50mg/kg(最大剂量不超过 250mg)单次肌内注射或静脉注射。应注意新生儿播散性淋病的发生,治疗不及时可致新生儿死亡。

3. 孕妇感染沙眼衣原体的产科处理有哪些?

答:①孕妇感染沙眼衣原体的治疗:首选阿奇霉素 1g,单次口服。替代方案可选用阿莫西林 0.5g,每日 3 次,连用 7 日;红霉素 0.5g,每日 4 次,连续用 7 日。妊娠期忌用喹诺酮和四环素类药物。②对可能感染的新生儿应及时治疗:新生儿肺炎推荐红霉素 50mg/(kg·d),分 4 次口服,连用 14 日。

替代方案:阿奇霉素 20mg/(kg·d)口服,每日 1 次,连用 3 日。0.5% 红霉素眼膏或 1% 四环素眼膏出生后立即滴眼有助于预防衣原体眼炎。若有 CT 结膜炎可用 1% 硝酸银液滴眼。

4. 试述梅毒的血清学检查及意义有哪些。

答:①非梅毒螺旋体试验:包括性病研究实验室试验(VDRL)和快速血浆反应素试验(RPR)等,可行定性和定量检测。灵敏度高,但特异度低,确诊需进一步作梅毒螺旋体试验。②梅毒螺旋体试验:包括荧光螺旋体抗体吸附试验(FTA-ABS)和梅毒螺旋体被动颗粒凝集试验(TPPA)等,测定血清特异性 IgG 抗体,但该抗体终身阳性,故不能用于观察疗效、鉴别复发或再感染。

5. 试述先天梅毒的诊断依据有哪些。

答:诊断或高度怀疑先天梅毒的依据:①先天梅毒的临床症状和体征;②病变部位、胎盘、羊水或脐血找到梅毒螺旋体;③体液中抗梅毒螺旋体 IgM 抗体(+);④脐血或新生儿血非螺旋体试验抗体滴度较母血增高 4 倍以上。

6. 简述妊娠合并梅毒的随访原则有哪些。

答:①经规范化抗梅毒治疗后,应用非梅毒螺旋体试验复查抗体滴度评价疗效。早期梅毒应在 3 个月后下降 2 个稀释度,6 个月后下降 4 个稀释度;一期梅毒 1 年后,二期梅毒 2 年后转阴。晚期梅毒治疗后抗体滴度下降缓慢,治疗 2 年后仍有约 50% 未转阴。少数晚期梅毒抗体滴度低水平持续 3 年以上,可诊断为血清学固定。②分娩后随访与未孕梅毒患者一致。对梅毒孕妇分娩的新生儿应密切随诊。

7. 孕妇患梅毒如何进行产科处理?

答:①妊娠 24~26 周超声检查应注意胎儿有无肝脾肿大、胃肠道梗阻、腹腔积液、胎儿水肿、胎儿生长受限及胎盘增大变厚等先天梅毒征象。如发现明显异常,提示预后不良;未发现异常无须终止妊娠。②青霉素为首选药物,治疗时应注意监测和预防吉-海反应,后者主要表现为发热、子宫收缩、胎动减少、电子胎心监护提示暂时性晚期减速等。③妊娠合并梅毒不是剖宫产指征,分娩方式应根据产科情况决定;④分娩前已接受规范抗梅毒治疗且效果良好者,排除胎儿感染后,可母乳喂养。

8. 如何处理妊娠合并尖锐湿疣?

答:(1)孕妇处理:①治疗主要目的是缓解症状,减少药物治疗的母胎毒性;②外阴较小病灶,用 80%~90% 三氯醋酸涂擦局部,每周 1 次;③若病灶大且有蒂,可行物理和手术治疗,如激光、微波、冷冻、电灼等;④巨大尖锐湿疣可直接手术切除疣体,待愈合后再行局部药物治疗;⑤妊娠期禁用鬼臼毒素酊、咪喹莫特乳膏和干扰素。

(2)产科处理:①妊娠合并尖锐湿疣不是剖宫产的指征;②若病灶局限于外阴者,可经阴道分娩;③若病灶广泛,存在于外阴、阴道、子宫颈时,经阴道分娩极易发生软产道裂伤引起大出血,或巨大病灶堵塞软产道,均应行剖宫产术。

9. 试述妊娠合并生殖器疱疹的产科处理有哪些。

答:①有感染史的孕妇,分娩前应对可疑病变进行病毒培养或 PCR 检测,建议在妊娠 35~36 周定量检测血清 IgG、IgM 抗体。②有生殖道活动性疱疹或前驱症状者,建议剖宫产分娩;有感染史,但分娩时没有活动性生殖器病变不是剖宫产指征。③分娩时应避免有创操作如人工破膜、使用头皮电极、胎头吸引器或产钳助产术等,以减少新生儿暴露于 HSV 的机会。④活动性感染产妇,乳房若没有活动性损伤可以哺乳,但应严格洗手。⑤哺乳期可用阿昔洛韦和伐昔洛韦,该药在乳汁中药物浓度很低。

10. 试述妊娠合并获得性免疫缺陷综合征的处理有哪些。

答:(1) 抗逆转录病毒治疗(ART):孕期发现 HIV 感染的孕产妇,应当立即启动 ART,并主动为其提供预防艾滋病母婴垂直传播咨询与评估,具体方案应根据是否接受过 ART、是否耐药、孕周、HIV RNA 水平、CD4$^+$T 淋巴细胞计数等制订。

(2) 其他免疫调节药:α 干扰素、IL-2 等。

(3) 支持对症治疗。

(4) 产科处理:①尽可能缩短破膜距分娩的时间。②尽量避免进行有创操作。③建议在妊娠 38 周时选择性剖宫产以降低 HIV 母婴垂直传播风险。④产后给予科学的喂养指导。仍可检测到病毒载量的母亲,不推荐母乳喂养;如坚持母乳喂养,则整个哺乳期都应当坚持 ART,方案与孕期一致,且新生儿在 6 个月龄之后立即停止母乳喂养。⑤对于产后出血建议用催产素和前列腺素类药物,不主张用麦角生物碱类药物。

(张　瑜)

第二十一章 | 子宫内膜异位症与子宫腺肌病

学习重点难点

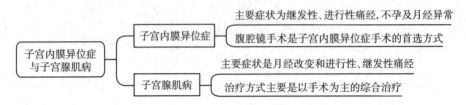

思维导图 21-1 子宫内膜异位症与子宫腺肌病

习题

一、选择题

【A1 型题】

1. 关于子宫内膜异位症的正确定义是

    A. 子宫内膜超过子宫范围生长

    B. 子宫内膜种植于卵巢和输卵管

    C. 子宫内膜组织出现在子宫体以外的部位

    D. 子宫内膜侵入子宫肌层

    E. 异位内膜形成的肿物

2. 关于子宫内膜异位症来源的学说**不包括**

    A. 体腔上皮化生学说   B. 两阶段学说   C. 种植学说

    D. 诱导学说   E. 免疫与炎症因素

3. 确诊子宫内膜异位症的方法是

    A. 病史及妇科检查   B. B 型超声检查   C. 血 CA125 测定

    D. 抗子宫内膜抗体检测   E. 腹腔镜检查

4. 卵巢子宫内膜异位囊肿，直径 5cm，首选的治疗方法是

    A. 假孕疗法   B. 假绝经疗法   C. 穿刺

    D. 腹腔镜手术   E. 开腹手术

5. 关于子宫内膜异位症发病因素中的种植学说传播途径，**错误**的是

    A. 经血逆流   B. 淋巴系统播散   C. 医源性种植

    D. 静脉播散   E. 动脉播散

6. 子宫内膜异位病灶最常发生在
   A. 腹腔腹膜　　　　　　　B. 子宫浆膜　　　　　　　C. 卵巢、子宫骶韧带
   D. 直肠子宫陷凹　　　　　E. 膀胱

7. 盆腔子宫内膜异位症的典型体征是
   A. 腹膜刺激征　　　　　　B. 附件区压痛　　　　　　C. 子宫颈举痛
   D. 直肠子宫陷凹触痛结节　E. 子宫压痛

8. 子宫内膜异位症的痛经主要表现为
   A. 原发性痛经　　　　　　B. 继发性痛经,进行性加重　C. 运动性痛经
   D. 偶发痛经　　　　　　　E. 经前疼痛

9. 关于使用药物治疗子宫内膜异位症**错误**的是
   A. 雌激素　　　　　　　　B. 雄激素　　　　　　　　C. 高效孕激素
   D. GnRH-a　　　　　　　　E. 达那唑

10. 关于子宫内膜异位症正确的是
    A. 异位内膜随卵巢激素变化而发生周期性出血
    B. 该病具有远处转移和种植能力,故为癌前病变
    C. 卵巢子宫内膜异位症较少见
    D. 卵巢巧克力囊肿直径最大不超过 8cm
    E. 直接累及输卵管多见

11. 关于盆腔子宫内膜异位症**错误**的是
    A. 痛经呈渐进性加剧
    B. 痛经程度与病灶大小成正比
    C. 周期性痛不一定与月经同步
    D. 病变累及直肠子宫陷凹及骶骨韧带时可有性交痛
    E. 50% 的患者不孕

12. 关于 GnRH-a 治疗子宫内膜异位症的说法**错误**的是
    A. 抑制下丘脑-垂体-卵巢轴
    B. 又称"药物性卵巢切除"
    C. 用药后可致永久绝经
    D. 长期用药会出现围绝经期综合征
    E. 不能与雌激素联合用药

13. 关于子宫内膜异位症**错误**的是
    A. 子宫腺肌病不属于子宫内膜异位症范畴
    B. 发生在卵巢多见
    C. 痛经不是诊断子宫内膜异位症的必需症状
    D. 无排卵性月经合并此病较多见
    E. 处女膜闭锁者易致此病

14. 关于子宫内膜异位症正确的是
    A. 大多数子宫内膜异位症病灶局限
    B. 子宫内膜异位症的患者都有痛经
    C. 妊娠时子宫内膜异位症加重

    D. 痛经与病变的大小不成比例,而与病变的部位有关

    E. 子宫内膜异位症患者易受孕但易流产

15. 减少子宫内膜异位症发生可能的方法中**错误**的是

    A. 经期可做妇科检查   B. 人工流产吸宫时,防止负压突然降低

    C. 剖宫产时注意保护腹壁切口   D. 及时处理宫颈粘连

    E. 口服避孕药避孕

16. 治疗子宫内膜异位症,根治性手术(子宫及双侧附件切除术)适用于

    A. 年龄在 35 岁以下,无生育要求者

    B. 年龄在 40 岁以下,无生育要求者

    C. 年龄在 45 岁以下,无生育要求的重症者

    D. 年龄在 45 岁以上的重症患者

    E. 绝经后的慢性盆腔痛患者

17. 关于药物治疗子宫内膜异位症**错误**的是

    A. 病变严重者术前用药可使异位病灶缩小,利于手术实施

    B. 假孕疗法的主要药物是雌激素

    C. 适用于无卵巢囊肿形成的患者

    D. 适用于保守性手术后有异位病灶残留者

    E. 假绝经疗法的药物包括达那唑和孕三烯酮

18. 下列子宫内膜异位症临床表现中**错误**的是

    A. 子宫内膜异位的部位不同症状差别大   B. 异位的子宫内膜病灶大,则症状明显

    C. 痛经的特点为继发性和进行性加重   D. 可因盆腔粘连、子宫后倾而不孕

    E. 可因卵巢功能失调及性交疼痛而不孕

19. 应用孕激素治疗有效的是

    A. Ⅱ度闭经   B. 不全流产

    C. 子宫内膜结核   D. 子宫内膜异位症

    E. 稽留流产

20. 关于子宫内膜异位症的主要病理变化,**错误**的是

    A. 异位内膜随卵巢激素的变化而发生周期性出血

    B. 病变伴有周围纤维组织增生和粘连形成

    C. 病变的浆膜面可见粟粒结节

    D. 病变区出现紫褐色斑点或小泡

    E. 镜下见到子宫内膜腺体方可确诊

21. 卵巢巧克力囊肿是

    A. 含有巧克力样物质的囊肿   B. 卵巢子宫内膜异位囊肿

    C. 卵巢黄素化囊肿   D. 卵巢异位妊娠

    E. 卵巢子宫内膜样癌

22. 镜下确诊子宫内膜异位病灶必须见到

    A. 红细胞   B. 粘连

    C. 纤维增生   D. 内膜间质细胞

    E. 有含铁血黄素的巨噬细胞

23. 导致子宫内膜异位症患者不孕的原因是
    A. 痛经
    B. 黄体分泌功能过旺
    C. 多囊卵巢综合征
    D. 闭经
    E. 卵巢功能异常导致排卵障碍

24. 随访监测子宫内膜异位症病变活动及治疗效果的有效方法是
    A. B 型超声
    B. CA125 测定
    C. 腹腔镜检查
    D. 盆腔检查
    E. 抗子宫内膜抗体检测

25. 下列哪项**不属于**子宫内膜异位症的常见病理类型
    A. 卵巢型子宫内膜异位症
    B. 腹膜型子宫内膜异位症
    C. 深部浸润型子宫内膜异位症
    D. 瘢痕子宫内膜异位症
    E. 骨骼肌子宫内膜异位症

26. 以下哪种情况考虑子宫内膜异位症恶变
    A. 发病年龄 35 岁
    B. 子宫内膜异位症病程 5 年
    C. 卵巢囊肿直径 7cm
    D. 超声检查提示卵巢囊肿内实性或乳头状结构,血流丰富
    E. 子宫内膜异位症侵犯直肠壁

27. 下列哪项**不属于**子宫内膜异位症的并发症
    A. 不孕症
    B. 卵巢囊肿破裂
    C. 慢性盆腔痛
    D. 肠梗阻
    E. 子宫穿孔

28. 关于子宫内膜异位症的预防,**错误**的是
    A. 防止经血逆流
    B. 月经期应避免不必要的妇科检查
    C. 避免手术操作引起的内膜种植
    D. 避免多次子宫腔手术操作
    E. 输卵管通液术应在月经前进行

29. 关于子宫内膜异位症的手术治疗,**错误**的是
    A. 腹腔镜手术是子宫内膜异位症首选的手术方法
    B. 对于无生育需求的重症子宫内膜异位症患者可考虑切除子宫和卵巢
    C. 对于有生育要求的患者,手术可考虑保留子宫和卵巢
    D. 手术可引起粘连和瘢痕形成,影响生育能力
    E. 手术后必须辅以药物治疗,防止复发

30. 对痛经、月经量增多症状严重的 45 岁子宫腺肌病患者,首选治疗措施是
    A. 子宫切除术,保留双卵巢
    B. 假孕疗法
    C. 高效孕激素治疗
    D. 保留生育功能的保守治疗
    E. 药物对症治疗

31. 关于子宫腺肌病正确的是
    A. 多数合并外在性子宫内膜异位症
    B. 多发生在初产妇
    C. 子宫腺肌病与人工流产、慢性子宫内膜炎等疾病并无关系

    D. 一旦诊断子宫腺肌病,即切除子宫

    E. 月经量增多,经期延长,继发痛经,子宫均匀增大,病灶质硬

32. 下列哪项**不是**子宫腺肌病最典型的症状

    A. 进行性痛经   B. 不孕   C. 月经过多

    D. 经期延长   E. 白带增多

【A2 型题】

33. 女性,28 岁。继发不孕 4 年。22 岁时人工流产一次,之后患盆腔炎住院治疗。现有痛经及性交痛。妇科检查:子宫后位固定,双侧附件区增厚,轻度触痛。下一步首选的处理是

    A. 药物治疗   B. 腹腔镜检查   C. 物理治疗

    D. 剖腹探查   E. 试管婴儿

34. 女性,42 岁。因"双侧卵巢囊肿"行腹腔镜手术,术中见双侧卵巢巧克力囊肿直径各 5cm 大小,与周围粘连紧密,直肠子宫陷凹完全封闭消失。按美国生育协会子宫内膜异位症分期,患者的临床分期为

    A. Ⅰ期   B. Ⅱ期   C. Ⅲ期

    D. Ⅳ期   E. Ⅴ期

35. 女性,32 岁,G_2P_0。原发痛经,继发不孕,子宫正常大小,左卵巢子宫内膜异位囊肿 6cm 大小,粘连。治疗应该选择

    A. 子宫切除+囊肿剔除   B. 全子宫+双侧附件切除

    C. 单纯囊肿剔除   D. 假孕疗法

    E. 假绝经疗法

36. 女性,45 岁,G_2P_1。继发痛经 8 年。近 3 年未做妇科检查,月经第二日感下腹剧痛,大汗淋漓,腹部压痛、反跳痛明显,腹肌紧张,血压正常。妇科检查子宫大小基本正常,双侧附件区囊性感,有压痛。B 型超声提示双侧附件区有囊性不规则包块。此时最恰当的处理是

    A. 抗生素治疗   B. 后穹隆穿刺

    C. 腹腔穿刺   D. 开腹或腹腔镜手术

    E. 支持疗法+对症处理

37. 女性,49 岁,G_3P_1,痛经严重,药物治疗效果欠佳。子宫正常大小,左侧卵巢巧克力囊肿 6cm。最适宜的处理是

    A. 假孕疗法   B. 假绝经疗法

    C. 卵巢囊肿剔除手术   D. 患侧附件切除手术

    E. 经阴道后穹隆穿刺抽液治疗

38. 女性,36 岁。产后进行性痛经 2 年,妇科检查:子宫正常大小,后倾固定,双侧子宫骶韧带增粗,扪及数个结节,右侧附件增厚,轻压痛。诊断可能性最大的是

    A. 慢性盆腔炎   B. 盆腔结核

    C. 附件炎   D. 卵巢肿瘤

    E. 子宫内膜异位症

39. 女性,31 岁。痛经伴不孕 3 年。平素月经规则,量中等,基础体温双相。妇科检查:子宫颈柱状上皮轻度移位,子宫正常大小,双侧附件增厚。配偶精液正常,其不孕原因可能是

    A. 排卵因素   B. 输卵管因素   C. 子宫因素

    D. 子宫颈因素   E. 免疫因素

40. 女性,45岁,G_4P_1,顺产,曾人工流产3次。月经量多2年,伴痛经,需服止痛药物控制。妇科检查:子宫前位,均匀增大如孕8周大小,较硬,活动度可;左侧附件可触及6cm囊性包块,活动差,后穹隆可触及大小不等硬结。下列叙述**错误**的是

    A. 子宫腺肌病合并子宫内膜异位症罕见

    B. 子宫腺肌病合并子宫肌瘤多见

    C. 多次刮宫可引起子宫腺肌病

    D. 本例应手术治疗

    E. 人工流产会增加子宫内膜异位症风险

41. 女性,35岁。不孕5年,痛经伴经血量增多2年。妇科检查:子宫后位,略大,质中等,活动差,子宫右侧可触及5cm×5cm×4cm包块,质韧,不活动,压痛。最可能的诊断是

    A. 子宫浆膜下肌瘤   B. 子宫腺肌瘤

    C. 右卵巢巧克力囊肿   D. 右侧卵巢畸胎瘤

    E. 结核性盆腔包块

42. 女性,37岁。因左侧附件肿物10cm×10cm×9cm拟入院手术,入院后2小时突感下腹剧痛。再次妇科检查:左侧肿物隐约可扪及,大小边界不清,后穹隆穿刺抽出10ml深咖啡黏稠液体。最可能的诊断是

    A. 卵巢肿瘤蒂扭转   B. 肠穿孔

    C. 卵巢巧克力囊肿破裂   D. 黄体破裂

    E. 子宫浆膜下肌瘤蒂扭转

43. 女性,28岁。痛经进行性加重伴月经量增多3年。查体:子宫后位,正常大小,双侧子宫骶韧带均触及痛性结节。本病首先考虑为

    A. 盆腔脓肿   B. 卵巢癌   C. 子宫内膜异位症

    D. 陈旧性异位妊娠   E. 子宫腺肌病

44. 女性,30岁。因痛经行腹腔镜检查。腹腔镜下见:子宫后壁散在褐色色素沉着,首先考虑诊断为

    A. 盆腔结核   B. 子宫内膜异位症   C. 慢性盆腔炎

    D. 子宫腺肌病   E. 盆腔静脉淤血综合征

45. 女性,35岁。因经期腰骶部疼痛2年就诊。查体:后位子宫,正常大小,后穹隆可扪及数个触痛结节,应询问的重要病史为

    A. 月经是否规则   B. 有无性交痛   C. 有无发热

    D. 阴道分泌物是否增多   E. 有无消瘦

46. 女性,34岁。痛经进行性加重2年。3次人工流产史。妇科检查:左侧附件区可扪及直径6cm左右囊性包块,张力高,活动度差。追问病史,1年前肿块直径约5cm。最可能的诊断是

    A. 卵巢恶性肿瘤   B. 盆腔炎性肿块

    C. 卵巢子宫内膜异位囊肿   D. 结核性盆腔炎

    E. 卵巢生理性囊肿

47. 女性,27岁。月经来潮第2日,急性腹痛伴恶心、呕吐、发热。体检:全腹压痛,子宫后位,正常大小,子宫后方可扪及黄豆大结节,左侧可触及直径7cm左右囊性包块,触痛明显。下列诊断最可能的是

    A. 急性盆腔炎   B. 子宫肌瘤红色变性

C. 卵巢囊肿扭转   D. 子宫浆膜下肌瘤扭转

E. 卵巢子宫内膜异位囊肿破裂

48. 女性,33 岁。正常性生活 7 年未孕,痛经进行性加重。妇科检查:子宫后位,正常大小,子宫骶韧带处可扪及黄豆大小触痛结节 1 枚,右侧附件区可扪及直径 5cm 包块,活动差。最有效的确诊方案为

A. B 型超声检查   B. 诊断性刮宫   C. 宫腔镜检查

D. 腹腔镜+病理活检   E. CA125 测定

49. 女性,48 岁。进行性痛经 10 余年,伴月经量增多、贫血。妇科检查:宫体后位,增大固定,子宫后方可扪及多个触痛结节,右侧附件可扪及直径 4cm 囊性包块,活动度差。Hb 80g/L。腹腔镜诊断为子宫内膜异位症Ⅳ期。应选择的治疗方案是

A. 腹腔镜下剥除异位囊肿后随访

B. 保留卵巢功能手术

C. 保留生育功能的手术辅以药物治疗

D. 根治手术

E. 药物保守治疗

50. 女性,28 岁。婚后 1 年未孕,轻度痛经。腹腔镜检查发现右侧卵巢子宫内膜异位囊肿,直径 4cm。应选择的治疗方案是

A. 保留生育功能的手术后辅助生殖技术助孕

B. 保留卵巢功能的手术

C. 根治手术

D. 药物保守治疗

E. 腹腔镜下剥除异位囊肿后随访观察

51. 女性,44 岁。月经量多 2 年,G_4P_3,人工流产 1 次。Hb 70g/L。查体:子宫中位,如孕 9 周大小,呈球形,质硬,活动,B 超提示子宫 11cm × 9cm × 8cm 大小,后壁明显增厚,内膜线清晰。以下叙述**错误**的是

A. 子宫腺肌病可能性大   B. 子宫肌瘤不能除外

C. 应做腹腔镜检查明确诊断   D. 可开腹行子宫切除术

E. 确诊依靠组织病理学检查

52. 女性,40 岁,G_3P_1,3 年前顺产一女,近 2 年出现经期会阴处疼痛,妇科检查发现外阴有质硬结节,下列诊断最可能的是

A. 慢性外阴炎   B. 子宫内膜异位症   C. 外阴肿瘤

D. 子宫脱垂   E. 前庭大腺囊肿

53. 女性,35 岁,G_2P_1,体检发现左卵巢子宫内膜异位囊肿 3cm,有痛经,该患者最佳的治疗方法是

A. 期待疗法   B. 药物治疗

C. 保留生育功能手术   D. 患侧附件切除术

E. 全子宫及双侧附件切除术

54. 女性,40 岁。人工流产术后 10 年不孕,近 2 年来月经量增多,经期腰酸腹坠痛加重。妇科检查:子宫球形增大如孕 50 日大小,质硬,双侧附件正常。诊断可能性最大的是

A. 子宫肌瘤   B. 子宫腺肌病

C. 盆腔炎性肿物与子宫粘连　　　　　D. Asherman 综合征

E. 子宫内膜癌

55. 女性,43 岁,G_5P_1,带环避孕 10 年。近 5 年来经量逐渐增多,痛经逐渐加重,并经期低热。查体:子宫均匀增大、孕 8 周大小、质硬、活动尚好、压痛(＋);双侧附件未及包块。应做以下哪种检查协助诊断

A. 分段诊刮送病理　　　B. 血清雌激素测定　　　C. B 型超声

D. 血清孕激素测定　　　E. 子宫颈活检

56. 女性,35 岁。进行性痛经 10 年,月经规律,经量中,G_1P_0,人工流产 1 次。查体:后穹隆可触及黄豆大小痛性结节,子宫中位,稍大,活动度欠佳,左侧附件可触及直径约 8cm 包块,固定,有压痛。B 型超声示左侧卵巢可见 9cm×8cm×8cm 大小囊肿,囊内有细小絮状光点,囊壁厚而粗糙。需要鉴别的疾病**不包括**

A. 子宫内膜异位症　　　B. 卵巢恶性肿瘤　　　C. 异位妊娠

D. 盆腔炎性包块　　　　E. 子宫腺肌病

57. 女性,30 岁,月经增多及逐渐加重的痛经已一年半。妇科检查:子宫后倾,如妊娠 50 日大小,质硬,活动,有压痛;直肠子宫陷凹有散在压痛结节。诊断可能为

A. 子宫肌瘤　　　　　　　　B. 子宫内膜异位和子宫腺肌病

C. 输卵管积水　　　　　　　D. 子宫内膜异位症

E. 子宫腺肌病

58. 女性,50 岁,经产妇,经量增多 4 年,经期延长至 10 日,痛经 10 年。妇查:子宫如妊娠 6 周大小。如诊断为子宫腺肌病,最佳治疗方法是

A. 观察　　　　　　　　　　B. 米非司酮

C. 次全子宫切除术　　　　　D. 全子宫切除术

E. 保守治疗

【A3/A4 型题】

(59~60 题共用题干)

女性,28 岁。痛经伴不孕 3 年。查体:子宫略大,后倾位,子宫后壁有数枚触痛性硬韧结节,右侧附件区扪及 5cm 大小囊性包块,活动度差,压痛不明显。

59. 囊性包块最可能是

A. 卵巢滤泡囊肿　　　　　　B. 卵巢黄体囊肿

C. 卵巢子宫内膜异位囊肿　　D. 卵巢恶性肿瘤

E. 卵巢畸胎瘤

60. 为进一步确诊,最有价值的辅助检查方法是

A. 腹部 X 线摄片　　　　　　B. 盆腔 B 型超声检查

C. 诊断性刮宫　　　　　　　D. 子宫输卵管碘油造影

E. 腹腔镜检查

(61~62 题共用题干)

女性,32 岁。G_2P_1,痛经 5 年,加重 2 年。需服止痛药物。查体:子宫正常大小,后位,质中,活动差,右侧可触及直径 5cm 囊肿,活动差,直肠子宫陷凹(－)。

61. 该患者的诊断首先考虑为

A. 子宫内膜异位症　　　　　B. 原发性痛经

C. 卵巢肿瘤蒂扭转　　　　　　　D. 陈旧性异位妊娠

E. 盆腔炎性疾病后遗症

62. 关于该患者发病原因,**错误**的是

A. 由月经血播散引起

B. 月经期做盆腔检查可引起

C. 机体免疫功能紊乱可引起

D. 卵巢表面上皮和腹膜化生可引起

E. 子宫肌瘤和子宫肥大症可引起

(63~65题共用题干)

女性,27岁。婚后未孕3年,进行性痛经2年。月经规则,曾行输卵管通液检查显示双侧输卵管通畅。妇科检查:子宫正常大小,后位固定,后壁有触痛性小结节,左侧附件可触及4cm×4cm×3cm包块,活动欠佳,有压痛。

63. 以下处理**不正确**的是

A. 行B型超声检查　　　　　　　B. 行腹腔镜检查

C. 试用假孕疗法　　　　　　　　D. 行CA125检查

E. 行宫腔镜检查

64. 为进一步确诊,应首选的检查为

A. 子宫内膜病理检查　　　　　　B. 基础体温测定

C. 腹腔镜检查　　　　　　　　　D. 腹部CT检查

E. 性激素水平测定

65. 若已确诊为子宫内膜异位症,该患者的治疗方式**错误**的是

A. 药物治疗控制病情后,使用人工授精助孕

B. 行体外受精-胚胎移植术助孕

C. 长期口服避孕药

D. 期待治疗指导其自然怀孕

E. 进行子宫内膜异位症生育指数评定

【B1型题】

(66~68题共用备选答案)

A. 假孕疗法　　　　　　　　　　B. 高效孕激素疗法

C. 假绝经疗法　　　　　　　　　D. 雄激素疗法

E. GnRH-a治疗

66. 短效口服避孕药属于

67. 达那唑治疗属于

68. 对垂体产生调节,称"药物性卵巢切除"的治疗为

(69~71题共用备选答案)

A. 保守性手术治疗　　　　　　　B. 达那唑或GnRH-a治疗

C. 期待疗法　　　　　　　　　　D. 假孕治疗

E. 抗感染治疗

69. 女性,32岁。痛经1年,G_1P_0,有生育要求。腹腔镜检查发现右侧卵巢有直径8cm囊肿,粘连,盆腔有多处紫蓝色结节。最佳治疗方案为

70. 女性,25 岁,婚后 3 个月,轻度痛经。G_1P_0,因右侧卵巢畸胎瘤行腹腔镜手术治疗,术中发现盆腔有散在紫蓝色结节多个,双侧输卵管通畅。应选的治疗是

71. 女性,35 岁,G_3P_1,暂无生育要求。痛经进行性加重,B 型超声检查发现左侧卵巢囊肿 2cm,内有密集细光点。最佳治疗方案为

（72~74 题共用备选答案）

    A. 50% 侵犯卵巢

    B. 多发生于 30~50 岁的经产妇

    C. 具有远处侵袭能力,有恶变可能

    D. 与排卵障碍有关

    E. 异位的子宫内膜可发生周期性变化,与子宫内膜同步

72. 关于子宫内膜异位症的说法正确的是

73. 关于子宫腺肌病的说法正确的是

74. 关于子宫内膜异位症合并不孕,正确的是

（75~77 题共用备选答案）

    A. 内膜种植学说

    B. 体腔上皮化生学说

    C. 诱导学说

    D. 在位内膜的生物学特性是异位症发病的决定因素

    E. 遗传因素

75. 最早提出并为较普遍接受的子宫内膜异位症发病机制是

76. Meyer 提出的子宫内膜异位症发病学说是

77. "在位内膜决定论"的主要内容是

（78~79 题共用备选答案）

    A. 卵巢   B. 盆腔腹膜   C. 子宫前壁浆膜

    D. 直肠子宫陷凹   E. 肠管表面

78. 子宫内膜异位最常发生在

79. 表现为深部性交痛,异位病灶多见于

（80~82 题共用备选答案）

    A. 吲哚美辛   B. 地诺孕素   C. GnRH-a

    D. 米非司酮   E. 短效口服避孕药

80. 子宫内膜异位症对症治疗可以用

81. 子宫内膜异位症假孕疗法可考虑用

82. 子宫内膜异位症药物性卵巢切除用

（83~85 题共用备选答案）

    A. 期待疗法   B. 药物疗法

    C. 保留生育功能手术   D. 保留卵巢功能手术

    E. 根治性手术

83. 症状和病变均严重的无生育要求的子宫内膜异位症患者可考虑用

84. 有生育要求的重度子宫内膜异位症患者可采用

85. 无生育要求的轻度子宫内膜异位症患者宜采用

（86~87 题共用备选答案）

    A. 卵巢   B. 子宫骶韧带   C. 子宫下部后

    D. 直肠子宫陷凹   E. 子宫颈

86. 30 岁子宫内膜异位症患者,妇科检查发现子宫一侧囊性包块,活动受限,该患者病变累及部位是

87. 患者主诉深部性交痛,病变可能累及的部位是

二、简答题

1. 简述子宫内膜异位症的定义及其发病相关因素有哪些。

2. 简述子宫内膜异位症的主要病理变化有哪些。

3. 简述子宫内膜异位症的主要临床症状有哪些。

4. 诊断子宫内膜异位症有哪些辅助检查方法?

5. 简述子宫内膜异位症的鉴别诊断有哪些。

6. 哪些情况下需考虑子宫内膜异位症恶变?

7. 简述子宫内膜异位症的治疗目的和治疗原则有哪些。

8. 简述子宫腺肌病的临床表现有哪些。

9. 子宫腺肌病病理上有哪些特点?

参考答案

一、选择题

【A1 型题】

1. C   2. B   3. E   4. D   5. E   6. C   7. D   8. B   9. A   10. A

11. B   12. C   13. D   14. D   15. A   16. D   17. B   18. B   19. D   20. E

21. B   22. D   23. E   24. B   25. E   26. D   27. E   28. E   29. E   30. A

31. E   32. E

【A2 型题】

33. B   34. D   35. C   36. D   37. D   38. E   39. B   40. A   41. C   42. C

43. C   44. B   45. B   46. C   47. C   48. D   49. D   50. C   51. C   52. B

53. B   54. B   55. C   56. C   57. B   58. E

【A3/A4 型题】

59. C   60. E   61. A   62. E   63. E   64. C   65. C

【B1 型题】

66. A   67. C   68. E   69. A   70. C   71. D   72. C   73. B   74. D   75. A

76. B   77. D   78. A   79. D   80. A   81. E   82. C   83. E   84. C   85. B

86. A   87. D

二、简答题

1. 简述子宫内膜异位症的定义及其发病相关因素有哪些。

答:子宫内膜组织(腺体和间质)出现在子宫以外的其他部位时称子宫内膜异位症。目前关于子宫内膜异位症的来源主要有种植学说、体腔上皮化生学说、诱导学说、遗传因素、免疫与炎症因素以及在位内膜决定论等。

2. 简述子宫内膜异位症的主要病理变化有哪些。

答：子宫内膜异位症的主要病理变化为异位子宫内膜随卵巢激素的变化而发生周期性出血,伴有周围纤维组织增生和粘连形成,致使在病变区出现紫褐色斑点或小泡,最后发展为大小不等的紫蓝色实质结节或包块。根据发生的部位不同,分为卵巢型子宫内膜异位症(即子宫内膜异位囊肿)、腹膜型子宫内膜异位症、深部浸润型子宫内膜异位症以及其他部位的子宫内膜异位症,例如瘢痕子宫内膜异位症、远处器官子宫内膜异位症。镜下病理可见内膜间质细胞或红细胞/含铁血黄素细胞。

3. 简述子宫内膜异位症的主要临床症状有哪些。

答：子宫内膜异位症的主要临床症状包括:继发性进行性加重的痛经,慢性盆腔痛、性交痛,囊肿破裂时会有急性下腹痛,不孕,月经异常;肠道子宫内膜异位症可出现腹痛、腹泻、便秘、便血、肠梗阻;膀胱子宫内膜异位症常在经期出现尿痛、尿频、腰痛、血尿;呼吸道子宫内膜异位症可出现经期咯血及气胸;手术瘢痕子宫内膜异位症患者常在剖宫产或会阴侧切术后数月至数年出现周期性瘢痕处疼痛和包块,并随时间延长而加剧。

4. 诊断子宫内膜异位症有哪些辅助检查方法?

答：诊断子宫内膜异位症的辅助检查方法主要包括影像学检查、生物标志物检查和腹腔镜检查。影像学检查中 B 型超声检查是诊断子宫内膜异位症的重要方法,可确定异位囊肿位置、大小和形状。囊肿呈圆形或椭圆形,与周围器官特别是与子宫粘连,囊壁厚而粗糙,囊内有细小的絮状光点。盆腔 CT 及磁共振对评估累及肠管、膀胱或输尿管的深部子宫内膜异位症病灶的范围,有诊断价值,但不作为初选的诊断方法。生物标志物检查可有血清 CA125 水平升高,诊断的灵敏度和特异度均较低,不作为独立的诊断依据,但有助于监测病情变化、评估疗效和预测复发。腹腔镜检查是目前国际公认的子宫内膜异位症手术诊断的最佳方法。通过腹腔镜,可以对病变部位及范围进行探查,并可对可疑病变组织进行病理学诊断。腹腔镜检查还能根据术中所见确定子宫内膜异位症临床分期、分型和生育力评估。其他特殊检查比如膀胱镜或肠镜检查等可以在怀疑有膀胱或者肠道侵犯时进行,同时行活检确诊。

5. 简述子宫内膜异位症的鉴别诊断有哪些。

答：主要与以下疾病相鉴别:①卵巢恶性肿瘤:早期无症状,有症状时多有持续性腹痛、腹胀,病情发展快,一般情况差。妇科检查除触及包块外,多伴有腹腔积液,直肠子宫陷凹触及结节多较粗大,无触痛。B 型超声显示肿瘤为囊实性或实性包块,血流丰富。血 CA125 值多大于 100IU/ml。②盆腔炎性包块:多有急性盆腔感染和反复感染发作史,平时亦有下腹部隐痛,疼痛无周期性,可伴发热和白细胞增高等。妇科检查子宫活动度差,双侧附件有边界不清包块,抗生素治疗有效。③子宫腺肌病:痛经症状与子宫内膜异位症相似,但多位于下腹正中且更剧烈,子宫多呈均匀性增大,质硬。经期检查时,子宫触痛明显。此病常与子宫内膜异位症并存。

6. 哪些情况下需考虑子宫内膜异位症恶变?

答：子宫内膜异位症恶变率约为 1%,恶变主要来源于腺上皮,主要部位在卵巢。常见的组织学类型是卵巢子宫内膜样癌和透明细胞癌。临床有以下情况应警惕子宫内膜异位症恶变:①年龄≥45 岁;②绝经后;③子宫内膜异位症病程长,≥10 年;④子宫内膜异位症相关的不孕;⑤疼痛节律改变;⑥卵巢囊肿直径≥8cm;⑦影像学检查提示卵巢囊肿内实性或乳头状结构,血流丰富、阻力低;⑧合并子宫内膜病变。

7. 简述子宫内膜异位症的治疗目的和治疗原则有哪些。

答：治疗子宫内膜异位症的根本目的是"减灭和去除病灶,减轻和控制疼痛,改善和促进生育,预防和减少复发"。治疗原则:基于临床诊断尽早开始经验性药物治疗,规范手术时机、注意保护卵巢功能和生育功能、使手术获益最大化;保守性手术后进行药物长期管理、综合治疗、预防复发、定期复查、警惕有恶变高危因素的患者发生恶变。治疗方法应根据患者年龄、症状、病变部位和范围以及对生育要求等加以选择,强调治疗个体化。对于症状轻微者,可采用非手术疗法(期待疗法、假孕疗法、假绝经疗法等);重者行保留生育功能手术或保留卵巢功能手术;症状和病变均严重的患者行根治性手术,即子宫、双侧附件及盆腔内所有内膜病灶均切除。

8. 简述子宫腺肌病的临床表现有哪些。

答:40 岁以上经产妇,出现经量过多、经期延长以及逐年加剧的进行性痛经,妇科检查子宫呈均匀性增大或有局限性结节隆起,质硬有压痛,经期压痛更明显,应考虑为子宫腺肌病。B 型超声检查可在子宫肌层见到种植内膜所引起的不规则回声增强。

9. 子宫腺肌病病理上有哪些特点?

答:子宫腺肌病在病理上的特点有:子宫呈均匀增大,子宫长径很少超过 14 周,子宫肌层病灶呈弥漫性生长,以后壁居多,剖面无旋涡状结构,有微囊腔,腔内有陈旧性血液。少数内膜在子宫肌层中呈局限性生长,形成结节或团块,类似肌壁间肌瘤称子宫腺肌瘤,但其周围无包膜,故与四周肌层并无明显分界。

(包州州　胡丽娜)

第二十二章 | 女性生殖器官与性发育异常

学习重点难点

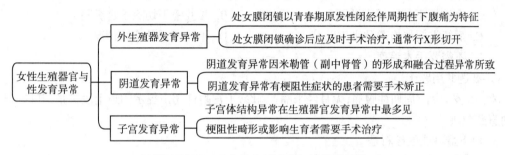

思维导图 22-1 女性生殖器官与性发育异常

习题

一、选择题

【A1 型题】

1. 关于特纳综合征描述**错误**的是

　　A. 为最常见的性发育异常

　　B. 性染色体可为 XX 型

　　C. 主要病变为卵巢不发育伴有体格发育异常

　　D. 可表现为面容呆板、两眼间距宽、身材矮小

　　E. 治疗原则为促进身高、刺激乳房与生殖器发育

【A2 型题】

2. 女性,12 岁。周期性进行性加重下腹痛 5 个月,跑步时明显。检查发现第二性征初步发育,外阴幼稚型,处女膜处呈紫蓝色,明显向外膨隆,直肠指诊直肠前方囊性感明显,最可能的诊断是

　　A. 处女膜闭锁　　　　　　　　　　B. 先天性无子宫

　　C. 先天性无阴道　　　　　　　　　D. 阴道下段闭锁

　　E. Turner 综合征

【A3/A4 型题】

(3~5 题共用题干)

女性,29 岁。结婚 5 年,有 3 次不良孕产史。3 次妊娠均于孕 4 个月左右出现胎膜早破,分娩发动而流产。胎儿发育正常,出生时短暂存活。双方的染色体正常,女方月经周期规则,排卵良

好,男性精液检查正常。

  3. 下一步首选的辅助检查手段应是

   A. 经阴道超声检查　　　　　　　　B. 腹腔镜检查

   C. 阴道镜检查　　　　　　　　　　D. 宫腔镜检查

   E. 子宫输卵管造影检查

  4. 最**不可能**的诊断是

   A. 单角子宫　　　　　　　　　　　B. 双角子宫

   C. 双子宫　　　　　　　　　　　　D. 子宫发育不全

   E. 纵隔子宫

  5. 若该患者诊断为纵隔子宫,其后续处理正确的是

   A. 宫腔镜下切除子宫纵隔　　　　　B. 腹腔镜下切除子宫纵隔

   C. 后续需要严格避孕半年以上　　　D. 不需要评估宫颈情况

   E. 不需要手术治疗

(6~8 题共用题干)

  女,15 岁。因"周期性腹痛,无月经来潮"就诊,子宫附件超声提示阴道上段扩张,肛诊可触及凸向直肠包块。

  6. 以下最可能的诊断是

   A. 处女膜闭锁　　　　　　　　　　B. 阴道纵隔

   C. Ⅰ型阴道闭锁　　　　　　　　　D. Ⅱ型阴道闭锁

   E. 纵隔子宫

  7. 以下说法正确的是

   A. 易发生子宫内膜异位症　　　　　B. 多合并宫颈发育不良及子宫畸形

   C. 症状出现较晚　　　　　　　　　D. 严重时合并宫颈、宫腔积血

   E. 不推荐常规手术治疗

  8. 该患者决定手术治疗,下列说法**错误**的是

   A. 手术应及早进行

   B. 术后无须定期扩张阴道

   C. 手术以解除梗阻、重建阴道和预防再次粘连为原则

   D. 手术是根本的治疗措施

   E. 手术方法有子宫切除术、子宫阴道贯通术、子宫颈端端贯通术

【B1 型题】

(9~10 题共用备选答案)

   A. MRKH 综合征　　　　　　　　　B. 阴道斜隔综合征

   C. 阴道闭锁　　　　　　　　　　　D. 阴道横隔

   E. 阴道纵隔

  9. 米勒管发育不良的是

  10. 泌尿生殖窦发育不良的是

二、简答题

简述造成原发性闭经的女性生殖道畸形的常见类型和临床特征有哪些。

参考答案

一、选择题
【A1 型题】
1. B
【A2 型题】
2. A
【A3/A4 型题】
3. A   4. D   5. A   6. C   7. D   8. B
【B1 型题】
9. A   10. C

二、简答题
简述造成原发性闭经的女性生殖道畸形的常见类型和临床特征有哪些。

答:①处女膜闭锁:绝大多数患者至青春期发生周期性下腹坠痛,进行性加剧,而无月经血排出。严重者可引起肛门胀痛和尿频等症状。检查可见处女膜膨出,表面呈紫蓝色;肛诊可扪及盆腔囊性包块。②先天性无子宫无阴道:症状为原发性闭经及性生活困难。检查见患者体格、第二性征以及外阴发育正常,但无阴道口,或仅在前庭后部见一浅凹,偶见短浅阴道盲端。③先天性阴道闭锁:症状可出现原发性闭经或周期性下腹痛,严重时可以合并子宫颈、子宫腔积血,甚至盆腔经血逆流引发子宫内膜异位症。④完全性阴道横隔:完全性横隔有原发性闭经伴周期性腹痛,并呈进行性加剧。妇科检查见阴道较短或仅见盲端,肛诊时可扪及子宫颈及子宫体。⑤先天性子宫颈发育不全:若子宫内膜无功能,症状为原发性闭经;若患者子宫内膜有功能,则青春期后可因子宫腔积血而出现周期性腹痛,需行手术处理。⑥先天性子宫发育不全或不良:无功能性内膜的子宫发育不良无症状,常因青春期后无月经就诊。有功能性内膜的子宫发育不良可因月经血潴留或经血逆流出现周期性腹痛,需手术切除。

(任琛琛)

第二十三章 | 盆底功能障碍性疾病与生殖道瘘

学习重点难点

盆底功能障碍性疾病与生殖道瘘
- 盆腔器官脱垂
  - 治疗与否取决于对患者的生活质量影响,有非手术和手术治疗两种方法
  - 预防主要是提高产科质量,治疗导致慢性腹压增加的疾病,避免肥胖和重体力劳动
- 生殖道瘘
  - 典型症状为尿液或粪便自阴道排出,不能自我控制
  - 手术修补是治疗生殖道瘘的主要方法

思维导图 23-1 盆底功能障碍性疾病与生殖道瘘

习题

一、选择题

【A1 型题】

1. 关于盆底支持结构的腔室理论,正确的是
   - A. 盆底支持结构的三个水平的理论
   - B. 在垂直方向上将盆腔分为三个腔室
   - C. 子宫主韧带-子宫骶韧带复合体为中层支持结构
   - D. 阴道顶端属于前腔室
   - E. 以上无正确答案

2. 主骶韧带复合体属于盆底支持结构的哪个部分
   - A. 中腔室
   - B. 后腔室
   - C. 上层支持结构-水平 1
   - D. 旁侧支持结构-水平 2
   - E. 远端支持结构-水平 3

3. POP-Q Ⅲ度以上子宫脱垂患者的主要临床表现是
   - A. 腰骶部坠痛或下坠感
   - B. 排尿困难
   - C. 排便困难
   - D. 外阴有肿物脱出
   - E. 压力性尿失禁

4. 子宫脱垂时,使用子宫托的原则**不正确**的是
   - A. 适用于 POP-Q Ⅱ度、Ⅲ度及年老体弱不能耐受手术者
   - B. 大小应合适
   - C. 只需在月经期取出

D. 上托后定期复查

E. 生殖道急慢性炎症或宫颈恶性肿瘤禁用

5. 压力性尿失禁易并发下列哪种疾病

A. 膀胱膨出　　　　　B. 黏膜下肌瘤　　　　　C. 阴道壁囊肿

D. 子宫内翻　　　　　E. 阴道后壁膨出

6. **不能**预防尿瘘发生的临床处置是

A. 使用子宫托须定期取出

B. 疑有损伤者留置导尿管 10~14 日保持膀胱空虚

C. 正确处理异常分娩

D. 防止滞产和第二产程延长

E. 临产后即应用抗生素

【A2 型题】

7. 女性,27 岁。产后阴道脱出一物 2 年,日渐加重。孕 2 产 2。妇科查体:加腹压时见宫颈及部分宫体脱出阴道口外,宫颈长 5cm。阴道前后壁膨出,其处理应是

A. 使用子宫托

B. 行曼彻斯特手术

C. 阴式全子宫切除术+阴道前后壁修补术

D. 行子宫颈部分切除术

E. 经腹行全子宫切除术

【A3/A4 型题】

(8~10 题共用题干)

女性,68 岁,G_5P_5。绝经 18 年,下腹坠胀并有块状物脱出至阴道口外 2 年。有性生活。妇科检查:屏气下阴道前壁膨出未超出处女膜,宫颈外口位于处女膜缘外 3cm,后壁仍在处女膜内。

8. 本病例子宫脱垂应诊断为

A. POP-Q 分度 I 度　　　B. POP-Q 分度 II 度　　　C. POP-Q 分度 III 度

D. POP-Q 分度 IV 度　　　E. 无脱垂

9. 本病例恰当的手术术式是

A. 阴道前壁修补术

B. 腹式全子宫切除术

C. 经阴道子宫全切及骶棘韧带缝合固定术

D. 经阴道子宫全切及阴道前壁修补术

E. 阴道封闭术

10. 与本病形成最相关的韧带是

A. 圆韧带　　　　　B. 阔韧带　　　　　C. 卵巢固有韧带

D. 主骶韧带复合体　　　E. 骨盆漏斗韧带

(11~13 题共用题干)

女性,30 岁。产后 1 周,阴道溢液 3 日。G_1P_1。1 周前家中足月分娩一巨大男婴,分娩历时 24 小时。

11. 本例最有可能的诊断是

A. 膀胱阴道瘘　　　　　B. 尿道阴道瘘　　　　　C. 输尿管阴道瘘

D. 膀胱宫颈瘘　　　　　E. 直肠阴道瘘

12. 为明确诊断第一步需做的检查是
     A. 排泄性尿路造影　　　　　　　　B. 超声检查
     C. 肾显像　　　　　　　　　　　　D. 膀胱镜检查
     E. 膀胱亚甲蓝实验
13. 不恰当的处理是
     A. 放置导尿管　　　　　　　　　　B. 立即行修补术
     C. 耻骨上造瘘　　　　　　　　　　D. 预防性应用抗生素
     E. 检查明确诊断

【B1 型题】

（14~16 题共用备选答案）
     A. POP-Q 0 度　　　　　　　　　　B. POP-Q Ⅰ度
     C. POP-Q Ⅱ度　　　　　　　　　　D. POP-Q Ⅲ度
     E. POP-Q Ⅳ度

14. 屏气下宫颈外口降至处女膜缘,诊断为子宫脱垂
15. 非屏气下宫颈外口在处女膜,屏气下降至处女膜缘外 2cm,诊断为子宫脱垂
16. 宫颈及部分宫体脱出阴道口,诊断为子宫脱垂

（17~19 题共用备选答案）
     A. 亚甲蓝试验
     B. 膀胱镜检查
     C. 输尿管镜检查
     D. 静脉肾盂造影或 CTU（CT 尿路重建成像）
     E. 肾图

17. 为鉴别膀胱阴道瘘和输尿管阴道瘘,选择
18. 为了解膀胱瘘孔位置和数目及输尿管阴道瘘位于何侧,选择
19. 反复泌尿系统感染,超声疑有膀胱内占位,选择

二、简答题

1. 简述女性盆底支持结构的三个腔室和三个水平是什么。
2. 简述压力性尿失禁的分型有哪些。
3. 简述压力性尿失禁的主观分度是什么。
4. 导致子宫脱垂的原因有哪些?
5. 简述盆腔器官脱垂妇科检查时的要点和注意事项有哪些。
6. 子宫脱垂的手术治疗有哪几种?
7. 简述盆腔脏器脱垂的非手术治疗方法和指征有哪些。
8. 简述子宫托的应用指征和注意事项有哪些。
9. 简述压力性尿失禁的常用手术方法有哪些。
10. 导致泌尿生殖瘘的原因主要有哪些?
11. 发现尿瘘何时进行手术治疗最合适?
12. 简述生殖道瘘的预防措施有哪些。
13. 试述粪瘘的手术原则有哪些。

参考答案

一、选择题

【A1 型题】

1. B　　2. C　　3. D　　4. C　　5. A　　6. E

【A2 型题】

7. B

【A3/A4 型题】

8. C　　9. C　　10. D　　11. A　　12. E　　13. B

【B1 型题】

14. C　　15. D　　16. D　　17. A　　18. D　　19. B

二、简答题

1. 简述女性盆底支持结构的三个腔室和三个水平是什么。

答:现代解剖学对盆底结构的描述日趋细致,"腔室理论"是代表,其要点如下:在垂直方向上将盆底分为前、中、后三个腔室,前腔室包括阴道前壁、膀胱、尿道;中腔室包括阴道顶部、子宫;后腔室包括阴道后壁、直肠。由此将脱垂量化到各个腔室。在水平方向上,DeLancey 于 1994 年提出了盆底支持结构三个水平的理论:水平 1 为上层支持结构(子宫主韧带-子宫骶韧带复合体);水平 2 为旁侧支持结构(肛提肌群及膀胱、直肠阴道筋膜);水平 3 为远端支持结构(会阴体及括约肌)。

2. 简述压力性尿失禁的分型有哪些。

答:压力性尿失禁分为两型。90% 以上为解剖型压力性尿失禁,由妊娠与阴道分娩损伤、绝经后雌激素水平降低等造成的盆底组织松弛引起。不足 10% 的患者为尿道内括约肌障碍型,为先天发育异常所致。

3. 简述压力性尿失禁的主观分度是什么。

答:Ⅰ度:只发生在剧烈腹压下,如咳嗽、打喷嚏或慢跑。Ⅱ度:发生在中度腹压下,如快速运动或上下楼梯。Ⅲ度:发生在轻度腹压下,如患者在仰卧位时可控制尿液,但站立位发生不自主漏尿。

4. 导致子宫脱垂的原因有哪些?

答:①妊娠、分娩,特别是产钳或胎吸下困难的阴道分娩,盆腔筋膜、韧带和肌肉、神经可能因过度牵拉、压迫而发生损伤。若产后过早参加体力劳动,特别是重体力劳动,将影响盆底组织张力的恢复而发生盆腔器官脱垂。②随着年龄的增长,特别是绝经后出现的支持结构的萎缩,在盆底松弛的发生或发展中也具有重要作用。③慢性咳嗽、腹腔积液、腹型肥胖、持续负重或便秘可造成腹腔内压力增加,导致盆腔器官脱垂。④先天性或医源性因素。

5. 简述盆腔器官脱垂妇科检查时的要点和注意事项有哪些。

答:妇科检查前,应嘱咐患者向下屏气判断脱垂的最重程度,并予以分度。同时注意有无溃疡存在,及其部位、大小、深浅、有无感染等。嘱患者在膀胱充盈时咳嗽,观察有无溢尿情况,即压力性尿失禁情况。注意子宫颈的长短,行子宫颈细胞学检查。若为重症子宫脱垂,可触摸子宫大小,将脱出的子宫还纳,行双合诊检查子宫两侧有无包块。应用单叶窥器可辅助阴道全面检查,压住阴道前壁时嘱患者向下用力,可显示肠疝和直肠膨出。妇科检查还应注意盆底肌肉组织的检查,主要了解肛提肌的肌力和生殖裂隙宽度。若有大便失禁,肛门指诊时还应注意肛门括约肌功能。

6. 子宫脱垂的手术治疗有哪几种?

答:对脱垂超出处女膜的有症状的患者可考虑手术治疗。根据患者不同年龄、生育要求及全身健康状况,治疗应个体化。阴道封闭术分阴道半封闭术(又称 LeFort 手术)和阴道全封闭术,适用于年老体弱不能耐受较大手术者。针对较年轻患者通常采用重建类手术,重点是采用外科手术方法来矫正脱垂的器官,旨在恢复正常解剖结构,子宫可以切除或保留。手术可经阴道或经腹腔镜或开腹完成,目前应用较多的是子宫/阴道骶骨固定术、骶棘韧带固定术、子宫骶韧带悬吊术。对于年轻子宫颈延长的子宫脱垂患者可行曼彻斯特手术(Manchester 手术):包括阴道前后壁修补、主韧带缩短及子宫颈部分切除术。

7. 简述盆腔脏器脱垂的非手术治疗方法和指征有哪些。

答:非手术治疗方法包括生活方式干预、盆底肌肉(肛提肌)锻炼和子宫托治疗,通常用于POP-Q Ⅰ~Ⅱ度有症状的患者,也适用于希望保留生育功能、不能耐受手术治疗或者不愿意手术治疗的重度(POP-Q Ⅲ~Ⅳ度)患者。

8. 简述子宫托的应用指征和注意事项有哪些。

答:子宫托是一种支持子宫和阴道壁并使其维持在阴道内而不脱出的支撑装置,分为支撑型和填充型,是盆腔器官脱垂的一线治疗方法,对所有脱垂患者都应该首先推荐的方法。全身状况不适宜做手术、妊娠期和产后、膨出面溃疡手术前需要先促进溃疡面的愈合的患者尤其适用于子宫托。子宫托可能造成阴道刺激和溃疡,应间断性地取出、清洗并重新放置,以免造成瘘的形成、嵌顿和感染等严重后果。

9. 简述压力性尿失禁的常用手术方法有哪些。

答:压力性尿失禁的手术有多种,目前世界上公认的最有效手术方法是耻骨后膀胱尿道悬吊术和阴道无张力尿道中段悬吊带术。前者是经腹膜外(Retzius 间隙)将膀胱颈和近端尿道两侧的筋膜缝合至耻骨联合(Marshall Marchetti Krantz 手术)或 Cooper 韧带(Burch 手术),以提高膀胱尿道连接处的角度,后者采用自身筋膜或不可吸收合成材料行尿道中段吊带,更加微创,临床上应用最多。

10. 导致泌尿生殖瘘的原因主要有哪些?

答:导致泌尿生殖瘘的原因很多,以分娩时产伤造成尿瘘最常见,分为坏死型(产程过长致阴道前壁膀胱、尿道受压过久缺血坏死)和创伤型(产科助产手术,如产钳分娩直接损伤)两种类型。其次是妇科手术时误伤膀胱、输尿管或输尿管末端游离过度所致。其他原因包括外伤、放射治疗后、膀胱结核、晚期生殖泌尿道肿瘤、子宫托放置不当、局部药物注射治疗等。

11. 发现尿瘘何时进行手术治疗最合适?

答:手术治疗要注意时间的选择。直接损伤的尿瘘应尽早手术修补;其他原因所致尿瘘应等待 3 个月,待组织水肿消退、局部血液供应恢复正常再行手术;瘘修补失败后至少应等待 3 个月后再次手术。由于放疗所致的尿瘘可能需要更长的时间形成结痂,因此有学者推荐 12 个月后再修补。手术后的瘘孔,需要等待数周,待病灶周围炎症反应消退,瘢痕软化并有良好的血供后方可修补。该段时间内需要进行抗泌尿系统感染治疗,对绝经后患者可补充雌激素治疗。

12. 简述生殖道瘘的预防措施有哪些。

答:提高产科质量,预防产科因素所致的生殖道瘘是关键,分娩时注意保护会阴,防止会阴Ⅳ度裂伤发生。会阴缝合后常规进行肛门指诊,发现有缝线穿透直肠黏膜,应立即拆除重新缝合。疑有膀胱损伤者,留置导尿管,保证膀胱空虚,有利于膀胱受压部位血液循环恢复,预防尿瘘发生。妇科手术时,对盆腔粘连严重、恶性肿瘤有广泛浸润等估计手术困难时,术前放入输尿管导管,使术中易于辨认。即使是容易进行的全子宫切除术,术中也须明确解剖关系后再行手术操作。术中发现输尿管或膀胱损伤,必须及时修补。使用子宫托须定期取出。子宫颈癌进行放射治疗时注意阴道内放射源的安放和固定,放射剂量不能过大。

13. 试述粪瘘的手术原则有哪些。

答:手术损伤造成粪瘘者应术中立即修补,手术方式的选择主要根据瘘管形成的原因,位置与大小,是否存在多个瘘管,以及医师的手术经验和技巧。瘘修补术主要是切除瘘管,游离周围组织后进行多层缝合。高位巨大直肠阴道瘘合并尿瘘者、前次手术失败阴道瘢痕严重者,应先行暂时性乙状结肠造瘘,之后再行修补手术。压迫坏死性粪瘘,应等待 3~6 个月后再行手术修补。术前严格肠道准备,同时口服肠道抗菌药物。术后给予静脉高营养,同时口服肠蠕动抑制药物。5~7 日后逐渐从进水过渡饮食。保持会阴清洁。

（邓　姗）

第二十四章 | 外阴及阴道肿瘤

学习重点难点

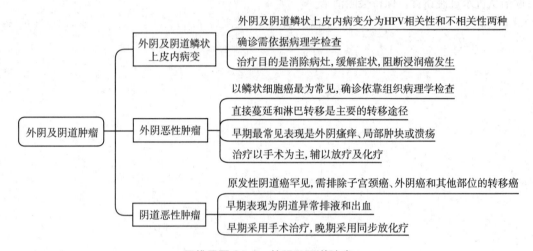

思维导图 24-1 外阴及阴道肿瘤

习题

一、选择题

【A1 型题】

1. 外阴鳞状上皮内病变最可能的病因是
   A. 高危型 HPV 感染
   B. 外阴性传播疾病
   C. 高龄
   D. 种族
   E. 免疫抑制

2. 阴道鳞状上皮内病变的病理特征为
   A. 淋巴细胞和浆细胞浸润
   B. 鳞状上皮增生
   C. 有角化珠和细胞间桥
   D. 上皮层内细胞有不同程度的增生伴核异型、核分裂增加,排列紊乱
   E. 常有淋巴管和神经周围的侵犯

3. 诊断外阴癌,最准确的诊断依据是
   A. 外阴瘙痒
   B. 外阴肿块
   C. 组织病理学
   D. 外阴细胞学刮片
   E. 全身 PET/CT

4. 外阴癌手术后标本经组织病理学确诊,病变侵犯至会阴邻近结构(下1/3阴道),但淋巴结转移阴性。按FIGO(2021年手术病理分期)分期标准,它属于

  A. Ⅰ期   B. Ⅱ期   C. ⅢA期

  D. ⅢB期   E. Ⅳ期

5. 可以有效预防外阴癌的方法是

  A. 定期行子宫颈/阴道细胞学筛查

  B. 接种HPV疫苗

  C. 体育锻炼

  D. 规律作息

  E. 外阴涂抹抗生素软膏

6. 阴道鳞状细胞癌预后最重要的因素是

  A. 患者年龄   B. 患者一般状态   C. 治疗方案的选择

  D. 疾病分期   E. 是否规律随访

【A3/A4型题】

(7~9题共用题干)

女性,68岁。外阴瘙痒、色素减退2年,发现外阴肿物1年余。查体:右侧腹股沟可扪及一约2cm×3cm大小淋巴结,质较硬,活动度差,但表面尚光滑。右侧大阴唇可见一约4cm×3cm大小菜花样肿物,表面有溃烂,触之易出血,活动度差,其余妇科检查未发现异常。

7. 根据患者临床表现及体征,最可能的诊断是

  A. 外阴乳头状瘤   B. 外阴黑色素瘤   C. 纤维瘤

  D. 外阴鳞状细胞癌   E. 外阴硬化性苔藓

8. 如果肿物活组织病理检查确诊上述疾病,行右侧腹股沟淋巴结病理检查证实转移且有囊外扩散,按FIGO 2021年手术病理分期,可能属于

  A. Ⅰ期   B. Ⅱ期   C. ⅢA期

  D. ⅢB期   E. ⅢC期

9. 如患者一般状态好,心肺功能正常,最合适的治疗是

  A. 手术治疗

  B. 放射治疗

  C. 化学治疗

  D. 切除腹股沟肿大淋巴结及外阴病灶后行放疗±同期化疗

  E. 靶向治疗

(10~12题共用题干)

女性,24岁。因外阴鳞状细胞癌在当地医院行外阴部分切除术,术后病理回报:外阴及阴蒂中低分化鳞癌,肿物大小5cm×2.5cm,浸润至真皮网状层,浸润深度5.5mm,未见明确神经及脉管侵犯,镜下一侧切缘干净,另一侧切缘及小灶基底切缘见肿瘤细胞。患者至上级医院就诊后,病理会诊结果同前。患者已生育两孩,无卵巢癌、乳腺癌家族史。

10. 患者完善影像学检查,提示:外阴软组织轻度水肿,双侧腹股沟区少许小淋巴结,余未见异常。根据患者目前情况,以下最合适的治疗方案是

  A. 外阴根治性局部切除术+双侧腹股沟淋巴结切除术

  B. 放射治疗

    C. 化学治疗

    D. 靶向治疗

    E. 免疫治疗

11. 患者(左侧腹股沟)淋巴结(1/9)转移癌,最大径为 4mm,无囊外扩散。需行放射治疗,为保护患者卵巢功能,以下合适的措施是

    A. 放疗前注射促性腺激素释放激素

    B. 放疗前行卵巢移位术

    C. 放疗前行卵巢组织冷冻

    D. 放疗过程中注射细胞保护剂

    E. 放疗后局部涂抹雌激素

12. 患者治疗后定期进行随访过程中,发现外阴有一约 1cm×0.5cm 的赘生物,以下最重要的检查是

    A. 细胞学检查   B. HPV 检查

    C. 活组织病理检查   D. 血清鳞状细胞癌抗原

    E. 影像学检查

【B1 型题】

(13~14 题共用备选答案)

    A. 手术治疗   B. 放射治疗

    C. 化学治疗   D. 同期放化疗

    E. 免疫治疗

13. 外阴恶性黑色素瘤的主要全身治疗方法

14. 外阴鳞状细胞癌不可切除时的治疗方法

二、简答题

1. 简述外阴鳞状细胞癌的常见症状及体征有哪些。

2. 简述外阴鳞状细胞癌的治疗原则有哪些。

参考答案

一、选择题

【A1 型题】

1. A   2. D   3. C   4. B   5. B   6. D

【A3/A4 型题】

7. D   8. E   9. D   10. A   11. B   12. C

【B1 型题】

13. E   14. D

二、简答题

1. 简述外阴鳞状细胞癌的常见症状及体征有哪些。

答:(1)症状:早期可以无症状,有症状者最常见的是外阴瘙痒、局部肿块或溃疡,合并感染或较晚期癌可出现疼痛、渗液和出血。

(2)体征:癌灶以大阴唇最多见,其次为小阴唇、阴蒂、会阴、尿道外口、肛门周围等。若已转移

至腹股沟淋巴结,可扪及增大、质硬、活动或固定的淋巴结。

2. 简述外阴鳞状细胞癌的治疗原则有哪些。

答:外阴鳞状细胞癌早期以手术为主,局部晚期为手术结合放化疗,晚期、转移肿瘤为姑息、对症及支持治疗。对早期患者在不影响预后的前提下,尽量缩小手术范围,最大限度保留外阴的正常结构,以提高生活质量。

(王丽娟)

第二十五章 | 子宫颈肿瘤

学习重点难点

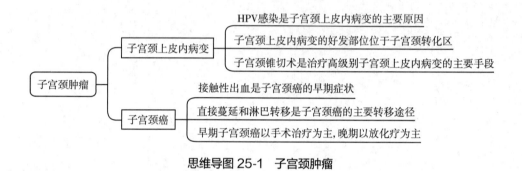

思维导图 25-1 子宫颈肿瘤

习题

一、选择题

【A1 型题】

1. 子宫颈癌前病变是
   A. 子宫颈柱状上皮异位
   B. 子宫颈低级别鳞状上皮内病变
   C. 子宫颈鳞状上皮化生
   D. 子宫颈鳞状上皮化
   E. 子宫颈高级别鳞状上皮内病变

2. 30 岁以上女性子宫颈癌筛查推荐的初筛方法是
   A. 子宫颈刮片细胞学检查
   B. 子宫颈醋酸试验
   C. 高危型 HPV 核酸检测
   D. 阴道镜检查
   E. 子宫颈细胞学检查联合高危型 HPV 检测

3. 关于 HPV 和子宫颈癌的关系, 正确的是
   A. 大多数 HPV 型别和子宫颈癌密切相关
   B. 约 70% 的子宫颈癌和 HPV16、18 型感染相关
   C. HPV 检测可用于所有女性的筛查
   D. 高危型 HPV 检测可用于诊断子宫颈癌
   E. 高危型 HPV 检测可完全替代子宫颈刮片细胞学检查

4. 关于子宫颈刮片细胞学检查,正确的是
   A. 目前多推荐采用 TBS 分类法
   B. 能区分原位癌和微小浸润癌
   C. 细胞阳性率与临床分期密切相关
   D. 可用阴道镜取代
   E. 可用 HPV 检测取代

5. 子宫颈鳞癌巨检的类型**不包括**
   A. 外生型
   B. 溃疡型
   C. 鳞腺癌型
   D. 内生型
   E. 颈管型

6. 关于子宫颈微小浸润癌的特征,正确的是
   A. 好发部位为子宫颈鳞状上皮区域内
   B. 病变局限于上皮层内,基底膜未穿透
   C. 属于子宫颈高级别鳞状上皮内病变
   D. 病变突破基底膜,浸润间质,多为小滴状、锯齿状癌细胞团
   E. 多数伴有淋巴转移

7. 关于子宫颈癌 2018 FIGO 临床分期,正确的是
   A. 癌扩展至盆壁时属于ⅢB 期
   B. 癌侵及宫旁属于ⅡA 期
   C. 多数ⅠA 期靠肉眼即可诊断
   D. 癌使肾功能丧失时属于ⅡB 期
   E. 膀胱黏膜有癌浸润属于ⅢC 期

8. 子宫颈癌累及阴道下 1/3,但未达骨盆壁,且肾功能未受累,按 2018 FIGO 的临床分期,应属于
   A. ⅠB 期
   B. ⅡA 期
   C. ⅡB 期
   D. ⅢA 期
   E. ⅢB 期

9. 无生育要求的子宫颈原位腺癌,最佳处理是
   A. 首选放射治疗
   B. 子宫颈锥切术
   C. 暂时观察
   D. 全子宫切除术
   E. 广泛性子宫切除术及盆腔淋巴结切除术

10. 子宫颈癌筛查效果最佳的方法是
    A. 子宫颈刮片细胞学检查
    B. 子宫颈碘试验
    C. 高危型 HPV-DNA 检测
    D. 阴道镜检查
    E. 子宫颈细胞学检查联合高危型 HPV-DNA 检测

11. 子宫颈癌最主要的转移途径是
    A. 直接蔓延和血行转移
    B. 淋巴转移和播散种植
    C. 血行转移和淋巴转移
    D. 播散种植和直接蔓延
    E. 淋巴转移和直接蔓延

12. 子宫颈癌淋巴转移首先侵犯
    A. 左锁骨上淋巴结
    B. 腹股沟浅淋巴结
    C. 腹股沟深淋巴结
    D. 盆腔淋巴结
    E. 腹主动脉旁淋巴结

13. 子宫颈癌淋巴转移二级组包括

    A. 腹主动脉旁淋巴结   B. 骶前淋巴结

    C. 髂总淋巴结   D. 髂外淋巴结

    E. 闭孔淋巴结

【A2 型题】

14. 女性,32 岁。已婚已育,无接触性出血等不适,来妇科门诊要求行子宫颈癌筛查。最合适的是

    A. 宫腔镜检查   B. 碘试验

    C. 阴道镜检查   D. 子宫颈活组织检查

    E. 子宫颈脱落细胞高危型 HPV 检测

15. 女性,52 岁。绝经 3 年,接触性阴道流血半年。细胞学检查结果为 LSIL,阴道镜检查不满意,子宫颈管搔刮及子宫颈活检病理结果均不能排除 HSIL。下一步最恰当的处理是

    A. 1 年后复查子宫颈细胞学检查   B. 补充高危型 HPV 检测

    C. 再次阴道镜检查   D. 子宫颈诊断性锥切术

    E. 继续观察

16. 女性,43 岁。子宫颈细胞学检查为 HSIL,HPV16 型阳性,阴道镜下子宫颈活检病理结果为 HSIL,局灶不排除微小浸润癌。接下来最合适的处理是

    A. 随访

    B. 再次阴道镜检查,必要时活检

    C. 子宫颈锥切术

    D. 全子宫切除术

    E. 广泛性子宫颈切除加盆腔淋巴结切除术

17. 女性,35 岁。妊娠 30 周,子宫颈细胞学检查结果为 HSIL,高危型 HPV 阳性,阴道镜检查和活检为低级别鳞状上皮内病变。最合适的处理是

    A. 高危型 HPV 分型检测   B. 再次阴道镜检查

    C. 子宫颈活组织检查   D. 子宫颈锥切术

    E. 随访观察,产后复查处理

18. 女性,32 岁。已婚已育,无性生活后出血等不适,来妇科门诊要求行子宫颈癌筛查。最合适的检查是

    A. 影像学检查

    B. 宫腔镜检查

    C. 阴道镜检查

    D. 子宫颈和子宫颈管活组织检查

    E. 子宫颈细胞学检查联合高危型 HPV 检测

19. 女性,57 岁。绝经 5 年,性生活后出血半年余。多次子宫颈细胞学检查结果均为 HSIL,阴道镜检查不满意,且子宫颈活检阴性。最恰当的处理是

    A. 半年后复查子宫颈细胞学检查   B. 子宫颈锥切术

    C. 宫腔镜检查   D. 补充高危型 HPV 检测

    E. 继续观察

20. 女性,52 岁。接触性阴道流血半年,近三个月出现尿频、尿急、便秘等症状。妇科检查提示宫颈重度糜烂,碘试验不着色,子宫正常大小,双侧附件(–)。宫颈活检为 "鳞状上皮癌",临床治疗首选

A. 同期放化疗

B. 全子宫切除术

C. 子宫颈锥切术

D. 激素治疗

E. 广泛全子宫切除加盆腔淋巴结切除术

21. 女性,23 岁。接触性阴道流血 1 个月。已婚未育。妇科检查:子宫颈前唇 1cm 菜花样赘生物,子宫大小正常,活动度好,阴道穹隆及宫旁组织均未及异常。子宫颈活检为鳞状细胞癌。合适的治疗方法是

A. 子宫颈锥切术

B. 全子宫+双侧附件切除术

C. 广泛性子宫切除术及盆腔淋巴结切除术

D. 广泛性子宫颈切除术及盆腔淋巴结评估和选择腹主动脉旁淋巴结切除术

E. 根治性放化疗

【A3/A4 型题】

(22~23 题共用题干)

女性,54 岁。绝经 9 年,白带有血丝 1 周。妇科检查:子宫颈光滑、萎缩。子宫萎缩,双侧附件区未触及异常。经阴道超声提示子宫内膜厚度双层 3mm。

22. 首先推荐的辅助检查手段是

A. 阴道镜检查

B. 子宫颈多点活组织检查

C. 盆腔 MRI 检查

D. 子宫颈刮片细胞学检查及高危型 HPV 检测

E. 分段诊刮病理检查

23. 如果 TCT 为 ASC-H,HPV 阳性,下一步处理应是

A. 阴道镜检查　　　　　　B. 盆腔 CT 检查　　　　　　C. 宫腔镜检查

D. 直接子宫颈组织活检　　E. 血 CA125 检测

(24~25 题共用题干)

女性,22 岁。接触性阴道流血 2 月余。白带无异常。妇科检查:阴道壁无充血,少量白色分泌物,子宫颈糜烂样改变,无脓性分泌物附着,触之易出血。子宫大小正常,宫旁无增厚及结节,双侧附件区未扪及肿块,无压痛。

24. 首先应考虑的诊断是

A. 子宫颈柱状上皮异位　　B. 急性子宫颈炎　　　　　　C. 子宫颈上皮内病变

D. 子宫颈结核　　　　　　E. 慢性子宫颈炎

25. 本例首先需进行的检查是

A. 子宫颈活检　　　　　　　　　　B. 超声检查

C. 子宫颈脱落细胞学检查　　　　　D. 阴道镜检查

E. 子宫颈醋酸白试验

(26~27 题共用题干)

女性,50 岁。不规则阴道流血及流液半年。查体子宫颈有一直径约 4cm 菜花样赘生物,触之出血活跃,子宫前位稍大,左宫旁明显结节状,未达盆壁,附件区未触及肿物。

26. 为确诊首选的辅助检查方法是
    A. 子宫颈刮片细胞学检查   B. 子宫颈碘试验   C. 阴道镜检查
    D. 子宫颈赘生物活组织检查   E. 子宫颈锥切术

27. 若子宫颈赘生物活检提示"鳞状细胞癌"，该患者首选治疗方式是
    A. 子宫颈激光治疗
    B. 子宫颈锥切术
    C. 子宫全切除术
    D. 放射治疗
    E. 广泛性子宫切除及盆腔淋巴结切除术

（28~31 题共用题干）

女性,50 岁。接触性阴道流血 2 月余。白带有恶臭。妇科检查:阴道无异常,子宫颈前唇有质脆赘生物,最大径线 2cm,触之易出血。子宫大小正常,子宫旁无增厚及结节,附件区未扪及异常。

28. 本例最可能的诊断应是
    A. 子宫颈息肉   B. 子宫颈结核   C. 子宫颈癌
    D. 绒毛膜癌转移到子宫颈   E. 子宫内膜癌

29. 最可靠的确诊方法是
    A. 子宫颈刮片细胞学检查   B. 子宫颈碘试验   C. 阴道镜检查
    D. 子宫颈活组织检查   E. 子宫内膜活组织检查

30. 其 2018 FIGO 临床分期为
    A. ⅠA2 期   B. ⅠB1 期   C. ⅠB2 期
    D. ⅡA1 期   E. ⅡB 期

31. 本例最恰当的治疗方法应是
    A. 子宫颈锥切术
    B. 放射治疗后全子宫切除术
    C. 化疗后全子宫切除术
    D. 广泛宫颈切除术加盆腔淋巴结切除术
    E. 广泛性子宫切除术加盆腔淋巴结切除术

（32~35 题共用题干）

女,57 岁。接触性阴道流血4个月。妇科检查:宫颈下唇可见菜花样肿物,大小3.5 cm × 2.5 cm,阴道左后侧穹隆部可触及界限不清的质硬结节。

32. 该患者阴道部位病灶最可能是
    A. 淋巴转移   B. 直接蔓延   C. 血行转移
    D. 种植转移   E. 阴道原发

33. 最可靠的确诊方法是
    A. 子宫颈碘试验   B. 阴道 B 型超声检查   C. 阴道镜检查
    D. 分段刮宫   E. 子宫颈活组织检查

34. 若患者活检提示"鳞状细胞癌",同时胸部 CT 提示两肺多发结节影,其按照 2018 FIGO 临床分期为
    A. ⅡA 期   B. ⅡB 期   C. ⅢA 期
    D. ⅢB 期   E. Ⅳ期

35. 确诊后最恰当的治疗应是
    A. 全子宫切除术
    B. 次全子宫切除术
    C. 同期放化疗
    D. 广泛性子宫切除术+盆腔淋巴结切除术
    E. 改良广泛性子宫切除术+盆腔淋巴结切除术

【B1 型题】

（36~37 题共用备选答案）
    A. 分段诊刮活组织检查
    B. 子宫颈活组织检查
    C. 子宫颈刮片细胞学检查及高危型 HPV 检测
    D. 吸取子宫腔分泌物细胞学检查
    E. 阴道镜检查,可疑部位活检

36. 女性,54 岁,绝经 5 年,阴道血性分泌物 4 个月。妇科检查子宫颈光滑,超声提示子宫内膜单层 2mm,需首先选择

37. 女性,46 岁,月经周期规律,接触性出血 1 个月。妇科检查见子宫颈一直径 2cm 的赘生物,确诊需选择

（38~39 题共用备选答案）
    A. 子宫颈碘试验
    B. 阴道镜检查,必要时活组织检查
    C. 子宫颈脱落细胞高危型 HPV 检测
    D. 子宫颈及子宫颈管活组织检查
    E. 子宫颈锥切术

38. 子宫颈癌首先推荐的筛查方法是

39. 确诊子宫颈上皮内病变最可靠的方法是

（40~42 题共用备选答案）
    A. 子宫颈刮片细胞学检查
    B. 阴道镜检查
    C. 子宫颈碘试验
    D. 子宫颈及子宫颈管活组织检查
    E. 子宫颈锥切术

40. 子宫颈癌最常用的筛查方法是

41. 确诊子宫颈癌最可靠的方法是

42. 确诊ⅠA 期子宫颈癌的可靠方法是

（43~47 题共用备选答案）
    A. 子宫颈癌ⅠA1 期　　　　B. 子宫颈癌ⅠA2 期　　　C. 子宫颈癌ⅠB1 期
    D. 子宫颈癌ⅡA1 期　　　　E. 子宫颈癌ⅡB 期

43. 子宫颈癌侵犯宫旁,但未达盆壁,为

44. 子宫颈微小浸润癌,浸润间质深度 4mm,宽度≤5mm,为

45. 子宫颈浸润癌,浸润间质深度 6mm,最大径线 2cm,为

46. 子宫颈癌病灶直径 4cm,侵犯阴道上 1/3 段,为

47. 子宫颈微小浸润癌,浸润间质深度≤3mm,宽度≤7mm,为

（48~50 题共用备选答案）

  A. 筋膜内全子宫切除术

  B. 筋膜外全子宫切除术

  C. 全子宫、双侧附件及大网膜切除术

  D. 广泛性子宫切除术及盆腔淋巴结切除术

  E. 同步放化疗

48. 治疗 50 岁的ⅠA1 期、无淋巴脉管间隙浸润子宫颈癌应选择

49. 治疗子宫颈癌ⅡB 期应选择

50. 治疗无生育要求的子宫颈癌ⅠB1 期应选择

二、简答题

1. 简述子宫颈上皮内病变的概念是什么。

2. 简述子宫颈上皮内病变的病因有哪些。

3. 如何进行子宫颈癌筛查?

4. 简述子宫颈上皮内病变的处理原则有哪些。

5. 简述子宫颈癌的主要病因及高危因素有哪些。

6. 子宫颈癌包括哪些主要病理类型?

7. 子宫颈癌肉眼观可分为哪些类型?

8. 简述子宫颈鳞状细胞癌的镜下分型有哪些。

9. 子宫颈腺癌显微镜下观察可分为哪些类型?

10. 简述子宫颈癌的转移途径有哪些。

11. 简述子宫颈癌 FIGO 临床分期中的Ⅰ期是什么。

12. 简述子宫颈癌 FIGO 临床分期中的Ⅱ期是什么。

13. 简述子宫颈癌 FIGO 临床分期中的Ⅲ期是什么。

14. 简述子宫颈癌 FIGO 临床分期中的Ⅳ期是什么。

15. 简述子宫颈癌的早期和晚期临床表现有哪些。

16. 诊断子宫颈癌有哪些辅助检查方法?

17. 简述子宫颈病变的"三阶梯式"诊断程序是什么。

18. 简述子宫颈癌的治疗原则以及各类疗法的主要适用范围有哪些。

19. 简述子宫颈癌的三级预防策略是什么。

20. 简述子宫颈癌合并妊娠的处理原则是什么。

参考答案

一、选择题

【A1 型题】

1. E 2. E 3. B 4. A 5. C 6. D 7. A 8. D 9. D 10. E

11. E 12. D 13. A

【A2 型题】

14. E 　 15. D 　 16. C 　 17. E 　 18. E 　 19. B 　 20. A 　 21. D

【A3/A4 型题】

22. D 　 23. A 　 24. C 　 25. C 　 26. D 　 27. D 　 28. C 　 29. D 　 30. B 　 31. E

32. B 　 33. E 　 34. E 　 35. C

【B1 型题】

36. C 　 37. E 　 38. C 　 39. B 　 40. A 　 41. D 　 42. E 　 43. E 　 44. B 　 45. C

46. D 　 47. A 　 48. B 　 49. E 　 50. D

二、简答题

1. 简述子宫颈上皮内病变的概念是什么。

答:子宫颈上皮内病变是与子宫颈浸润癌密切相关的一组子宫颈病变,包括经组织学确认的子宫颈鳞状上皮内病变和腺上皮内病变,是子宫颈癌的前驱病变。发病高峰年龄为 30~49 岁,但 15% 的患者年龄<35 岁。

2. 简述子宫颈上皮内病变的病因有哪些。

答:高危型 HPV 持续感染是所有子宫颈鳞状上皮内病变及大部分腺上皮内病变的重要致病因素。发病相关的高危因素有:多个性伴侣、过早开始性生活(<16 岁)、多产、性传播疾病、免疫功能低下或抑制、吸烟、口服避孕药和营养不良。

3. 如何进行子宫颈癌筛查?

答:对有性生活史的适龄女性开展子宫颈癌筛查是发现子宫颈上皮内病变和早期子宫颈浸润癌的有效手段。主要的筛查方法包括子宫颈脱落细胞 HPV 核酸检测和细胞学检查。HPV 检测特指对 13 种(HPV16、18、31、33、35、39、45、51、52、56、58、59、68)或 14 种(增加 HPV66)高危型 HPV 进行的核酸检测,可以是不分型或 16、18 部分分型检测,是≥25 岁健康女性首选的子宫颈癌初筛方法,具有灵敏度高的优势,但特异度低。子宫颈细胞学检查是最早用于子宫颈癌筛查的方法,根据制片技术分为巴氏涂片细胞学检查法和液基细胞学检查法。细胞学检查特异度高,>90%,可以评估即时风险,但灵敏度较低,有漏诊高级别病变的风险。不作为≥25 岁女性优先推荐的初筛方法,用于<25 岁女性的初筛,也可单独或与 HPV 检测联合用于≥25 岁女性的筛查。

较少应用的有醋酸试验和复方碘溶液的检查,灵敏度和特异度均不高,用于医疗资源匮乏地区。

4. 简述子宫颈上皮内病变的处理原则有哪些。

答:CIN1 大部分可自然消退,少部分持续;CIN2 有 50% 的消退率,进展只有 18%,年轻女性消退率更高。因此 LSIL 无须治疗,进行临床观察,并根据细胞学检查结果分层管理。HSIL 根据病理分级和个人意愿及就诊医院的条件来选择治疗方式。推荐行子宫颈锥切术,包括子宫颈环形电切除术和冷刀锥切术。CIN2 患者若有生育需求,可采用间隔六个月的随访观察,如果随访期间诊断 CIN3 或 CIN2 持续两年,需行子宫颈切除性手术。经子宫颈切除性手术确诊、年龄较大、无生育要求、合并有其他妇科良性疾病手术指征的 HSIL 也可行全子宫切除术。

AIS 的病变常为多灶性、跳跃性,对活检确诊的 AIS 患者进行子宫颈诊断性锥切术排除浸润性腺癌后,首选治疗为全子宫切除术,若有生育需求,手术切缘阴性的患者可随访观察。

5. 简述子宫颈癌的主要病因及高危因素有哪些。

答:高危型 HPV 持续感染是子宫颈癌的主要病因,其他高危因素包括多个性伴侣、免疫功能低下或抑制、吸烟、口服避孕药和营养不良等。

6. 子宫颈癌包括哪些主要病理类型？

答：子宫颈鳞状细胞癌、腺癌、腺鳞癌和其他类型（如透明细胞癌等），其中鳞状细胞癌最为常见，其次为腺癌。

7. 子宫颈癌肉眼观可分为哪些类型？

答：①外生型：最常见，乳头状或菜花样，质脆易出血，常累及阴道；②内生型：子宫颈表面光滑或仅有轻度柱状上皮异位，常累及宫旁组织；③溃疡型：外生型或内生型癌组织继续发展合并感染坏死，脱落后形成溃疡或空洞；④颈管型：癌灶发生于子宫颈管内，易漏诊，常侵入子宫下段。

8. 简述子宫颈鳞状细胞癌的镜下分型有哪些。

答：①微小浸润癌：指在原位癌基础上镜检发现小滴状、锯齿状癌细胞团突破基底膜，浸润间质；②子宫颈浸润癌：指癌灶浸润间质范围已超出镜下微小浸润癌，多呈网状或团块状浸润间质。根据癌细胞分化程度可分为Ⅰ级（高分化）、Ⅱ级（中分化）、Ⅲ级（低分化）。

9. 子宫颈腺癌显微镜下观可分为哪些类型？

答：普通型、黏液型、胃型腺癌、透明细胞癌、中肾腺癌、子宫内膜样癌、非特异型腺癌。

10. 简述子宫颈癌的转移途径有哪些。

答：主要为直接蔓延和淋巴转移，血行转移少见。

11. 简述子宫颈癌 FIGO 临床分期中的Ⅰ期是什么。

答：癌灶局限在子宫颈（包括累及子宫体）。ⅠA 期：镜下方能诊断，分为ⅠA1 期（间质浸润深度≤3mm）和ⅠA2 期（3mm<间质浸润深度≤5mm）。ⅠB 期：分为ⅠB1 期（间质浸润深度>5mm，最大径线≤2cm）、ⅠB2 期（2cm<最大径线≤4cm）和ⅠB3 期（最大径线>4cm）。

12. 简述子宫颈癌 FIGO 临床分期中的Ⅱ期是什么。

答：癌灶已超出子宫，但未扩散到阴道下 1/3 或骨盆壁。ⅡA 期：癌灶限于阴道上 2/3，无宫旁受累，分为ⅡA1 期（最大径线≤4cm）和ⅡA2 期（最大径线>4cm）。ⅡB 期：有宫旁受累。

13. 简述子宫颈癌 FIGO 临床分期中的Ⅲ期是什么。

答：Ⅲ期，癌灶累及阴道下 1/3 和/或扩散到骨盆壁和/或导致肾盂积水或无功能肾和/或累及盆腔和/或主动脉旁淋巴结。ⅢA 期，累及阴道下 1/3，但未达骨盆壁；ⅢB 期，扩散到骨盆壁，和/或导致肾盂积水或无功能肾（除外已知其他原因）；ⅢC 期，不论肿瘤大小和扩散范围，分为ⅢC1 期（仅累及盆腔淋巴结）和ⅢC2 期（累及主动脉旁淋巴结）。

14. 简述子宫颈癌 FIGO 临床分期中的Ⅳ期是什么。

答：活检证实的癌灶浸润膀胱黏膜或直肠黏膜和/或超出真骨盆。分为ⅣA 期（侵犯邻近盆腔器官）、ⅣB 期（扩散到远处器官）。

15. 简述子宫颈癌的早期和晚期临床表现有哪些。

答：①早期：常无明显症状和体征，随病变发展可出现异常阴道流血、阴道排液。②晚期：根据癌灶累及范围可出现尿频、尿急、便秘、下肢肿痛、输尿管梗阻、肾盂积水、尿毒症等，还可有贫血、恶病质等全身衰竭症状。

16. 诊断子宫颈癌有哪些辅助检查方法？

答：①阴道镜检查；②子宫颈和子宫颈管活组织检查（确诊依据）；③子宫颈锥切术（诊断和治疗双重功能）；④影像学检查（确诊后评估病情）。

17. 简述子宫颈病变的"三阶梯式"诊断程序是什么。

答：①HPV 检测和子宫颈脱落细胞学检查；②提示异常时，应及时推荐阴道镜检查；③若病变外观呈明显赘生物或破溃，可直接进行活组织检查以明确诊断。

18. 简述子宫颈癌的治疗原则以及各类疗法的主要适用范围有哪些。

答：综合考虑临床分期、患者年龄、生育要求、全身情况、医技水平、设备条件等，综合考虑制订个性化方案。①手术治疗：主要用于ⅠA~ⅡA1期的早期患者；②根治性放射治疗：适用于部分ⅠB3期、ⅡA2期及ⅡA2以上分期的患者或评估不适宜手术者，也可对有中、高危因素的患者行术后辅助放疗；③化疗：主要包括术前新辅助化疗（缩小肿瘤以便手术切除）、术后同步放化疗（有高危因素的辅助治疗）、术后辅助化疗和姑息性治疗；④靶向治疗和免疫治疗。

19. 简述子宫颈癌的三级预防策略是什么。

答：①一级预防：推广HPV预防性疫苗接种；②二级预防：普及、规范子宫颈癌筛查，做到早期发现、早期诊断；③三级预防：建立和健全子宫颈疾病专科门诊体系，重视高危人群，加强筛查力度，早期治疗子宫颈上皮内病变。此外，还应加强卫生宣教，提倡健康生活方式。

20. 简述子宫颈癌合并妊娠的处理原则是什么。

答：妊娠22周前确诊，除ⅠA1期可观察外，均建议终止妊娠；妊娠22~28周确诊，ⅠB2期及以内的患者可先行化疗，待胎儿成熟后行子宫体部剖宫产术及子宫颈癌根治性切除手术，ⅠB3期及以上的患者一般不推荐延迟手术治疗；妊娠28周后确诊，可待胎儿成熟至34周行子宫体部剖宫产术及子宫颈癌根治性切除手术，晚期患者也可于剖宫产后行放、化疗。

（王新宇　李科珍）

第二十六章 ｜ 子宫体肿瘤

学习重点难点

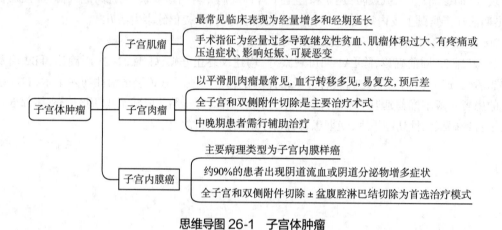

思维导图 26-1 子宫体肿瘤

习题

一、选择题

【A1 型题】

1. 女性生殖器官最常见的良性肿瘤是
   A. 外阴乳头瘤   B. 子宫肌瘤   C. 卵巢纤维瘤
   D. 卵巢畸胎瘤   E. 卵巢浆液性囊腺瘤

2. 关于子宫肌瘤的描述,**错误**的是
   A. 多见于生育期女性   B. 子宫体肌瘤约占 90%
   C. 浆膜下肌瘤常无经量增多症状   D. 子宫肌瘤常为多发性
   E. 所有子宫肌瘤均应行手术切除防止恶变

3. 关于子宫肌瘤发病相关因素的描述,正确的是
   A. 子宫肌瘤发病机制明确   B. 子宫肌瘤与雌激素无关
   C. 子宫肌瘤与孕激素相关   D. 子宫肌瘤与基因突变无关
   E. 子宫肌瘤发病无种族差异

4. 最常见的子宫肌瘤类型是
   A. 肌壁间肌瘤   B. 浆膜下肌瘤
   C. 黏膜下肌瘤   D. 子宫颈肌瘤
   E. 阔韧带肌瘤

5. 关于子宫肌瘤的病理,描述**错误**的是
   A. 由平滑肌和结缔组织组成
   B. 多为实质性球形包块
   C. 边界不清,不易剥出
   D. 质地通常较子宫肌层硬
   E. 核分裂象少见

6. 最常见的子宫肌瘤变性是
   A. 玻璃样变
   B. 囊性变
   C. 红色变性
   D. 钙化
   E. 肉瘤变

7. 较大的子宫肌壁间肌瘤合并妊娠,出现发热伴腹痛,可能是肌瘤发生
   A. 玻璃样变
   B. 囊性变
   C. 红色变性
   D. 钙化
   E. 肉瘤变

8. 子宫肌瘤最常见的临床表现为
   A. 经量增多及经期延长
   B. 下腹包块
   C. 阴道分泌物增多
   D. 压迫症状
   E. 不孕

9. 子宫肌瘤与月经量增多关系最密切的是
   A. 患者年龄
   B. 肌瘤大小
   C. 肌瘤数目
   D. 肌瘤生长部位
   E. 肌瘤变性

10. 关于子宫肌瘤的临床表现,描述**错误**的是
    A. 多无明显症状,仅在体检时发现
    B. 最常见临床表现为压迫症状
    C. 症状与子宫肌瘤部位、大小、数目和有无变性相关
    D. 浆膜下肌瘤蒂扭转可有急性腹痛
    E. 子宫颈肌瘤可引起排尿困难、尿潴留

11. 关于子宫黏膜下肌瘤,描述**错误**的是
    A. 通常表现为经量增多、经期延长
    B. 坏死感染可出现阴道不规则流血
    C. 由子宫腔向外排出时可引起腹痛
    D. I型子宫黏膜下肌瘤可行宫腔镜下子宫肌瘤切除术
    E. 为导致不孕的主要原因

12. 子宫黏膜下肌瘤的主要治疗方式是
    A. 随访观察
    B. 药物治疗
    C. 宫腔镜下子宫黏膜下肌瘤切除术
    D. 腹腔镜下子宫黏膜下肌瘤切除术
    E. 全子宫切除术

13. 关于子宫肌瘤手术治疗适应证,**错误**的是
    A. 月经过多致继发贫血
    B. 子宫肌瘤体积过大
    C. 有疼痛或压迫症状
    D. 子宫肌瘤影响妊娠
    E. 无生育要求为防肌瘤恶变

14. 关于子宫内膜癌的描述正确的是
    A. 40~50岁妇女居多
    B. 主要症状是不规则阴道流血
    C. 子宫腔冲洗液查癌细胞是有效的诊断方法

D. 单纯放射治疗效果佳

E. 常规用大剂量激素治疗

15. 子宫内膜癌癌前病变是指

A. 增殖期子宫内膜

B. 子宫内膜单纯性增生

C. 子宫内膜复杂性增生

D. 子宫内膜不典型增生

E. 萎缩型子宫内膜

16. 诊断子宫内膜癌常用而简便的诊断方法是

A. 子宫颈刮片查癌细胞

B. 子宫腔冲洗液涂片细胞学检查

C. 宫腔镜检查

D. 子宫腔碘油造影

E. 诊断性刮宫

17. 最易转移到腹股沟淋巴结的子宫内膜癌病灶部位是

A. 子宫底部

B. 子宫角部

C. 子宫下段

D. 癌灶累及子宫颈管

E. 子宫后壁

18. 根据子宫内膜癌分子分型,预后最好的分子亚型是

A. dMMR 型

B. *POLE* 超突变型

C. NSMP 型

D. *p53* 突变型

E. Bokhman Ⅰ型

19. 55 岁子宫内膜癌ⅠA 期(临床分期)患者,无内科合并症,首选的治疗措施是

A. 根治性放疗及化疗

B. 放疗后行全子宫及双侧附件切除术

C. 筋膜外全子宫切除术、双侧附件切除术及前哨淋巴结活检术

D. 广泛性子宫切除及盆腔淋巴结切除术

E. 大剂量黄体酮类药物治疗

20. 晚期子宫内膜癌患者,体质较差,Karnofsky 评分 50 分,为暂时控制病情进展,常选用的措施是

A. 靶向治疗

B. 大剂量黄体酮类药物治疗

C. 化疗

D. 放疗

E. 手术行肿瘤细胞减灭术

【A2 型题】

21. 女性,42 岁。阴道不规则流血 2 月余,阴道分泌物呈脓血性、有臭味。阴道内触及直径约 3cm 实质性肿物,呈粉红色,表面见脓血性分泌物,其周围有子宫颈包绕,子宫正常大小。最可能诊断是

A. 子宫颈息肉

B. 子宫颈腺囊肿

C. 子宫颈癌

D. 子宫内膜癌

E. 子宫黏膜下肌瘤

22. 女性,30 岁。妊娠 30 周,急性腹痛伴发热 1 日,无阴道流血。查体子宫体压痛,曾有子宫肌瘤病史。超声检查提示子宫右前壁大小约 7.6cm×6.8cm×6.5cm 中低回声包块。本例最可能的诊断是

A. 子宫肌瘤玻璃样变

B. 子宫肌瘤囊性变

C. 子宫肌瘤红色变性

D. 子宫肌瘤钙化

E. 子宫肌瘤肉瘤变

23. 女性,48 岁。月经周期缩短、经期延长及经量增多 1 年余,伴头晕、乏力,无痛经。妇科检查:子宫颈光滑,子宫增大如 3 个月妊娠大小,形态不规则,可触及肌核,质硬。血红蛋白 78g/L。下述治疗描述**错误**的是

  A. 随访观察   B. 米非司酮治疗   C. GnRH 类似物治疗

  D. 子宫肌瘤切除术   E. 全子宫切除术

24. 女性,32 岁。经量过多 3 年。超声检查发现单个子宫肌壁间肌瘤(8.0cm×7.5cm)。血红蛋白 92g/L。最恰当的处理是

  A. 随访观察   B. 药物治疗   C. 子宫肌瘤切除术

  D. 次全子宫切除术   E. 全子宫切除术

25. 女性,58 岁。绝经 4 年,不规则阴道流血 5 个月。糖尿病病史 5 年,未规律服药,血糖控制欠佳。BMI 38kg/m²。查体:外阴、阴道(−),子宫颈光滑,子宫略大,软,双侧附件未及异常。超声提示子宫内膜增厚,伴丰富血流信号。该患者最可能的诊断是

  A. 老年性阴道炎   B. 子宫颈癌   C. 子宫内膜癌

  D. 子宫平滑肌肉瘤   E. 子宫内膜增生

26. 女性,56 岁。绝经 4 年,阴道水样白带 3 月余,间断阴道出血 1 个月。查体:外阴、阴道(−),宫颈光,质硬,宫体稍大且软,双侧附件(−)。分段诊刮病理提示子宫内膜样癌。盆腔增强 MRI 提示子宫颈间质受累。该患者首选治疗方案为

  A. 阴道后装放疗+盆腔外照射治疗

  B. 化疗 ± 靶向治疗

  C. 全子宫切除术+双侧附件切除术

  D. 大剂量高效孕激素治疗

  E. 广泛性子宫切除术+双侧附件切除术+盆腔及腹主动脉旁淋巴结清扫术

27. 女性,45 岁。G₂P₂,无再生育计划。月经淋漓不尽半年余。分段诊刮病理提示子宫内膜不典型增生。最佳治疗方案为

  A. 口服甲羟孕酮

  B. 子宫腔置入曼月乐宫内节育器

  C. 宫腔镜手术治疗

  D. 子宫次全切除术+盆腔淋巴结清扫术

  E. 筋膜外全子宫切除术

【A3/A4 型题】

(28~29 题共用题干)

女性,30 岁。妊娠 33 周,G₁P₀。自述剧烈腹痛伴发热、恶心、呕吐 6 小时。超声示子宫底偏左侧有一直径约 10cm 的肌瘤。查血白细胞总数为 16.2×10⁹/L。

28. 该患者首先考虑诊断为

  A. 子宫肌瘤玻璃样变   B. 子宫肌瘤囊性变   C. 子宫肌瘤钙化

  D. 子宫肌瘤红色变性   E. 子宫肌瘤肉瘤变

29. 该患者适当的处理是

  A. 随访观察   B. 抗炎、抑制宫缩治疗

  C. 缩宫素引产终止妊娠   D. 开腹切除变性肌瘤

  E. 行剖宫产,同时切除肌瘤

(30~31 题共用题干)

女性,38 岁。阴道不规则流血 3 个月。妇科检查见子宫颈光滑,子宫颈口脱出一 3.5cm×3cm 赘生物,蒂深,位于子宫颈管内,表面可见溃疡。

30. 该患者最可能的诊断为
   A. 子宫浆膜下肌瘤　　　　　　　　　B. 子宫黏膜下肌瘤
   C. 子宫肌壁间肌瘤　　　　　　　　　D. 子宫颈癌
   E. 子宫内膜癌

31. 该患者的正确处理应为
   A. 随访观察　　　　　　　　　　　　B. 抗菌药物治疗
   C. 宫腔镜下子宫肌瘤切除术　　　　　D. 腹腔镜下子宫肌瘤切除术
   E. 全子宫切除术

(32~33 题共用题干)

女性,33 岁。排便后突发左下腹剧烈疼痛 2 小时。既往月经规律,经量中等。末次月经为半月前。G_2P_2。妇科检查:子宫稍大、质硬,于子宫左侧触及直径约 10cm 的实性肿块,触痛明显。血常规:白细胞 $14.2×10^9/L$,中性粒细胞比例 84%,淋巴细胞比例 16%。

32. 最有价值的辅助检查是
   A. 妇科超声检查　　　　　　　　　　B. 诊断性刮宫活组织检查
   C. 尿妊娠试验　　　　　　　　　　　D. 腹腔镜检查
   E. 阴道后穹隆穿刺

33. 超声检查提示子宫体左侧大小约 10.2cm×9.2cm×8.5cm 中低回声包块,与子宫体关系密切,同侧卵巢 3.2cm×2.8cm,此例最有可能的诊断应是
   A. 子宫肌瘤红色变性　　　　　　　　B. 左输卵管卵巢脓肿
   C. 输卵管妊娠流产　　　　　　　　　D. 左卵巢子宫内膜异位囊肿破裂
   E. 子宫浆膜下肌瘤蒂扭转

(34~35 题共用题干)

女性,53 岁。绝经 2 年后阴道流血 2 月余。G_0P_0,有糖尿病史。阴道出血量似月经量。查体无明显阳性体征。

34. 本例最可能的诊断是
   A. 老年性阴道炎　　　　　　　　　　B. 子宫颈癌
   C. 子宫内膜癌　　　　　　　　　　　D. 子宫内膜息肉
   E. 输卵管癌

35. 下一步首选的辅助检查是
   A. 阴道镜检查　　　　　　　　　　　B. 宫腔镜检查
   C. 盆腔增强 MRI 检查　　　　　　　D. 增强 CT 检查
   E. 妇科彩超检查

(36~38 题共用题干)

女性,55 岁。绝经 5 年,阴道水样白带 3 个月,阴道少量流血半月。查体:外阴、阴道(−),宫颈光滑,宫体稍大且软,附件区未扪及异常。刮宫时刮出多量质地糟脆组织。

36. 此时首先考虑的诊断是
   A. 子宫颈腺癌　　　　　　　　　　　B. 子宫内膜息肉
   C. 子宫内膜复杂性增生　　　　　　　D. 子宫内膜癌
   E. 子宫黏膜下肌瘤

37. 其基本治疗方式应首选

    A. 全面分期手术   B. 单纯放疗

    C. 单纯化疗   D. 放疗联合化疗

    E. 内分泌治疗

38. **不属于**需要辅助治疗的高危因素是

    A. 淋巴结转移   B. 特殊病理类型

    C. 细胞分化程度为 G3   D. 肌层浸润深度≥1/2

    E. 肿瘤大小 1.5cm

（39~41 题共用题干）

女性,55 岁。绝经 4 年,少量阴道流血 2 月余。查体示子宫稍大,质软,余为阴性。

39. 对诊断有价值的病史应是

    A. 消瘦   B. 未育

    C. 曾患肝脏疾病   D. 低血压

    E. 慢性肾炎

40. 最有价值最简便的初步辅助检查应选择

    A. 妇科彩超检查   B. 盆腔增强 MRI

    C. 盆腔增强 CT   D. 诊断性刮宫活组织检查

    E. 阴道镜检查

41. 如要明确诊断,最可靠的辅助方法是

    A. 妇科彩超检查   B. 盆腔增强 MRI

    C. 盆腔增强 CT   D. 诊断性刮宫活组织检查

    E. 阴道镜检查

（42~43 题共用题干）

女性,49 岁。不规则阴道流血 2 个月。既往月经不规律,月经周期 20~50 日,糖尿病 3 年,未规律用药控制。查体:血压 157/105mmHg,BMI 31kg/m²;外阴、阴道（-）,子宫颈轻度糜烂状改变,子宫如孕 6 周大,活动可,双侧附件区未触及异常。

42. 最可能的诊断是

    A. 围绝经期排卵障碍性出血   B. 子宫黏膜下肌瘤

    C. 子宫内膜息肉   D. 子宫颈癌

    E. 子宫内膜癌

43. 患者盆腔增强 MRI 示病灶位于子宫底部大小约 1.5cm×1cm,血流异常丰富,肌层结合带模糊,盆腔淋巴结无明显肿大。进一步的治疗方式是

    A. 全子宫切除术+双侧输卵管切除术

    B. 全子宫切除术+双侧附件切除术+淋巴结切除术

    C. 大剂量高效孕激素治疗

    D. 单纯放射治疗

    E. 宫腔镜下子宫内膜病变切除术

（44~45 题共用题干）

女性,62 岁。绝经 11 年,血性白带量多半年。查体:肥胖,一般情况好,血压 160/110mmHg;阴道少许陈旧性血液,宫颈光滑,子宫孕 2 个月大小,质地较软,双侧附件（-）。

44. 最可能的诊断是

A. 子宫颈癌　　　　　　　B. 老年性阴道炎　　　　　　C. 子宫肉瘤

D. 子宫内膜癌　　　　　　E. 输卵管癌

45. 首选的辅助检查是

A. 妇科超声检查　　　　　　　B. 肿瘤标志物检测　　　　　　C. 后穹隆穿刺

D. 盆腔增强 MRI　　　　　　　E. 阴道镜检查

（46~47 题共用题干）

女性,31 岁。平素月经欠规律,5~7/30~60 日,间断阴道流血 1 个月。G_0P_0。查体:血压 140/90mmHg,BMI 30kg/m^2,面部散在痤疮,颈项部褶皱处皮肤增厚呈灰褐色;外阴、阴道(-),子宫颈光,子宫略大,活动可,双侧附件未触及异常。

46. 鉴别诊断中不考虑的是

A. 排卵障碍性异常子宫出血　　　　　　B. 子宫内膜息肉

C. 子宫内膜不典型增生　　　　　　D. 子宫内膜癌

E. 子宫颈炎

47. 患者行诊断性刮宫病理示子宫内膜不典型增生,局部癌变为高分化子宫内膜样癌,首选的治疗方式是

A. 子宫内膜消融术　　　　　　　B. 子宫切除术

C. 子宫加双侧附件切除术　　　　　　D. 大剂量孕激素治疗

E. 化学治疗

【B1 型题】

（48~50 题共用备选答案）

A. 随访观察　　　　　　　B. 米非司酮治疗

C. GnRH 类似物治疗　　　　　　D. 子宫肌瘤切除术

E. 全子宫切除术

48. 女性,51 岁。经量增多伴经期延长 2 年,无痛经。妇科检查子宫增大如 4 个月妊娠大小,形态不规则,可触及肌核样突起,质硬。血红蛋白 83g/L。治疗应选择

49. 女性,35 岁。查体发现子宫肌瘤 1 个月,月经规律。G_2P_1。妇科超声示:子宫右前壁中低回声团块,约 3.8cm×3.5cm×3.3cm。治疗应选择

50. 女性,38 岁。尿频 3 月余。既往子宫肌瘤病史。超声检查提示子宫前壁下段边界清楚的中低回声团块,直径约 8cm。治疗应选择

（51~52 题共用备选答案）

A. 诊断性刮宫活组织检查　　　　　　B. 子宫颈活组织检查

C. 子宫颈刮片细胞学检查　　　　　　D. 吸取子宫腔分泌物细胞学检查

E. 子宫颈碘试验

51. 女性,54 岁。绝经 5 年,阴道流血伴脓性分泌物 4 个月。确诊应选择

52. 女性,46 岁。同房后阴道流血 1 个月,月经周期规律。子宫颈见 1cm 菜花状肿物,确诊应选择

（53~55 题共用备选答案）

A. ⅠA 期　　　　　　　B. ⅢC 期　　　　　　　C. ⅠB 期

D. ⅣA 期　　　　　　　E. ⅣB 期

53. 根据 FIGO 2009 子宫内膜癌手术病理分期,肿瘤浸润深度≥1/2 肌层的是

54. 根据 FIGO 2009 子宫内膜癌手术病理分期,盆腔淋巴结转移的是

55. 根据 FIGO 2009 子宫内膜癌手术病理分期,肿瘤侵及直肠黏膜的是

(56~57 题共用备选答案)

  A. 子宫内膜样癌   B. 浆液性癌   C. 透明细胞癌

  D. 癌肉瘤   E. 混合性癌

56. 最常见的子宫内膜癌病理类型是

57. 病理检查发现病灶组织包含 2 种不同类型子宫内膜癌,诊断最有可能是

二、简答题

1. 简述子宫肌瘤的分类有哪些。

2. 简述常见的子宫肌瘤变性有哪些。

3. 简述子宫肌瘤的常见症状有哪些。

4. 简述子宫肌瘤的治疗原则有哪些。

5. 简述子宫肌瘤手术治疗的适应证有哪些。

6. 简述子宫肉瘤的组织病理学分类有哪些。

7. 简述子宫平滑肌肉瘤的手术病理分期（FIGO 2009）是什么。

8. 简述子宫肉瘤的治疗原则有哪些。

9. 简述子宫内膜癌发病的高危因素有哪些。

10. 简述子宫内膜癌的病理类型有哪些。

11. 简述子宫内膜癌的转移途径有哪些。

12. 简述 FIGO 2009 年子宫内膜癌手术病理分期标准是什么。

13. 子宫内膜癌的临床症状有哪些?

14. 子宫内膜癌的体征有哪些?

15. 简述协助诊断子宫内膜癌常用的辅助检查方法有哪些。

16. 简述子宫内膜癌的治疗原则有哪些。

17. 简述子宫内膜癌保留生育功能治疗的适应证有哪些。

18. 简述子宫内膜癌保留卵巢手术治疗的原则有哪些。

19. 简述子宫内膜癌患者的随访计划及随访内容有哪些。

参考答案

一、选择题

【A1 型题】

1. B	2. E	3. C	4. A	5. C	6. A	7. C	8. A	9. D	10. B
11. E	12. C	13. E	14. B	15. D	16. E	17. B	18. B	19. C	20. B

【A2 型题】

21. E	22. C	23. A	24. C	25. C	26. E	27. E

【A3/A4 型题】

28. D	29. B	30. B	31. C	32. A	33. E	34. C	35. E	36. D	37. A
38. E	39. B	40. A	41. D	42. E	43. B	44. D	45. A	46. E	47. D

【B1 型题】

48. E　49. A　50. D　51. A　52. B　53. C　54. B　55. D　56. A　57. E

二、简答题

1. 简述子宫肌瘤的分类有哪些。

答:按子宫肌瘤生长部位分为子宫体肌瘤和子宫颈肌瘤。按子宫肌瘤与子宫肌壁的关系,分为 3 类:肌壁间肌瘤(占 60%~70%),肌瘤位于子宫肌壁间,周围均被肌层包围;浆膜下肌瘤(占 20%),肌瘤向子宫浆膜面生长,并突出于子宫表面;黏膜下肌瘤(占 10%~15%),肌瘤向子宫腔方向生长,突出于子宫腔,表面为子宫内膜覆盖。

2. 简述常见的子宫肌瘤变性有哪些。

答:①玻璃样变性,最常见;②囊性变,通常为玻璃样变继续发展形成;③红色变性,多见于妊娠期或产褥期;④钙化,多见于蒂部细小、血供不足的浆膜下肌瘤以及绝经后女性的肌瘤;⑤肉瘤变,极少见。

3. 简述子宫肌瘤的常见症状有哪些。

答:①经量增多及经期延长:最常见症状,多见于体积较大的肌壁间肌瘤及黏膜下肌瘤;②下腹包块:当子宫肌瘤逐渐增大,子宫超过 3 个月妊娠大时,可触及下腹包块;③阴道分泌物增多:子宫肌壁间肌瘤和子宫黏膜下肌瘤可致阴道分泌物增多;④压迫症状:子宫前壁下段肌瘤可压迫膀胱引起尿频,子宫颈肌瘤可引起排尿困难、尿潴留,子宫后壁肌瘤可引起便秘等肠道症状;⑤不孕:黏膜下肌瘤最常见;⑥其他:包括下腹坠胀、腰酸背痛等。

4. 简述子宫肌瘤的治疗原则有哪些。

答:根据患者年龄、临床表现和生育要求,以及肌瘤的类型、大小、数目、位置等全面考虑,制订个体化治疗方案。子宫肌瘤的治疗包括随访观察(无症状肌瘤、围绝经期女性)、药物治疗(适用于有症状、全身情况不宜手术者,也可用于围绝经期女性,或者术前应用纠正贫血等症状,常用药物有 GnRH 类似物、米非司酮、性激素类药物等)、手术治疗(包括子宫肌瘤切除术和子宫切除术)和其他治疗(主要适用于不能耐受或不愿手术者,不推荐常规应用,包括子宫动脉栓塞术和高能聚焦超声治疗)。

5. 简述子宫肌瘤手术治疗的适应证有哪些。

答:①月经过多致继发贫血;②肌瘤体积过大;③有疼痛或压迫症状;④影响妊娠;⑤可疑肌瘤恶变。

6. 简述子宫肉瘤的组织病理学分类有哪些。

答:根据不同的组织发生来源,分为子宫平滑肌肉瘤、子宫内膜间质肉瘤、未分化子宫肉瘤、子宫腺肉瘤和其他子宫间叶性肿瘤(包括恶性血管周围上皮样细胞肿瘤和炎性肌纤维母细胞瘤等)。

7. 简述子宫平滑肌肉瘤的手术病理分期(FIGO 2009)是什么。

答:①Ⅰ期:肿瘤局限于子宫。ⅠA 期,肿瘤最大直径≤5cm;ⅠB 期,肿瘤最大直径>5cm。②Ⅱ期:肿瘤超出子宫,局限于盆腔。ⅡA 期,附件受累;ⅡB 期,扩散到其他盆腔组织。③Ⅲ期:肿瘤浸润腹腔组织(并非仅凸向腹腔)。ⅢA 期,1 个部位;ⅢB 期,多于 1 个部位;ⅢC 期,盆腔和/或腹主动脉旁淋巴结转移。④Ⅳ期:膀胱和/或直肠转移,和/或远处转移。ⅣA 期,膀胱和/或直肠转移;ⅣB 期,远处转移(不包括附件、盆腔和腹部组织)。

8. 简述子宫肉瘤的治疗原则有哪些。

答:治疗原则以手术为主,根据病理类型和手术分期,术后进行个体化辅助治疗。标准手术方案为筋膜外全子宫和双侧附件切除术,应完整切除并取出子宫,子宫外有病灶者需同时切除。不推荐常规行系统性腹膜后淋巴结切除术,但术中探查肿大或可疑转移的淋巴结应予切除。早期患者术后辅助治疗未能显示疗效,可选择观察,中晚期患者需行辅助治疗。

9. 简述子宫内膜癌发病的高危因素有哪些。

答:①性激素因素:在缺乏孕激素拮抗的雌激素长期作用下,子宫内膜发生异常增生继而癌变,临床上多见于不孕或不育及绝经延迟,或伴有无排卵性疾病、功能性卵巢肿瘤、长期服用单一雌激素或他莫昔芬等病史;②代谢因素:肥胖、高血压、糖尿病;③遗传因素:子宫内膜癌、结直肠癌、乳腺癌家族史者。

10. 简述子宫内膜癌的病理类型有哪些。

答:①子宫内膜样癌,约占子宫内膜癌80%~90%,是最常见的病理类型;②浆液性癌;③透明细胞癌;④未分化癌、去分化癌;⑤混合性癌;⑥癌肉瘤;⑦其他罕见病理类型如中肾腺癌、中肾样腺癌、鳞状细胞癌和胃肠型黏液性癌等。

11. 简述子宫内膜癌的转移途径有哪些。

答:子宫内膜癌主要转移途径有以下三种。①直接蔓延。子宫内膜癌可沿子宫内膜蔓延生长,向上沿子宫角波及输卵管,向下可累及宫颈管及阴道。子宫内膜癌常向肌层浸润,可累及子宫浆膜,也可种植于盆腹腔腹膜、直肠子宫陷凹及大网膜等。②淋巴转移。宫底部癌灶常沿阔韧带上部淋巴管网,经骨盆漏斗韧带转移至卵巢,向上至腹主动脉旁淋巴结;子宫角或前壁上部病灶沿子宫圆韧带淋巴管转移至腹股沟淋巴结;子宫下段或已累及子宫颈管癌灶的淋巴转移途径与子宫颈癌相同,可累及宫旁、闭孔、髂内、髂外及髂总淋巴结;子宫后壁癌灶可沿子宫骶韧带转移至直肠旁淋巴结。③血行转移。晚期患者经血行转移至全身各器官,常见部位为肺、肝、骨等。

12. 简述 FIGO 2009 年子宫内膜癌手术病理分期中的Ⅲ期分期标准是什么。

答:Ⅲ期为肿瘤局部和/或区域扩散。ⅢA 期为肿瘤累及子宫浆膜和/或附件;ⅢB 期为肿瘤累及阴道和/或宫旁组织;ⅢC 期为盆腔淋巴结和/或腹主动脉旁淋巴结转移,前者为ⅢC1 期,后者为ⅢC2 期。

13. 子宫内膜癌的临床症状有哪些?

答:①阴道流血,主要表现为绝经后阴道流血,尚未绝经者可表现为经量增多、经期延长或月经紊乱。②阴道排液,多为血性液体或浆液性分泌物,合并感染则有脓血性排液,恶臭。③下腹疼痛及其他消耗性症状:若肿瘤累及宫颈内口,可引起子宫腔积脓,出现下腹胀痛及痉挛样疼痛;若肿瘤浸润子宫周围组织或压迫神经可引起下腹及腰骶部疼痛;晚期可出现贫血、消瘦及恶病质等相应症状。

14. 子宫内膜癌的体征有哪些?

答:早期患者妇科检查可无异常发现。晚期可有子宫增大,合并子宫腔积脓时可有明显压痛,子宫颈管内偶有癌组织脱出,触之易出血。癌灶浸润周围组织时,子宫活动度差或在宫旁扪及不规则结节状物。

15. 简述协助诊断子宫内膜癌常用的辅助检查方法有哪些。

答:①影像学检查:超声检查最为常用、简便,MRI 和 CT 检查可评估肿瘤位置及累及范围、PET/CT 检查常用于晚期和复发患者的定性及定位诊断;②活组织病理检查:诊断性刮宫是常用的诊断方法,宫腔镜检查直视取材,减少漏诊;③子宫内膜微量组织学活细胞学检查、肿瘤标志物检测、分子检测等。

16. 简述子宫内膜癌的治疗原则有哪些。

答:治疗原则以手术治疗为主,辅以放射治疗、化学治疗、激素治疗、免疫治疗和靶向治疗等,早期未完成生育的低危患者可考虑保留生育功能。

17. 简述子宫内膜癌保留生育功能治疗的适应证有哪些。

答:①年龄≤40 岁,有强烈的生育愿望;②病理组织类型为子宫内膜样癌,低级别;③影像学检查证实肿瘤局限在子宫内膜;④ER、PR 均阳性表达;⑤分子分型为 *POLE* 突变型或非特殊分子亚型(NSMP);⑥无孕激素治疗禁忌证;⑦治疗前经遗传学和生殖医学专家评估,无其他生育障碍因素;⑧签署知情同意书,并有较好的随访条件。

18. 简述子宫内膜癌保留卵巢手术治疗的原则有哪些。

答:对年龄<45 岁的低级别子宫内膜样癌,肌层浸润<50%,无卵巢受累及子宫外转移证据,可考虑保留卵巢,但建议切除双侧输卵管。对有 *BRCA* 突变、卵巢癌、乳腺癌或林奇综合征家族史等患者,不建议保留卵巢。

19. 简述子宫内膜癌患者的随访计划及随访内容有哪些。

答:术后 2~3 年内每 3~6 个月随访 1 次,3 年后每 6~12 个月 1 次,5 年后每年 1 次。随访内容应包括详细病史、盆腔检查、阴道细胞学检查、盆腹腔超声、血清 CA125 检测等,必要时可作 CT、MRI 及 PET/CT 检查。

(宋 坤　梁斯晨)

第二十七章 | 卵巢肿瘤、输卵管肿瘤及腹膜肿瘤

学习重点难点

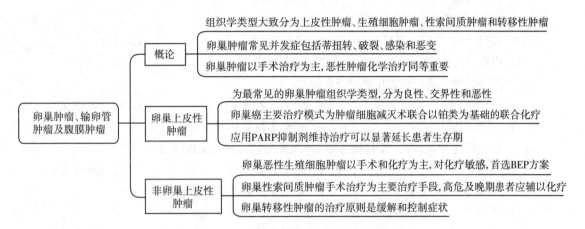

思维导图 27-1 卵巢肿瘤、输卵管肿瘤及腹膜肿瘤

习题

一、选择题

【A1 型题】

1. 卵巢肿瘤中最常见的病理类型是

    A. 上皮性肿瘤   B. 生殖细胞肿瘤   C. 性索间质肿瘤

    D. 转移性肿瘤   E. 未分类肿瘤

2. 卵巢肿瘤患者肝脏表面及横膈下可见粟粒状转移结节,最可能的转移途径是

    A. 局部播散   B. 淋巴转移   C. 血行转移

    D. 种植转移   E. 垂直转移

3. 卵巢恶性肿瘤局限于卵巢或输卵管属于

    A. 0 期   B. I 期   C. II 期   D. III 期   E. IV 期

4. 临床上最常见的卵巢肿瘤并发症是

    A. 破裂   B. 感染   C. 出血

    D. 恶变   E. 蒂扭转

5. 临床上常用的监测卵巢上皮癌治疗效果并及早发现疾病复发和转移的肿瘤标志物是

    A. hCG   B. CEA   C. CA125

    D. CA724   E. AFP

6. 鉴别巨大卵巢囊肿与腹腔积液,最有价值的项目是

    A. 腹部触诊   B. 腹部叩诊   C. 腹部 X 线摄片

    D. 腹部胃肠钡餐透视   E. 盆腹腔 B 型超声检查

7. 卵巢恶性肿瘤最主要的转移特点是

    A. 宫旁浸润至盆壁   B. 广泛种植转移灶   C. 淋巴转移

    D. 肺转移   E. 骨转移

8. 属于卵巢上皮性肿瘤的是

    A. 黏液性囊腺瘤   B. 成熟性畸胎瘤   C. 颗粒细胞瘤

    D. 卵黄囊瘤   E. 无性细胞瘤

9. 高级别卵巢浆液性癌手术后首选

    A. 放射治疗   B. 免疫治疗   C. 化疗

    D. 中医治疗   E. 靶向治疗

10. 诊断卵巢肿瘤临床最常用的检查是

    A. 超声检查   B. 腹部 X 线平片   C. 磁共振成像

    D. 计算机断层成像   E. 正电子发射计算机断层显像

11. 一般不用于初次诊断,多用于复发性卵巢癌的定性和定位诊断的是

    A. 超声检查   B. 腹部 X 线平片   C. 磁共振成像

    D. 计算机断层成像   E. 正电子发射计算机断层显像

12. 卵巢肿瘤一经发现,首选的处理方式是

    A. 化学治疗   B. 放射治疗   C. 中医治疗

    D. 手术治疗   E. 随访观察

13. 最易发生蒂扭转的卵巢良性肿瘤是

    A. 畸胎瘤   B. 浆液性囊腺瘤   C. 纤维瘤

    D. 颗粒细胞瘤   E. 卵泡膜细胞瘤

14. 目前认为卵巢高级别浆液性癌主要起源于

    A. 卵巢本身   B. 输卵管   C. 子宫内膜

    D. 子宫浆膜   E. 子宫颈

15. 卵巢交界性上皮性肿瘤的首选治疗方式为

    A. 随访观察   B. 化学治疗   C. 放射治疗

    D. 手术治疗   E. 中医治疗

16. 卵巢上皮性癌首选的化疗方案为

    A. TP 方案   B. BEP 方案   C. TC 方案

    D. PC 方案   E. EMA-CO 方案

17. 和子宫内膜异位症最相关的卵巢上皮性恶性肿瘤的类型是

    A. 浆液性癌   B. 黏液性癌   C. 子宫内膜样癌

    D. 恶性布伦纳瘤   E. 未分化癌

18. 属于卵巢良性肿瘤的是

    A. 卵黄囊瘤   B. 未成熟性畸胎瘤   C. 库肯勃瘤

    D. 纤维瘤   E. 无性细胞瘤

19. 卵巢良性畸胎瘤常常密度不均,其最常见的并发症是
    A. 蒂扭转　　　　　　　B. 破裂　　　　　　　C. 感染
    D. 出血　　　　　　　　E. 恶变

20. 好发于儿童及少女的卵巢恶性肿瘤是
    A. 黏液囊腺瘤　　　　　B. 卵黄囊瘤　　　　　C. 纤维瘤
    D. 卵泡膜细胞瘤　　　　E. 库肯勃瘤

21. 能导致甲胎蛋白显著升高的卵巢肿瘤是
    A. 卵泡膜细胞瘤　　　　B. 颗粒细胞瘤　　　　C. 畸胎瘤
    D. 卵黄囊瘤　　　　　　E. 黏液性囊腺瘤

22. 卵巢生殖细胞肿瘤中对放射治疗最敏感的是
    A. 卵黄囊瘤　　　　　　B. 颗粒细胞瘤　　　　C. 浆液性囊腺癌
    D. 未成熟性畸胎瘤　　　E. 无性细胞瘤

23. 属于卵巢性索间质肿瘤的是
    A. 畸胎瘤　　　　　　　B. 卵巢甲状腺囊肿　　C. 绒毛膜癌
    D. 颗粒细胞瘤　　　　　E. 卵黄囊瘤

24. 梅格斯综合征常见于
    A. 腹膜肿瘤　　　　　　B. 卵泡膜细胞瘤　　　C. 卵巢纤维瘤
    D. 卵黄囊瘤　　　　　　E. 卵巢性索间质肿瘤

【A2 型题】

25. 女性,29 岁。突发右下腹痛伴恶心、呕吐 4 小时。平素月经规律,无痛经。末次月经 10 日前。查体:P 93 次/分,BP 103/72mmHg,腹部无明显膨隆,移动性浊音(−)。妇科检查:子宫大小正常,右侧附件区可触及直径大小约 6cm×5cm×5cm 囊实性包块,边界清,触痛(+),近子宫侧最明显。首先应考虑的诊断是
    A. 急性阑尾炎　　　　　B. 输卵管妊娠破裂　　C. 黄体破裂
    D. 卵巢肿瘤蒂扭转　　　E. 子宫肌瘤红色变性

26. 女性,45 岁。因"下腹部不适 3 个月"就诊。2 年前行胃癌根治术。妇科检查:外阴发育正常,阴道通畅,子宫颈Ⅱ度糜烂,子宫体正常大小,双侧附件区均可触及直径约 6cm×5cm×4cm 大小的囊实性包块,边界清,活动度可。最可能的诊断是卵巢
    A. 颗粒细胞瘤　　　　　B. 库肯勃瘤　　　　　C. 畸胎瘤
    D. 纤维瘤　　　　　　　E. 卵黄囊瘤

27. 女性,68 岁。腹胀、食欲缺乏 1 个月。B 型超声检查发现大量腹腔积液,左侧附件区 7cm×6cm×5cm 囊实性肿瘤,实性区有丰富血流,血 CA125 为 957IU/L。最可能的诊断是
    A. 卵巢子宫内膜异位囊肿　B. 卵巢囊性畸胎瘤　　C. 卵巢浆液性囊腺癌
    D. 盆腔炎症性包块　　　E. 盆腔结核

28. 女性,29 岁。下腹部受钝击后突发右下腹腹痛 3 小时。无阴道流血。平素月经规律,无痛经。自述 2 个月前查体有卵巢囊肿,直径约 6cm。末次月经 7 日前。查体:P 83 次/分,BP 100/60mmHg,腹部无明显膨隆,移动性浊音(−)。妇科检查:子宫大小正常,子宫颈举痛,双侧附件区均压痛,右侧为剧。首选的辅助检查是
    A. 盆腔超声检查　　　　B. 后穹隆穿刺　　　　C. 盆腔 CT
    D. 盆腔 MRI　　　　　　E. 血常规

29. 女性,66 岁。因查体发现附件区包块行剖腹探查术,术中见子宫及右侧附件外观无明显异常,左侧卵巢见直径约5cm 的囊实性肿瘤,部分呈菜花状外观。大网膜见直径约 2cm 的菜花状病灶。腹膜后淋巴结未触及肿大。恰当的手术方式是

  A. 左侧附件切除+大网膜切除术

  B. 双侧附件切除+大网膜切除术

  C. 全子宫+左侧附件切除+大网膜切除术

  D. 全子宫+双侧附件切除+大网膜切除术

  E. 广泛子宫切除+双侧附件切除+大网膜切除术

30. 女性,28 岁。查体时 B 超发现右卵巢囊肿,直径 5cm,囊内液性暗区,囊壁无血流。查体后 5 日月经来潮。首选的处理方式是

  A. 囊肿穿刺术   B. 抗炎治疗   C. 卵巢囊肿剥除术

  D. 右侧附件切除术   E. 月经后复查 B 型超声

31. 女性,54 岁。腹胀 1 月余。B 超发现右侧附件区囊实性包块,直径 6cm,囊内实性部分探及较丰富血流。盆腹腔内探及游离液体,透声好。绝经 2 年,无阴道流血。最可能出现升高的肿瘤标志物是

  A. AFP   B. E_2 C. CEA

  D. CA19-9   E. CA125

32. 女性,18 岁,否认性生活史。B 型超声检查发现左侧附件区 7cm×6cm×5cm 囊实混合性肿瘤。肛诊盆腔可及一囊实性包块,表面光滑,活动度好。本例最可能的诊断是

  A. 卵巢子宫内膜异位囊肿   B. 卵巢成熟性畸胎瘤   C. 卵巢黏液性囊腺瘤

  D. 盆腔炎症性包块   E. 阔韧带内肌瘤

33. 女性,15 岁,否认性生活史,末次月经 1 周前。腹部叩诊移动性浊音(+)。肛诊左侧附件区触及新生儿头大小实性肿瘤,血清甲胎蛋白值>400μg/L。最可能的诊断是

  A. 卵巢未成熟性畸胎瘤   B. 卵巢卵黄囊瘤   C. 卵巢浆液性囊腺瘤

  D. 卵巢颗粒细胞瘤   E. 卵巢纤维瘤

34. 女性,16 岁。腹腔镜探查见右侧卵巢直径约 9cm 的实性肿瘤,包膜完整,腹腔冲洗液未找到癌细胞。左侧卵巢外观正常,冷冻切片病理结果报告为卵巢无性细胞瘤。本例恰当处理是

  A. 仅行肿瘤切除,保留全子宫及双侧附件

  B. 仅行肿瘤切除+保留生育功能的分期手术,术后化疗

  C. 保留生育功能的分期手术,保留子宫及左侧附件

  D. 全面分期手术,包括全子宫及双侧附件切除术

  E. 右侧附件切除,术后化疗

35. 女性,52 岁。绝经 3 年出现阴道淋漓流血半月。妇科检查右侧附件区可扪及儿头大小实性肿物,阴道脱落细胞检查提示雌激素高度影响,子宫内膜活检为单纯性增生。最可能的诊断是

  A. 卵巢纤维瘤   B. 卵巢浆液性囊腺瘤   C. 卵巢良性畸胎瘤

  D. 卵巢黏液性囊腺瘤   E. 卵泡膜细胞瘤

36. 女性,56 岁,有胃癌病史 3 年。腹腔镜探查见右侧卵巢直径约 6cm 的肾型肿瘤,包膜完整,腹腔冲洗液未找到癌细胞。左侧卵巢外观正常,冷冻切片镜下见印戒细胞。本例恰当处理是

  A. 仅行右侧附件切除,保留全子宫及对侧附件

  B. 子宫及双侧附件切除术

C. 保留生育功能的卵巢肿瘤分期手术,保留子宫及对侧附件

D. 卵巢肿瘤全面分期手术,包括大网膜切除及盆腔淋巴结清扫术

E. 右侧附件切除,术后化疗

【A3/A4 型题】

(37~39 题共用题干)

女性,21 岁。健身过程中翻转后突发左下腹痛伴恶心 4 小时,呕吐 1 次。平素月经规律,无痛经。末次月经 20 日前。有性生活史。查体:P 101 次/分,BP 103/72mmHg,腹部无明显膨隆,移动性浊音(−)。妇科检查:子宫大小正常,左侧附件区可触及直径大小约 6cm×5cm×5cm 囊性包块,边界清,张力大,触痛(+)。

37. 最可能的诊断是

    A. 盆腔炎性包块　　　　　　B. 黄体破裂　　　　　　　C. 卵巢囊肿蒂扭转

    D. 异位妊娠　　　　　　　　E. 急性胃肠炎

38. 首选的辅助检查是

    A. 腹部 X 线平片　　　　　　B. 盆腔超声　　　　　　　C. 盆腹部 MRI

    D. 胃肠钡餐　　　　　　　　E. 盆腹部 CT

39. 首选的治疗方式是

    A. 随访观察　　　　　　　　B. 抗炎治疗　　　　　　　C. 包块穿刺

    D. MTX 肌内注射　　　　　　E. 急症手术

(40~42 题共用题干)

女性,26 岁。月经不规律,偶有痛经。查体发现子宫左侧一包块,大小 6cm×5cm×5cm,边界清,实性,活动度好,与子宫有分界。观察 3 个月后复查包块无明显变化。

40. **不支持**包块为良性的是

    A. 年轻患者　　　　　　　　B. 一般情况好　　　　　　C. 活动度好

    D. 实性　　　　　　　　　　E. 随访大小无变化

41. 应选择的辅助检查**不包括**

    A. 性激素测定　　　　　　　B. 包块穿刺活检　　　　　C. CT、MRI 检查

    D. 盆腔 B 型超声检查　　　　E. 肿瘤标志物测定

42. 最可能的诊断是

    A. 上皮性卵巢癌　　　　　　B. 性索间质肿瘤　　　　　C. 生殖细胞肿瘤

    D. 转移性卵巢肿瘤　　　　　E. 浆膜下子宫肌瘤

(43~44 题共用题干)

女性,51 岁。腹胀,食欲减退,乏力 3 个月。自觉腹部逐渐增大,经量减少,月经周期正常,无明显痛经,移动性浊音(+)。妇科检查:子宫正常大,双侧附件区均触及直径 4cm 左右肿块,活动不良,直肠子宫陷凹触及散在结节,触痛不明显。血 CA125 为 1 090IU/L。

43. 最可能的诊断是

    A. 卵巢癌　　　　　　　　　B. 子宫内膜异位症　　　　C. 盆腹腔结核

    D. 盆腔炎性疾病　　　　　　E. 肠道肿瘤

44. 为鉴别诊断,辅助检查**不必要**的是

    A. 结核菌素试验　　　　　　B. 胃肠镜检查　　　　　　C. 超声检查

    D. 性激素测定　　　　　　　E. 腹腔积液细胞学

（45~46 题共用题干）

女性,56 岁。因腹胀、食欲缺乏 2 个月,B 型超声发现双侧附件区囊实性包块,CA125 明显升高（CA19-9 和 CEA 正常）,行手术治疗。术中见:黄色腹腔积液约 1 500ml,双侧附件区均见囊实性肿物,局部呈菜花状。大网膜挛缩呈饼状,盆腔及腹腔腹膜见粟粒状结节。

45. 本例最可能的病理类型是卵巢

    A. 黏液性囊腺癌   B. 浆液性囊腺癌   C. 交界性肿瘤

    D. 颗粒细胞瘤   E. 布伦纳瘤

46. 本例的治疗原则**错误**的是

    A. 手术治疗为主辅以放疗   B. 手术治疗为主辅以化疗

    C. 手术方式为肿瘤细胞减灭术   D. 临床阴性淋巴结不需要切除

    E. 争取残留病灶直径在 1cm 以下或 R0

（47~49 题共用题干）

女性,18 岁。否认性生活史,无痛经史,末次月经 10 日前。4 小时前舞蹈课后突然发生左下腹剧烈疼痛,恶心呕吐数次,体温 37.0℃。肛查:子宫左侧触及直径约 8cm 大小,能稍活动、触痛明显的肿块,肿块根部触痛明显。

47. 最可能的诊断是

    A. 盆腔炎症性包块   B. 输卵管结核

    C. 卵巢子宫内膜异位囊肿破裂   D. 子宫浆膜下肌瘤扭转

    E. 卵巢肿瘤蒂扭转

48. 最有价值的辅助检查方法是

    A. 查白细胞总数及分类   B. 查痰中抗酸杆菌

    C. 检查血中 C 反应蛋白   D. 盆腹腔 B 型超声检查

    E. 腹部 X 线摄片

49. 最恰当的处理是

    A. 应用广谱抗生素、止痛剂   B. 抗结核治疗

    C. 进行腹腔穿刺以明确诊断   D. 尽快行腹腔镜探查

    E. 观察

（50~52 题共用题干）

女,18 岁。无性生活史,因"间断性右下腹痛 2 日"就诊,B 型超声提示左侧附件区囊实性包块 8.5cm×4.5cm×3.8cm,有包膜,内部回声杂乱,可见分隔。术中见左侧卵巢肿大,包膜完整。右侧附件及子宫外观无异常,快速病理见未分化神经组织,腹腔冲洗液查见癌细胞。

50. 患者的诊断为

    A. 皮样囊肿   B. 未成熟性畸胎瘤   C. 无性细胞瘤

    D. 卵黄囊瘤   E. 胚胎性癌

51. 进一步的手术方式为

    A. 患侧附件切除

    B. 双侧附件切除

    C. 子宫+双侧附件切除

    D. 患侧附件切除+对侧附件剖视活检

    E. 保留生育功能的分期手术,保留子宫及对侧外观正常附件

52. 患者术后最可能需要的处理是

    A. 无须治疗,定期随访   B. BEP 方案化疗

    C. TP 方案化疗   D. 同步放化疗

    E. 放疗

(53~54 题共用题干)

女性,16 岁。体检 B 型超声发现右下腹肿物 1 周。肛查盆腔肿物直径约 8cm,实性,活动度尚可。血清甲胎蛋白值>350μg/L。

53. 该患者最可能的诊断是

    A. 卵巢卵黄囊瘤   B. 卵巢浆液性囊腺瘤

    C. 卵巢未成熟性畸胎瘤   D. 卵巢浆液性囊腺癌

    E. 卵巢黏液性囊腺瘤

54. 首选的治疗手段是

    A. 手术治疗   B. 化学治疗

    C. 放射治疗   D. 免疫治疗

    E. 随访观察

(55~57 题共用题干)

女性,32 岁。G_3P_2,末次月经 1 周前,否认肿瘤家族史。体检发现右下腹巨大包块 2 日。妇科检查外阴及阴道无异常,宫颈轻度充血,子宫大小正常,子宫右上方可及一质硬肿物,直径约 15cm,与子宫界限清楚,上缘达脐上 3 指,无压痛,移动性浊音阴性。

55. 该患者首选的进一步检查方式是

    A. 子宫及双侧附件彩超   B. 腹部 X 片

    C. 血常规   D. 血 CA125 检测

    E. 宫颈筛查

56. 术中探查见肿瘤位于右侧卵巢,椭圆形,表面光滑,大小约 13cm×15cm,实性,触之如橡皮样,切面淡棕色,快速冰冻切片镜下见圆形或多角形大细胞,细胞核大,胞质丰富,瘤细胞呈片状或条索状排列,有少量纤维组织相隔,该患者的可能诊断是

    A. 未成熟性畸胎瘤   B. 卵黄囊瘤

    C. 高级别浆液性癌   D. 无性细胞瘤

    E. 卵巢绒毛膜癌

57. 此患者无生育要求,建议的手术方式为

    A. 全子宫及双侧附件切除术   B. 患侧附件切除术

    C. 卵巢肿瘤全面分期手术   D. 大网膜切除术及肿瘤切除术

    E. 双侧附件切除术

【B1 型题】

(58~59 题共用备选答案)

    A. 直接蔓延   B. 淋巴转移

    C. 血行转移   D. 种植转移

    E. 垂直传播

58. 卵巢恶性肿瘤患者出现大网膜病灶的主要转移途径是

59. 卵巢恶性肿瘤肺部出现病灶的主要转移途径是

（60~63 题共用备选答案）

    A. CA125   B. HE4   C. CA19-9

    D. AFP   E. AMH

60. 对卵巢黏液性癌的诊断价值较高的是

61. 常与 CA125 联合应用于卵巢癌的早期检测、鉴别诊断的是

62. 对卵巢卵黄囊瘤有特异性诊断价值的是

63. 最常用于卵巢上皮癌病情监测和疗效评估的是

（64~65 题共用备选答案）

    A. 附件切除术

    B. 全面分期手术

    C. 全子宫、双侧附件及大网膜切除术

    D. 根治性子宫切除术、双侧附件及盆腔淋巴结切除术

    E. 肿瘤细胞减灭术

64. 早期卵巢上皮性癌的手术治疗应选择

65. 晚期卵巢上皮性癌的手术治疗应选择

（66~68 题共用备选答案）

    A. 化学治疗   B. 放射治疗

    C. 免疫治疗   D. PARP 抑制剂维持治疗

    E. 内分泌治疗

66. Ⅰ期高级别卵巢上皮性癌的术后应选择

67. 在晚期卵巢癌初始治疗或铂敏感复发治疗获得缓解后可考虑

68. 低级别子宫内膜样癌可考虑

（69~71 题共用备选答案）

    A. 输卵管上皮内癌   B. 子宫内膜异位症

    C. *BRCA1/BRCA2* 基因胚系突变   D. 输卵管源包涵体

    E. *MLH1*、*MSH2*、*MSH6*、*PMS2* 胚系突变

69. 高级别卵巢上皮性癌主要起源于

70. 遗传性乳腺癌-卵巢癌综合征原因是

71. 卵巢子宫内膜样癌和透明细胞癌主要来源于

（72~73 题共用备选答案）

    A. 血甲胎蛋白（AFP）值升高   B. 血雌激素值升高

    C. 血 β-hCG 值升高   D. 血 CA125 升高

    E. 尿 17 酮类固醇值升高

72. 卵巢卵黄囊瘤可出现

73. 原发性卵巢绒毛膜癌可出现

（74~76 题共用备选答案）

    A. 成熟性囊性畸胎瘤   B. 未成熟性畸胎瘤

    C. 颗粒细胞瘤   D. 无性细胞瘤

    E. 卵黄囊瘤

74. 易于并发蒂扭转的卵巢肿瘤是

75. 恶性程度高但对化疗敏感且易于发生在年轻女性的卵巢肿瘤是

76. 含有原始神经组织(神经胶质及神经管上皮)的卵巢肿瘤是

(77~78 题共用备选答案)

A. 子宫及双侧附件超声   B. 病理诊断

C. 血 CA125   D. 腹部 X 线片

E. 腹腔积液脱落细胞学检查

77. 鉴别成熟性畸胎瘤与未成熟性畸胎瘤最准确的检查是

78. 鉴别卵巢肿物与腹腔积液最有效的检查是

(79~80 题共用备选答案)

A. 成熟性囊性畸胎瘤   B. 未成熟性畸胎瘤

C. 颗粒细胞瘤   D. 无性细胞瘤

E. 卵黄囊瘤

79. 无生育要求盆腔局部复发后适宜行放疗的肿瘤为

80. 对化疗敏感但恶性度高易于早期远处转移的肿瘤为

(81~83 题共用备选答案)

A. BEP 方案   B. TP 方案

C. PAC 方案   D. EMA-CO 方案

E. 放疗

81. 上皮性卵巢癌常用的化疗方案是

82. 卵巢恶性生殖细胞肿瘤常用的化疗方案是

83. 绒毛膜癌常用的化疗方案是

(84~85 题共用备选答案)

A. 血甲胎蛋白(AFP)值升高   B. 血雌激素值升高

C. 血 β-hCG 值升高   D. 血 CA125 升高

E. 血雄激素值升高

84. 卵巢支持细胞-间质细胞瘤可出现

85. 绝经后卵巢卵泡膜细胞瘤可出现

(86~88 题共用备选答案)

A. 纤维瘤   B. 未成熟性畸胎瘤

C. 颗粒细胞瘤   D. 卵巢支持细胞-间质细胞肿瘤

E. 卵黄囊瘤

86. 可出现腹腔积液的良性卵巢肿瘤是

87. 可出现男性化表现的卵巢肿瘤是

88. 可出现绝经后阴道流血的卵巢肿瘤是

(89~90 题共用备选答案)

A. 子宫及双侧附件超声   B. 诊断性刮宫

C. 血 CA125   D. 胸部 X 线片

E. 子宫颈筛查

89. 用于卵泡膜细胞瘤保留子宫的手术术前排除内膜病变的检查是

90. 可辅助诊断梅格斯综合征的检查是

（91~92 题共用备选答案）

    A. TP 方案   B. TC 方案   C. PAC 方案

    D. EMA-CO 方案   E. BEP 方案

91. 卵巢性索间质肿瘤首选的化疗方案是

92. 需警惕肺毒性的化疗方案是

（93~97 题共用备选答案）

    A. 卵巢库肯勃瘤   B. 卵巢卵黄囊瘤

    C. 卵巢纤维瘤   D. 卵巢卵泡膜细胞瘤

    E. 卵巢无性细胞瘤

93. 镜下见典型印戒细胞的肿瘤为

94. 能产生雌激素的肿瘤为

95. 放射治疗效果最好的肿瘤为

96. 伴胸腔积液、腹腔积液的肿瘤,切除肿瘤胸腔积液、腹腔积液自行消失的肿瘤为

97. 能产生甲胎蛋白（AFP）的肿瘤为

（98~99 题共用备选答案）

    A. 输卵管上皮内癌   B. 卵巢子宫内膜异位症

    C. 慢性盆腔炎   D. 输卵管积水

    E. 腹膜间皮瘤

98. 大多数高级别浆液性卵巢癌或腹膜癌的前驱病变是

99. 卵巢透明细胞癌的重要危险因素是

（100~102 题共用备选答案）

    A. 卵巢恶性肿瘤的全面分期手术+TP 方案化疗

    B. 广泛性腹膜病灶切除术+腹腔热灌注化疗

    C. 腹腔热灌注化疗

    D. 广泛性腹膜病灶切除术

    E. 治疗原发灶肿瘤,转移性肿瘤是否切除取决于原发肿瘤治疗原则

100. 腹膜恶性间皮瘤的常用治疗方案是

101. 原发性浆液性腹膜癌的常用治疗方案是

102. 腹膜转移性肿瘤的治疗原则是

二、简答题

1. 卵巢肿瘤组织学分哪四大类?

2. 卵巢恶性肿瘤有哪些转移途径?

3. 简述良恶性肿瘤的临床表现有哪些。

4. 简述良、恶性卵巢肿瘤的鉴别诊断有哪些。

5. 卵巢肿瘤有哪些并发症?

6. 常用卵巢肿瘤辅助检查方法有哪些?

7. 简述卵巢肿瘤的治疗原则及目的有哪些。

8. 简述卵巢肿瘤的预防措施有哪些。

9. 简述卵巢恶性肿瘤的 FIGO 分期(四期)是什么。

10. 简述卵巢上皮性癌的发病相关因素有哪些。

11. 何谓早期卵巢上皮性癌的分期手术?

12. 何谓晚期卵巢上皮性癌的肿瘤细胞减灭术?

13. 简述卵巢交界性上皮性肿瘤的治疗原则是什么。

14. 简述卵巢上皮性癌的化疗适应证有哪些。

15. 简述复发性卵巢上皮性癌的处理原则是什么。

16. 简述卵巢恶性肿瘤随访与监测有哪些。

17. 简述卵巢癌常用的化疗方案有哪些。

18. 常见的卵巢生殖细胞肿瘤有哪些病理类型? 列举 3 种,并简要描述其临床特征。

19. 卵巢未成熟性畸胎瘤的病理特征是什么?

20. 常见的卵巢性索间质肿瘤有哪些病理类型? 列举 3 种,并简要描述其临床特征。

21. 什么是梅格斯综合征? 其临床处理原则是什么?

22. 卵巢转移性肿瘤的转移途径来源可能有哪些?

参考答案

一、选择题

【A1 型题】

1. A 2. D 3. B 4. E 5. C 6. E 7. B 8. A 9. C 10. A
11. E 12. D 13. A 14. B 15. D 16. C 17. C 18. D 19. A 20. B
21. D 22. E 23. D 24. C

【A2 型题】

25. D 26. B 27. C 28. A 29. D 30. D 31. E 32. B 33. B 34. C
35. E 36. B

【A3/A4 型题】

37. C 38. B 39. E 40. D 41. B 42. C 43. A 44. D 45. B 46. A
47. E 48. D 49. D 50. B 51. E 52. C 53. C 54. A 55. A 56. D
57. C

【B1 型题】

58. D 59. C 60. C 61. B 62. C 63. A 64. B 65. E 66. A 67. D
68. E 69. A 70. C 71. B 72. A 73. C 74. A 75. E 76. B 77. B
78. A 79. D 80. E 81. B 82. A 83. D 84. E 85. B 86. A 87. D
88. C 89. B 90. B 91. B 92. E 93. A 94. C 95. B 96. C 97. B
98. A 99. B 100. B 101. A 102. E

二、简答题

1. 卵巢肿瘤组织学分哪四大类?

答:卵巢肿瘤主要组织学类型为上皮性肿瘤、生殖细胞肿瘤、性索间质肿瘤和转移性肿瘤四大类。上皮性肿瘤是最常见的组织学类型,约占 50%~70%。其次为生殖细胞肿瘤。

2. 卵巢恶性肿瘤有哪些转移途径?

答:直接蔓延、腹腔种植和淋巴转移是卵巢恶性肿瘤的主要转移途径,其转移特点是盆、腹腔内广泛转移灶,血行转移少见,晚期可转移到肺、胸膜及肝实质。

3. 简述良恶性肿瘤的临床表现有哪些。

答:(1) 良性肿瘤:肿瘤较小时多无症状,常在妇科检查时偶然发现,肿瘤增大后可感腹胀或扪及腹部肿块,肿瘤长大充满盆、腹腔时,可出现尿频、便秘、气急、心悸等压迫症状,检查见腹部膨隆,叩诊实音,无移动性浊音。双合诊和三合诊检查可在子宫一侧或双侧触及圆形或类圆形肿块,表面光滑,活动,与子宫无粘连。

(2) 恶性肿瘤:早期常无症状,晚期主要表现为腹胀、纳差、腹部隐痛等非特异性症状;部分患者可有消瘦、贫血等恶病质表现,功能性肿瘤可出现异常阴道流血;妇科检查可扪及盆腹腔肿块,可为双侧,实性或囊实性,表面凹凸不平,活动度差,常伴有盆腹腔积液;三合诊检查可在直肠子宫陷凹处触及质硬结节或肿块,有时可扪及上腹部肿块及腹股沟、腋下或锁骨上肿大淋巴结。

4. 简述良、恶性卵巢肿瘤的鉴别诊断有哪些。

答:良、恶性卵巢肿瘤的鉴别诊断见下表。

鉴别内容	良性肿瘤	恶性肿瘤
病史	病程长,逐渐增大	病程短,迅速增大
体征	多为单侧,活动;囊性,表面光滑;常无腹腔积液	多为双侧,固定;实性或囊实性,表面不平,结节状;常有腹腔积液,多为血性,可查到癌细胞
一般情况	良好	恶病质
超声	为液性暗区,可有间隔光带,边缘清晰	液性暗区内有杂乱光团、光点,或囊实性,肿块边界不清

5. 卵巢肿瘤有哪些并发症?

答:卵巢肿瘤的并发症有蒂扭转(最多见)、破裂、感染和恶变。

6. 常用卵巢肿瘤辅助检查方法有哪些?

答:常用的辅助检查有:影像学检查、肿瘤标志物检测、腹腔镜检查、抽取腹腔积液或腹腔冲洗液和胸腔积液查找癌细胞。

7. 简述卵巢肿瘤的治疗原则及目的有哪些。

答:卵巢肿瘤一经发现,应行手术治疗。手术目的:①明确诊断;②切除肿瘤;③对恶性肿瘤进行手术病理分期;④解除并发症。术中应剖检肿瘤,行快速冰冻组织病理学检查以明确诊断;手术可通过腹腔镜或开腹进行,良性肿瘤多行腹腔镜手术,而恶性肿瘤一般行开腹手术,部分经选择的早期患者可行腹腔镜全面分期手术,恶性肿瘤患者术后应根据其组织学类型、组织学分级、手术病理分期和残余病灶大小等决定是否进行辅助性治疗,化疗是最主要的辅助治疗,与手术治疗同等重要。

8. 简述卵巢肿瘤的预防措施有哪些。

答:(1) 筛查:主要应用血清 CA125 检测联合盆腔超声检查。目前循证医学证据提示对普通人群行常规筛查未能降低卵巢癌死亡率,然而,CA125 联合阴道超声检查可提高高危人群早期诊断的可能性,从而改善患者生存。

(2) 遗传咨询:对高风险人群的卵巢癌预防有一定意义,建议有卵巢癌、输卵管腹膜癌、乳腺癌或 *BRCA* 基因突变家族史的女性,进行遗传咨询、接受 *BRCA* 基因检测。对确定有 *BRCA* 基因突变者,建议在完成生育后实施降低卵巢癌风险的预防性双侧附件切除术。

(3) 预防性输卵管切除:根据浆液性卵巢癌输卵管起源理论,在完成生育后实施妇科手术时,建议同时切除双侧输卵管,以降低卵巢癌和输卵管癌的发病风险。

9. 简述卵巢恶性肿瘤的 FIGO 分期(四期)是什么。

答:①Ⅰ期:肿瘤局限于卵巢或输卵管。②Ⅱ期:肿瘤累及单侧或双侧卵巢或输卵管并有盆腔内扩散(骨盆入口平面以下)或原发性腹膜癌。③Ⅲ期:肿瘤累及单侧或双侧卵巢、输卵管或原发性腹膜癌,伴有细胞学或组织学证实的盆腔外腹膜转移和/或证实存在腹膜后淋巴结转移。④Ⅳ期:超出腹腔外的远处转移。

10. 简述卵巢上皮性癌的发病相关因素有哪些。

答:病因尚不清楚,可能与以下危险因素密切相关。①排卵因素:流行病学调查显示未产、不孕可增加卵巢癌风险,而多次妊娠、口服避孕药和哺乳可降低卵巢癌发病风险。②遗传因素:遗传性乳腺癌-卵巢癌综合征(hereditary breast and ovarian cancer syndrome,HBOC)主要是由于 *BRCA1/ BRCA2* 基因胚系突变所致,约 20%~25% 的卵巢癌患者可检测到 *BRCA1/BRCA2* 基因的胚系突变,携带 *BRCA1* 或 *BRCA2* 基因胚系突变女性的卵巢癌终身发病风险分别为 40%~60% 和 11%~27%,而一般女性卵巢癌终身发病风险仅为 1.4% 左右。林奇综合征(Lynch syndrome),即遗传性非息肉病性结直肠癌(hereditary nonpolyposis colorectal cancer,HNPCC),主要由 *MLH1*、*MSH2*、*MSH6*、*PMS2* 胚系突变所致,可增加卵巢癌、子宫内膜癌和结直肠癌发病风险。此外,其他基因的胚系突变也可增加卵巢癌发病风险,如 *BRIP1*、*PALB2*、*STK11*、*RAD51C*、*RAD51D*、*ATM* 等。③子宫内膜异位症:相关形态学和分子生物学证据提示,卵巢子宫内膜样癌和透明细胞癌主要来源于子宫内膜异位症的恶变。

11. 何谓早期卵巢上皮性癌的分期手术?

答:早期患者应行全面手术分期,包括:留取腹腔积液或腹腔冲洗液进行细胞学检查;全面探查盆、腹腔,对可疑病灶及易发生转移部位多处取材行组织病理学检查;全子宫和双附件切除,确保完整切除肿瘤;大网膜切除;盆腔淋巴结切除,包括髂总淋巴结、髂内淋巴结、髂外淋巴结和闭孔淋巴结切除;腹主动脉旁淋巴结切除,应达肾血管水平。

12. 何谓晚期卵巢上皮性癌的肿瘤细胞减灭术?

答:晚期(FIGOⅡ~Ⅳ期)患者应行肿瘤细胞减灭术(cytoreductive surgery),也称减瘤术(debulking surgery),手术的目的是尽可能切除所有原发灶和转移灶,使残余肿瘤病灶达到最小,必要时可切除部分肠管、膀胱、脾脏等脏器。术前影像学或术中探查发现的可疑和/或肿大淋巴结,应尽可能切除,临床阴性淋巴结不需要切除。若最大残余灶直径<1cm,称满意减瘤术,切除所有肉眼可见病灶,达到无任何残留病灶(R0)是手术最高目标。

13. 简述卵巢交界性上皮性肿瘤的治疗原则是什么。

答:手术是卵巢交界性上皮性肿瘤最主要的治疗方法,手术治疗的目标是将肿瘤完整切除,卵巢交界性上皮性肿瘤原则上应行全面分期手术,但是否行腹膜后淋巴结切除尚存争议。尽管腹膜后淋巴结切除可能提高肿瘤分期,但并不影响总体生存率。然而,大网膜切除和腹膜多点活检可提高 30% 患者的分期,可能影响患者预后。一般不推荐术后辅助性化疗,仅对有浸润性种植者,可参照低级别上皮性癌辅助性治疗方案处理。

14. 简述卵巢上皮性癌的化疗适应证有哪些。

答:上皮性癌对化疗敏感,即使已有广泛转移也能取得一定疗效。除经过全面分期手术的ⅠA和ⅠB期黏液性癌、低级别浆液性癌和子宫内膜样癌不需化疗外,其他患者均需化疗。

15. 简述复发性卵巢上皮性癌的处理原则是什么。

答:一经复发,预后很差,选择治疗时应优先考患者的生活质量。手术治疗的作用有限,应仔细、全面评估后实施;化疗是主要的治疗手段,药物的选择应根据一线化疗的方案、疗效、毒副反应及肿瘤复发时间综合考虑;可选择靶向治疗,如多腺苷二磷酸核糖聚合酶(PARP)抑制剂用于 *BRCA1/BRCA2* 基因突变的铂敏感复发二线化疗的维持治疗。

16. 简述卵巢恶性肿瘤随访与监测有哪些。

答:卵巢恶性肿瘤易复发,应长期随访和监测。一般在治疗后 2 年内,每 3 个月随访一次;3~5 年后每 4~6 个月一次;5 年后每年随访一次。随访内容包括询问病史、体格检查、肿瘤标志物检测和影像学检查。血清 CA125、AFP、hCG 等肿瘤标志物测定根据组织学类型选择。超声是首选的影像学检查,发现异常进一步选择 CT、MRI 和/或 PET/CT 检查等。

17. 简述卵巢癌常用的化疗方案有哪些。

答:多采用以铂类为基础的联合化疗,其中卡铂联合紫杉醇为首选化疗方案。早期高级别浆液性癌需要化疗 6 个疗程,其他组织学类型早期可以化疗 3~6 个疗程,晚期卵巢癌一般化疗 6 个疗程。卵巢原发性黏液性癌患者也可选择氟尿嘧啶+亚叶酸钙+奥沙利铂或卡培他滨+奥沙利铂联合化疗方案。静脉全身化疗是卵巢癌标准化疗途径,对于初次手术达到满意的患者也可采用静脉联合腹腔化疗模式。

18. 常见的卵巢生殖细胞肿瘤有哪些病理类型? 列举 3 种,并简要描述其临床特征。

答:(1)畸胎瘤:为最常见的生殖细胞肿瘤,多由 2~3 个胚层的组织(外胚层、中胚层和/或内胚层)构成,偶见仅含一个胚层成分。肿瘤的良、恶性取决于组织分化程度。

(2)无性细胞瘤:中度恶性的实性肿瘤,占卵巢恶性肿瘤的 1%~2%。好发于青春期及生育期女性,单侧居多,右侧多于左侧。对化疗、放疗敏感,预后较好。

(3)卵黄囊瘤:曾被称为内胚窦瘤,占卵巢恶性肿瘤的 1%,好发于女童及年轻女性,可分泌甲胎蛋白(AFP),故患者血清 AFP 水平升高。肿瘤恶性程度高,生长迅速,易早期转移,对化疗敏感。

19. 卵巢未成熟性畸胎瘤的病理特征是什么?

答:卵巢未成熟性畸胎瘤多为实性,可有囊性区域,含 2~3 胚层,由分化程度不同的未成熟胚胎组织构成,主要为原始神经组织。镜下见原始神经管,也可能存在有丝分裂活跃的神经胶质细胞,与成熟的外胚层或内胚层组织共存。根据未成熟神经上皮组织占比和分化程度,组织学分级分为 G1~G3 级,肿瘤的复发和转移与所含原始神经上皮的数量和未成熟程度直接相关。该肿瘤的复发及转移率均高,但有的患者复发后再次手术时可以见到未成熟肿瘤组织向成熟转化的现象,即出现恶性程度的逆转。

20. 常见的卵巢性索间质肿瘤有哪些病理类型? 列举 3 种,并简要描述其临床特征。

答:(1)颗粒细胞瘤:分为成年型和幼年型两种。95% 的颗粒细胞瘤为成年型,属低度恶性肿瘤,可发生于任何年龄,高峰为 45~55 岁。肿瘤可分泌雌激素,青春期前患者可出现性早熟,生育年龄患者出现月经紊乱,绝经后患者则有不规则阴道流血,常合并子宫内膜异常增生,甚至发生子宫内膜癌。成人型颗粒细胞瘤预后较好,5 年生存率达 80% 以上,但有远期复发倾向。幼年型颗粒细胞瘤仅占颗粒细胞瘤的 5%,主要发生在青少年,由于患者初诊时多为早期,肿瘤局限于一侧卵巢,无高危因素者预后良好。

(2)卵泡膜细胞瘤:常与颗粒细胞瘤合并存在,但也可为单一成分,多为良性。患者可因高水平雌激素而合并子宫内膜增生甚至子宫内膜癌。恶性较少见,其预后较卵巢上皮性癌好。

(3)纤维瘤:占卵巢肿瘤的 2%~5%,多见于中年女性,纤维瘤伴有腹腔积液或胸腔积液者,称梅格斯综合征,手术切除肿瘤后,胸腔积液、腹腔积液可自行消失。

21. 什么是梅格斯综合征? 其临床处理原则是什么?

答:纤维瘤伴有腹腔积液或胸腔积液者,称梅格斯综合征(Meigs syndrome),手术切除肿瘤后,胸腔积液、腹腔积液可自行消失。

22. 卵巢转移性肿瘤的转移途径来源可能有哪些?

答:卵巢转移性肿瘤最常见的原发部位是胃肠道。确切的转移途径尚不明确,目前较为认可的有以下几种可能性。①血行转移:卵巢转移性肿瘤较原发性上皮性卵巢癌更趋于年轻化,好发于绝经前期女性,这与绝经前卵巢血供更丰富相关,且卵巢转移常是原发肿瘤全身转移的一部分。②淋巴转移:双侧卵巢丰富的网状淋巴循环引流入腰淋巴结内,当原发灶癌细胞浸润转移至腰淋巴结,可能因逆流入卵巢内造成播散。③种植转移:这是最早提出的一种途径,认为原发灶肿瘤细胞可突破浆膜层并脱落到腹腔或腹腔积液中,借助肠蠕动和/或腹腔积液种植于卵巢表面而浸润生长,这与卵巢处于腹腔最低位置,且排卵时可形成"排卵性缺损"或上皮凹陷增加癌细胞种植机会等生理性因素有关,但有很多早期胃癌也可伴发卵巢转移,且病理证实很多卵巢转移灶存在于卵巢深部,被膜并未累及。因而,各种转移途径并非孤立存在,可能通过多种方式转移至卵巢。

(崔保霞　李科珍)

第二十八章 | 妊娠滋养细胞疾病

学习重点难点

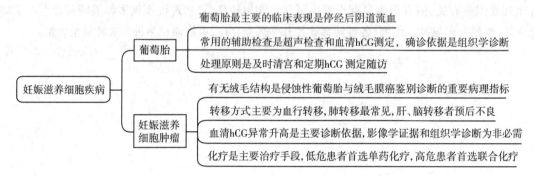

妊娠滋养细胞疾病
- 葡萄胎
  - 葡萄胎最主要的临床表现是停经后阴道流血
  - 常用的辅助检查是超声检查和血清hCG测定，确诊依据是组织学诊断
  - 处理原则是及时清宫和定期hCG测定随访
- 妊娠滋养细胞肿瘤
  - 有无绒毛结构是侵蚀性葡萄胎与绒毛膜癌鉴别诊断的重要病理指标
  - 转移方式主要为血行转移,肺转移最常见,肝、脑转移者预后不良
  - 血清hCG异常升高是主要诊断依据,影像学证据和组织学诊断为非必需
  - 化疗是主要治疗手段,低危患者首选单药化疗,高危患者首选联合化疗

思维导图 28-1 妊娠滋养细胞疾病

习题

一、选择题

【A1 型题】

1. 完全性葡萄胎的染色体核型一般为

　　A. 父系二倍体　　　　　　　　　　　B. 母系二倍体

　　C. 父系三倍体　　　　　　　　　　　D. 母系三倍体

　　E. 父系单倍体加母系双倍体

2. 葡萄胎最常见的症状是

　　A. 腹部包块　　　　B. 妊娠呕吐　　　　C. 停经后阴道流血

　　D. 腹痛　　　　　　E. 甲状腺功能亢进征象

3. 葡萄胎最重要的辅助检查方法是

　　A. 血 hCG 测定　　　B. 超声检查　　　　C. 流式细胞测定

　　D. 胸部 X 线摄片　　　E. 肝肾功能检测

4. 关于葡萄胎清宫**错误**的是

　　A. 葡萄胎一旦确诊应及时清宫

　　B. 清宫一般选用吸刮术,但当子宫增大至妊娠 6 个月大小时,应选用钳夹术

　　C. 为减少术中出血和预防子宫穿孔,可在术中应用缩宫素静脉滴注

　　D. 子宫小于妊娠 12 周时可以一次刮净

　　E. 葡萄胎每次刮宫的刮出物必须送组织学检查

5. 葡萄胎清宫术后应可靠避孕
   A. 5 年　　　　　B. 2 年　　　　　C. 18 个月　　D. 1 年　　　　E. 6 个月

6. 完全性葡萄胎清宫术后发生子宫局部侵犯和/或远处转移的概率分别约为
   A. 10% 和 4%　　　　　　B. 15% 和 2%　　　　　C. 4% 和 0
   D. 20% 和 5%　　　　　　E. 15% 和 4%

7. 妊娠滋养细胞肿瘤最常见的转移部位是
   A. 脑　　　　　B. 肺　　　　　C. 阴道　　　　D. 肝　　　　E. 肾

8. 妊娠滋养细胞疾病**不包括**
   A. 葡萄胎　　　　　　　　B. 侵蚀性葡萄胎　　　　　C. 绒毛膜癌
   D. 原发性卵巢绒毛膜癌　　E. 胎盘部位滋养细胞肿瘤

9. 关于妊娠滋养细胞肿瘤的诊断**错误**的是
   A. 只要任一组织切片中见到绒毛结构,诊断为侵蚀性葡萄胎
   B. 影像学证据不是必需的
   C. 仅见成片滋养细胞浸润及坏死,未见绒毛结构,诊断为绒毛膜癌
   D. 对于葡萄胎后妊娠滋养细胞肿瘤,血 hCG 是主要诊断依据
   E. 确诊依靠组织学检查

10. 低危妊娠滋养细胞肿瘤首选的化疗药物**不包括**
    A. MTX　　　　　　　　　B. FU　　　　　　　　　C. Act-D
    D. KSM　　　　　　　　　E. Taxol

11. 高危滋养细胞肿瘤患者首选的化疗方案是
    A. EMA-CO　　　　　　　B. EP-EMA　　　　　　　C. PVB
    D. BEP　　　　　　　　　E. VIP

【A2 型题】

12. 女性,20 岁。停经 60 日,阴道不规则流血 10 日。妇科检查:子宫如孕 3 个月大,软,双侧附件区触及 5cm 囊性肿物,活动良好。除血 hCG 测定外,首选的检查方法是
    A. 盆腔 X 线摄片　　　　　B. 盆腔 CT 检查　　　　　C. 盆腔 MRI 检查
    D. 盆腔 PET 检查　　　　　E. 盆腔 B 型超声检查

13. 女性,25 岁。有性生活史,停经 8 周,阴道少量流血 5 日。子宫如妊娠 3 个月大,软,双侧附件区各有 5cm×5cm×3cm 囊性肿物,应首先考虑
    A. 早孕合并卵巢囊肿　　　B. 葡萄胎　　　　　　　　C. 难免流产
    D. 先兆流产　　　　　　　E. 先兆流产合并卵巢囊肿

14. 女性,27 岁。停经 10 周,阴道流血及腹部紧张感 2 日。既往月经周期规律。妇科检查:宫口未开,子宫如孕 3 个月大、软,双侧附件区均触及直径 5cm、囊性、活动良好、无压痛肿物,尿妊娠试验阳性。本例双侧附件区肿物最可能是
    A. 输卵管积水　　　　　　B. 输卵管卵巢囊肿　　　　C. 卵巢黄素化囊肿
    D. 卵巢子宫内膜异位囊肿　E. 卵巢浆液性囊腺瘤

15. 女性,25 岁。葡萄胎清宫后 5 个月,门诊拟 "妊娠滋养细胞肿瘤" 收入院。入院时,血 hCG 测定 1 500IU/L,B 型超声检查见子宫病灶直径 2cm,X 线胸片和胸部 CT 均阴性。正确的处理应是
    A. MTX 单药化疗　　　　　B. FU 和 KSM 联合化疗　　C. EMA-CO 联合化疗
    D. 手术治疗　　　　　　　E. 随访观察

16. 女性,48 岁。葡萄胎清宫后 8 周,阴道不规则流血 7 日。近 3 周血 hCG 持续上升,入院时为 3 500IU/L。检查子宫如孕 2 个月大。B 型超声检查见子宫肌层内直径 3cm 的蜂窝状病灶,双侧附件区阴性。肺 CT 阴性。最适合的处理是

  A. 放射治疗   B. 化放疗   C. 联合化疗

  D. 全子宫切除术及单药化疗   E. 随访观察

17. 女性,48 岁。因葡萄胎行子宫切除。见子宫肌壁间有水泡样物,镜下见滋养细胞增生活跃。术后正确处理应是

  A. 化学药物治疗   B. 免疫疗法   C. 继续随访观察

  D. 放射治疗   E. 化放疗

18. 女性,30 岁。人工流产术后阴道不规则流血 8 个月。阴道流血量不多。阴茎套避孕。现尿妊娠试验阳性,胸部 X 线摄片见两肺中下野散在浅淡半透明圆形阴影及棉花团影。最可能的诊断为

  A. 绒毛膜癌   B. 先兆流产   C. 葡萄胎

  D. 侵蚀性葡萄胎   E. 吸宫不全

19. 女性,25 岁。有性生活史,停经 8 周,阴道少量流血 5 日。子宫如妊娠 3 个月大,软,双侧附件区各有 5cm×5cm×3cm 囊性肿物,应首先考虑

  A. 早孕合并卵巢囊肿   B. 葡萄胎   C. 难免流产

  D. 先兆流产   E. 先兆流产合并卵巢囊肿

【A3/A4 型题】

(20~21 题共用题干)

女性,29 岁。阴道流血 1 个月,咳嗽、咯血 1 日。半年前足月顺产一女婴。妇科检查:阴道壁见 2cm×1cm×1cm 紫蓝色结节,子宫颈光滑,宫体如孕 50 日大小,质软,活动,附件区未触及包块。胸片示多个低密度圆形阴影,血 hCG 10 000U/L。

20. 最可能的诊断是

  A. 葡萄胎   B. 妊娠滋养细胞肿瘤   C. 肺癌

  D. 子宫内膜癌   E. 阴道癌

21. 不恰当的处理是

  A. 化疗   B. 胸部 CT 检查   C. B 型超声检查

  D. 阴道病灶活检   E. 血 hCG 监测

(22~25 题共用题干)

女性,31 岁。停经 58 日,阴道少量流血 10 日,偶有阵发性腹痛。平时月经规律。妇科检查:子宫颈着色,子宫体如妊娠 4 个月大,双侧附件区均扪及 5cm 囊性包块。

22. 本例可能性最小的疾病是

  A. 羊水过多   B. 葡萄胎   C. 双胎妊娠

  D. 先兆流产   E. 妊娠合并子宫肌瘤

23. 双侧附件区包块应想到的疾病是

  A. 输卵管结核   B. 输卵管积水   C. 卵巢黄素化囊肿

  D. 卵巢囊性畸胎瘤   E. 双侧隐睾

24. 有助于确诊本病的辅助检查手段是

  A. 血 hCG 测定   B. 腹部 X 线摄片   C. 超声检查

  D. 诊断性刮宫   E. 超声多普勒查胎心率

25. 若确诊为葡萄胎,治疗方案应选择
    A. 子宫切除术
    B. 预防性化疗
    C. 子宫切除术+预防性化疗
    D. 静脉滴注缩宫素促使子宫腔内容物排出
    E. 清宫术

(26~27 题共用题干)

女性,31 岁。停经 58 日,阴道少量流血 10 日,偶有阵发性腹痛。平时月经规律。妇科检查:子宫颈着色,子宫体如妊娠 4 个月大,双侧附件区均扪及包块。

26. 双侧附件区包块应想到的疾病是
    A. 输卵管结核
    B. 输卵管积水
    C. 卵巢黄素化囊肿
    D. 卵巢囊性畸胎瘤
    E. 异位妊娠包块

27. 若确诊为葡萄胎,治疗方案应选择
    A. 子宫切除术
    B. 预防性化疗
    C. 子宫切除术+预防性化疗
    D. 静脉滴注缩宫素促使子宫腔内容物排出
    E. 清宫术

【B1 型题】

(28~32 题共用备选答案)
    A. 子宫切除
    B. 肺叶切除术
    C. 放射治疗
    D. 单药化疗
    E. 联合化疗

28. 妊娠滋养细胞肿瘤肺转移,FIGO/WHO 评分 4 分,初次治疗首选

29. 妊娠滋养细胞肿瘤经多次化疗未能吸收的孤立的肺转移耐药病灶可采取

30. 妊娠滋养细胞肿瘤子宫耐药病灶、无生育要求者,可选择

31. 妊娠滋养细胞肿瘤肝转移病灶的治疗可采用

32. 妊娠滋养细胞肿瘤脑转移病灶的治疗可采用

(33~37 题共用备选答案)
    A. 完全性葡萄胎
    B. 部分性葡萄胎
    C. 侵蚀性葡萄胎
    D. 绒毛膜癌
    E. 胎盘部位滋养细胞肿瘤

33. 染色体核型为二倍体,均来自父系,见于

34. 与不全流产或过期流产临床表现相似,容易误诊的是

35. 镜下见肿瘤细胞呈片状增生,侵入子宫肌层并造成出血坏死,首先考虑

36. 父源印记、母源表达的印记基因表达阳性,见于

37. 在妊娠滋养细胞肿瘤的组织学诊断时,若原发灶和转移灶诊断不一致,只要在任一组织切片中见有绒毛结构,均诊断为

二、简答题

1. 妊娠滋养细胞疾病包括哪些疾病?
2. 妊娠滋养细胞肿瘤包括哪些疾病?
3. 简述完全性葡萄胎组织学特点有哪些。
4. 完全性葡萄胎典型的临床表现有哪些?
5. 完全性葡萄胎发生子宫局部侵犯和远处转移的高危因素有哪些?
6. 简述部分性葡萄胎组织学特点有哪些。
7. 哪些辅助检查方法可协助葡萄胎确诊?

8. 简述葡萄胎的处理有哪些。

9. 简述葡萄胎的随访有哪些。

10. 葡萄胎后妊娠滋养细胞肿瘤的诊断标准是什么？

11. 侵蚀性葡萄胎和绒毛膜癌最主要鉴别点是什么？

12. 妊娠滋养细胞肿瘤常见的转移部位有哪些？

13. 妊娠滋养细胞肿瘤脑转移时的主要临床表现有哪些？

14. 妊娠滋养细胞肿瘤的治疗原则是什么？

15. 如何制订合适的妊娠滋养细胞肿瘤治疗方案？

16. 目前高危妊娠滋养细胞肿瘤患者首选的联合化疗方案是什么？

17. 妊娠滋养细胞肿瘤患者停止化疗的指征是什么？

18. 何谓胎盘部位滋养细胞肿瘤？

19. 胎盘部位滋养细胞肿瘤主要组织学特点是什么？

20. 胎盘部位滋养细胞肿瘤准确的诊断方法是什么？

21. 如何处理胎盘部位滋养细胞肿瘤？

22. 简述如何处理上皮样滋养细胞肿瘤。

参考答案

一、选择题

【A1 型题】

1. A　　2. C　　3. B　　4. B　　5. E　　6. E　　7. B　　8. D　　9. E　　10. E

11. A

【A2 型题】

12. E　　13. B　　14. C　　15. A　　16. D　　17. A　　18. A　　19. B

【A3/A4 型题】

20. B　　21. D　　22. D　　23. C　　24. C　　25. E　　26. C　　27. E

【B1 型题】

28. D　　29. B　　30. A　　31. C　　32. C　　33. A　　34. B　　35. D　　36. B　　37. C

二、简答题

1. 妊娠滋养细胞疾病包括哪些疾病？

答：妊娠滋养细胞疾病是一组来源于胎盘滋养细胞的增生性疾病。在组织学上可分为：①葡萄胎妊娠，包括完全性葡萄胎、部分性葡萄胎和侵蚀性葡萄胎。②妊娠滋养细胞肿瘤，包括绒毛膜癌、胎盘部位滋养细胞肿瘤、上皮样滋养细胞肿瘤和混合性滋养细胞肿瘤。③非肿瘤病变，包括超常胎盘部位反应和胎盘部位结节/斑块。④异常（非葡萄胎）绒毛病变。

2. 妊娠滋养细胞肿瘤包括哪些疾病？

答：妊娠滋养细胞肿瘤包括侵蚀性葡萄胎、绒毛膜癌、胎盘部位滋养细胞肿瘤、上皮样滋养细胞肿瘤和混合性滋养细胞肿瘤。

3. 简述完全性葡萄胎组织学特点有哪些。

答：完全性葡萄胎组织学特点有：①可确认的胚胎或胎儿组织缺失；②绒毛水肿；③弥漫性滋养细胞增生；④种植部位滋养细胞呈弥漫和显著的异型性；⑤完全性葡萄胎无母源染色体，故不表达父源印记、母源表达基因(如 $P57^{KIP2}$),所以 P57 免疫组化染色阴性。

4. 完全性葡萄胎典型的临床表现有哪些?

答:完全性葡萄胎的典型临床表现有停经后阴道流血,子宫异常增大、变软,妇科检查或 B 型超声检查发现双侧卵巢黄素化囊肿。少部分患者可有妊娠呕吐、子痫前期征象、腹痛和甲状腺功能亢进征象。

5. 完全性葡萄胎发生子宫局部侵犯和远处转移的高危因素有哪些?

答:目前认为完全性葡萄胎发生局部侵犯和/或远处转移的高危因素有:①hCG>100 000U/L;②子宫明显大于相应孕周;③卵巢黄素化囊肿直径>6cm。另外有学者认为年龄>40 岁和重复葡萄胎也是高危因素。

6. 简述部分性葡萄胎组织学特点有哪些。

答:部分性葡萄胎的组织学特点有:①有胚胎或胎儿组织存在;②局限性滋养细胞增生;③绒毛大小及其水肿程度明显不一;④绒毛呈显著的扇贝样轮廓,间质内可见滋养细胞包涵体;⑤种植部位滋养细胞呈局限和轻度的异型性;⑥部分性葡萄胎拥有双亲染色体,所以表达父源印记、母源表达的印记基因,P57 免疫组化染色阳性。

7. 哪些辅助检查方法可协助葡萄胎确诊?

答:可协助葡萄胎确诊的辅助检查方法主要有:①超声检查:B 型超声是诊断葡萄胎可靠和敏感的辅助检查,最好采用经阴道彩色多普勒超声;②绒毛膜促性腺激素(hCG)测定:在葡萄胎妊娠时,血 hCG 异常升高,但正常妊娠血 hCG 水平达高峰时,与葡萄胎较难鉴别,因此需根据 hCG 动态变化或结合超声检查作出诊断;③流式细胞仪测定:完全性葡萄胎染色体核型为二倍体,部分性葡萄胎为三倍体;④其他检查:母源表达印记基因检测、分子基因分型。

8. 简述葡萄胎的处理有哪些。

答:葡萄胎诊断一经成立,应及时清宫。停经大于 16 周的葡萄胎清宫术应在超声引导下进行操作。一般选用吸刮术,在充分扩张子宫颈管和开始吸宫后静脉滴注缩宫素。通常一次刮宫即可刮净葡萄胎组织。若有持续子宫出血或超声提示有妊娠物残留,需要第二次刮宫。葡萄胎每次刮宫的刮出物,必须送组织学检查。对卵巢黄素化囊肿一般不需要处理,若发生急性蒂扭转,可在 B 型超声或腹腔镜下做穿刺吸液,囊肿也多能自然复位。若扭转时间较长发生坏死,则需做患侧附件切除术。预防性化疗和单纯子宫切除不作为常规推荐。

9. 简述葡萄胎的随访有哪些。

答:葡萄胎患者清宫后必须定期随访,以便尽早发现滋养细胞肿瘤并及时处理。随访应包括以下内容:①定期 hCG 测定,治疗后每周一次,直至连续 3 次阴性,以后每个月 1 次共 6 个月;②询问病史,包括月经状况,有无阴道流血、咳嗽、咯血等症状;③妇科检查,必要时可选择 B 型超声、X 线胸片或 CT 检查等;④随访期间应可靠避孕。避孕时间为 6 个月,避孕方法首选口服避孕药,可选用避孕套。不选用宫内节育器。

10. 葡萄胎后妊娠滋养细胞肿瘤的诊断标准是什么?

答:在葡萄胎清宫后 hCG 随访的过程中,凡符合下列标准中的任何一项且排除妊娠物残留或再次妊娠即可诊断为妊娠滋养细胞肿瘤:①hCG 测定 4 次(即 1、7、14、21 日)呈高水平平台状态(±10%),并持续 3 周或更长时间;②hCG 测定 3 次(即 1、7、14 日)上升(>10%),并至少持续 2 周或更长时间。

11. 侵蚀性葡萄胎和绒毛膜癌最主要鉴别点是什么?

答:最主要鉴别点为:组织切片中是否存在绒毛结构。在子宫肌层内或子宫外转移灶组织中若见到绒毛或退化的绒毛阴影,则诊断为侵蚀性葡萄胎;若仅见成片滋养细胞浸润及坏死出血,未见绒毛结构者,则诊断为绒毛膜癌。若原发灶和转移灶诊断不一致,只要在任一组织切片中见有绒毛结构,均应诊断为侵蚀性葡萄胎。

12. 妊娠滋养细胞肿瘤常见的转移部位有哪些?

答:妊娠滋养细胞肿瘤主要经血行播散,转移发生早而且广泛。最常见的转移部位是肺(80%),其次是阴道(30%)、盆腔(20%)、肝(10%)和脑(10%)等。

13. 妊娠滋养细胞肿瘤脑转移时的主要临床表现有哪些?

答:妊娠滋养细胞肿瘤脑转移可分为3个时期。首先为瘤栓期,表现为一过性脑缺血症状,如猝然跌倒、暂时性失语、失明等。继而发展为脑瘤期,即瘤组织增生侵入脑组织形成脑瘤,出现头痛、喷射样呕吐、偏瘫、抽搐直至昏迷。最后进入脑疝期,因脑瘤增大及周围组织出血、水肿,造成颅内压升高,脑疝形成,压迫生命中枢,最终死亡。

14. 妊娠滋养细胞肿瘤的治疗原则是什么?

答:妊娠滋养细胞肿瘤的治疗原则是采用以化疗为主、手术和放疗为辅的综合治疗。

15. 如何制订合适的妊娠滋养细胞肿瘤治疗方案?

答:在制订妊娠滋养细胞肿瘤治疗方案以前,必须在明确临床诊断的基础上,根据病史、体征及各项辅助检查的结果,作出正确的临床分期,并根据预后评分将患者评定为低危或高危(低危通常包括≤6分的I~Ⅲ期患者,高危通常包括≥7分的I~Ⅲ期和Ⅳ期患者),再结合骨髓功能、肝肾功能及全身情况等评估,制订合适的治疗方案,以实施分层治疗。低危患者常选择单一药物化疗;对于预后评分5~6分或病理诊断绒毛膜癌的低危患者,可参照预后评分高危患者的方案选择联合化疗。高危患者选择联合化疗,对于极高危患者可直接选择EP-EMA等二线方案。

16. 目前高危妊娠滋养细胞肿瘤患者首选的联合化疗方案是什么?

答:高危妊娠滋养细胞肿瘤患者首选的联合化疗方案是EMA-CO方案和以FU为主的联合化疗方案。

17. 妊娠滋养细胞肿瘤患者停止化疗的指征是什么?

答:停止化疗的指征是:在每一疗程化疗结束后,应每周一次测定血清hCG,并结合妇科检查和影像学检查。hCG正常后,低危患者巩固化疗2~3疗程;高危患者巩固化疗3~4疗程。

18. 何谓胎盘部位滋养细胞肿瘤?

答:胎盘部位滋养细胞肿瘤是指起源于胎盘种植部位的一种特殊类型的滋养细胞肿瘤,几乎完全由中间型滋养细胞组成。临床罕见,多数预后良好,但少数可发生转移,预后不良。

19. 胎盘部位滋养细胞肿瘤主要组织学特点是什么?

答:胎盘部位滋养细胞肿瘤主要组织学特点是其几乎完全由中间型滋养细胞组成,无绒毛结构,呈单一或片状侵入子宫肌纤维之间,仅有灶性坏死和出血。

20. 胎盘部位滋养细胞肿瘤准确的诊断方法是什么?

答:胎盘部位滋养细胞肿瘤症状、体征不典型,容易误诊。确诊靠组织学检查,通过刮宫标本可对部分肿瘤突向子宫腔者作出组织学诊断,但在多数情况下需靠手术切除的子宫标本作出准确的组织学诊断。

21. 如何处理胎盘部位滋养细胞肿瘤?

答:手术是胎盘部位滋养细胞肿瘤首选的治疗方法,无转移性患者(I期)行全子宫切除+输卵管切除术±盆腔淋巴结活检,若术后发现具有1个或多个不良预后因素者应考虑化疗。转移性患者行全子宫切除+输卵管切除术+尽可能切除转移性病灶+化疗。化疗优先选择EP-EMA方案。

22. 简述如何处理上皮样滋养细胞肿瘤。

答:目前上皮样滋养细胞肿瘤(ETT)的治疗尚缺乏统一规范,通常认为对于病变较局限者,手术是治疗的主要手段。患者一经确诊,应及时行子宫切除,不除外转移时行淋巴结切除术,年轻患者可保留双侧卵巢。目前不常规推荐保留生育功能的手术。对于子宫外单发的病灶,手术切除也是可考虑的治疗方法。化疗在 ETT 治疗中的价值尚不确定,应用于 ETT 患者的化疗方案也尚未统一。某些靶向和免疫治疗可能是有效的补救治疗措施。

(崔竹梅　许君芬)

学习重点难点

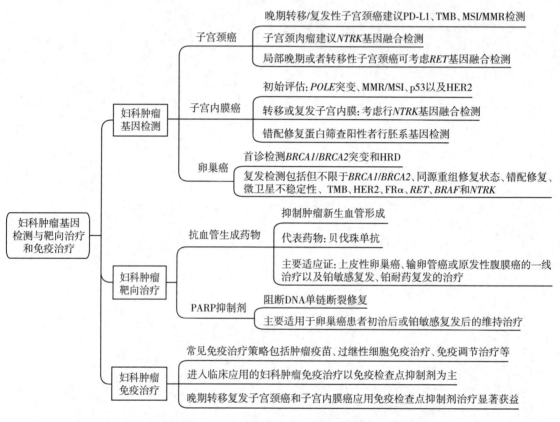

思维导图 29-1　妇科肿瘤基因检测与靶向治疗和免疫治疗

习题

一、选择题

【A1 型题】

1. 以下属于癌基因的是
   A. *BRCA1* 基因　　　　　　B. *BRCA2* 基因　　　　　　C. *MYC* 基因
   D. *p53* 基因　　　　　　　E. *PTEN* 基因

2. 贝伐珠单抗在抗肿瘤药物分类中属于
   A. 酪氨酸激酶抑制剂　　　　　　　　　B. 肿瘤新生血管抑制药

C. 肿瘤细胞诱导分化剂类　　　　　　　D. 细胞因子类

E. 抗恶性肿瘤酶类

3. 将编码细胞因子的 mRNA 通过工程细胞导入体内,使之抑制肿瘤细胞生长或刺激免疫功能达到治疗肿瘤目的的方法是

A. 主动免疫治疗　　　　　　　　　　　B. 过继性细胞疗法

C. 基因治疗　　　　　　　　　　　　　D. 免疫靶向治疗

E. 以上都不是

【A2 型题】

4. 患者女性,58 岁,因“绝经后阴道流血 1 个月”就诊。B 型超声提示:内膜增厚不均,约 20mm。其姐姐 5 年前因“子宫内膜癌”去世,哥哥 2 年前患结肠癌。以下基因检测**错误**的是

A. *POLE* 基因　　　　　　　　　　　B. 错配修复基因

C. *p53* 基因　　　　　　　　　　　　D. *BRCA* 基因

E. Lynch 综合征评估测试

5. 患者女性,56 岁,诊断为卵巢高级别浆液性癌ⅢC 期,行剖腹探查+肿瘤细胞减灭术,手术达 R0 切除,术后辅助紫杉醇联合卡铂静脉化疗 6 个疗程,查 *BRCA* 和 HRD 检测,结果提示患者存在 *BRCA1* 致病突变,建议使用 PARP 抑制剂进行维持治疗。以下属于 PARP 抑制剂主要作用机制的是

A. 抑制肿瘤细胞的增殖　　　　　　　　B. 促进肿瘤细胞的凋亡

C. 修复 DNA 损伤　　　　　　　　　　D. 抑制 DNA 修复

E. 抑制肿瘤新生血管形成

6. 患者 51 岁,确诊子宫颈鳞癌ⅢC 期,患者因严重消化道反应拒绝进一步放化疗治疗,遂自愿参加自体肿瘤浸润淋巴细胞(TIL)治疗。具体为从患者肿瘤组织中分离浸润淋巴细胞,加入高浓度 IL-2 选择培养,并将患者肿瘤细胞与扩增后的 T 淋巴细胞共孵育,筛选可杀瘤的阳性细胞群后进行大量扩增,扩增后回输至患者体内,1 个月后达完全缓解。该过程采用的免疫治疗方法属于

A. 治疗性肿瘤疫苗　　　　　　　　　　B. 被动免疫疗法

C. 免疫靶向治疗　　　　　　　　　　　D. 基因工程治疗

E. 免疫检查点抑制剂

二、简答题

1. 子宫内膜癌的基因检测的适用范围有哪些?

2. 简述妇科肿瘤靶向治疗的基本原理以及较传统化疗药物的优势有哪些,并列举至少 3 个妇科肿瘤靶向治疗药物。

3. 描述 PD-1 抑制剂的治疗原理有哪些。

参考答案

一、选择题

【A1 型题】

1. C　　2. B　　3. E

【A2 型题】

4. D　　5. D　　6. B

二、简答题

1. 子宫内膜癌的基因检测的适用范围有哪些?

答:子宫内膜癌基因检测主要适用于:①可考虑在子宫内膜癌初始评估时进行全面的基因组评估,包括 *POLE* 突变、错配修复/微卫星不稳定及 p53 异常表达;②对于转移或复发子宫内膜癌患者,可考虑行 *NTRK* 基因融合检测;③可考虑完成肿瘤突变负荷(TMB)检测;④有明显子宫内膜癌和/或结直肠癌家族史的患者,应进行遗传咨询和检测(Lynch 综合征评估测试)。

2. 简述妇科肿瘤靶向治疗的基本原理以及较传统化疗药物的优势有哪些,并列举至少 3 个妇科肿瘤靶向治疗药物。

答:靶向治疗是针对肿瘤发生发展中的关键靶点设计药物,特异地干扰靶点以发挥抗肿瘤作用的治疗方法。与传统化疗药物相比,靶向治疗在发挥抗肿瘤活性的同时,减少了对正常细胞的不良影响。目前妇科恶性肿瘤常见靶向药物包括抗血管生成药物、PARP 抑制剂、抗体偶联药物、HER2 抑制剂及多种信号通路抑制剂。

3. 描述 PD-1 抑制剂的治疗原理有哪些。

答:PD-1 抑制剂属于免疫检查点抑制剂,肿瘤高表达的 PD-L1 与活化的效应 T 细胞表面的免疫检查点 PD-1 结合后,可抑制 T 细胞的抗肿瘤活性,引发"免疫刹车"效应。PD-1 抑制剂则阻断 PD-1 和其配体 PD-L1 之间的相互作用,阻断免疫刹车过程,恢复 T 细胞对肿瘤的杀伤活性,从而达到治疗肿瘤的效果。

(胡　争)

第三十章 | 生殖内分泌疾病

学习重点难点

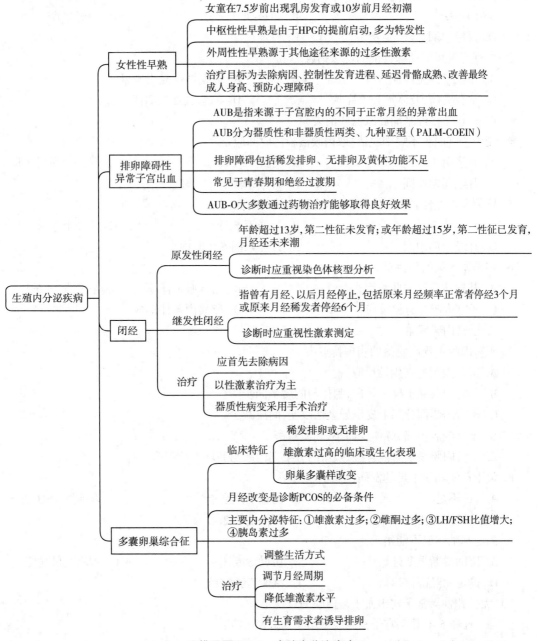

思维导图 30-1　生殖内分泌疾病

273

习题

一、选择题

【A1 型题】

1. 女性性早熟开始性发育的时间是
   A. 6 岁   B. 7.5 岁   C. 10 岁
   D. 11 岁   E. 13 岁

2. 经前期综合征出现在
   A. 卵泡期   B. 黄体期   C. 月经早期
   D. 月经中期   E. 月经后期

3. 下列有关经前期综合征的说法错误的是
   A. 多发于围绝经期   B. 周期性反复出现
   C. 常有头痛、肢体水肿等症状   D. 易怒、焦虑、抑郁
   E. 症状于月经来潮后减退或消失

4. 疑为子宫内膜不规则脱落,取内膜活检的时间应是
   A. 月经第 1 日   B. 月经第 5 日   C. 月经干净后 3 日
   D. 月经周期中间   E. 月经来潮前 12 小时

5. 疑为无排卵性异常子宫出血,取内膜活检的时间应是
   A. 月经第 3 日   B. 月经第 5 日   C. 月经干净后 3 日
   D. 月经周期中间   E. 月经来潮 6 小时内

6. 与排卵无关的项目是
   A. 基础体温呈双曲线型   B. 测定血黄体酮值,若其浓度≥3ng/ml
   C. 子宫内膜呈分泌反应   D. 卵巢内黄体形成
   E. 子宫内膜脱落

7. 子宫内膜不规则脱落的病理特点为
   A. 子宫内膜呈增生性反应
   B. 子宫内膜显示反应不良,腺体与间质不同步
   C. 子宫内膜部分腺上皮呈异型性改变,间质减少
   D. 子宫内膜萎缩,腺体少而小,间质致密
   E. 子宫内膜表现为混合型,残留的分泌期内膜与新增生的混合共存

8. 关于黄体功能不足的发病机制不包括
   A. LH 不足   B. 卵巢功能衰退   C. 卵泡期 FSH 缺乏
   D. 孕激素分泌减少   E. 卵泡期雌激素分泌减少

9. 测定基础体温不能用于
   A. 协助诊断早期妊娠   B. 协助诊断闭经   C. 判断黄体功能
   D. 确定闭经部位诊断   E. 判断有无排卵

10. 无排卵性异常子宫出血子宫内膜的表现是
    A. 月经 5~6 日刮宫子宫内膜呈增生和分泌并存
    B. 月经 5~6 日刮宫子宫内膜呈分泌型

C. 经前诊断性刮宫子宫内膜呈增生型

D. 经前诊断性刮宫子宫内膜呈蜕膜反应

E. 经前诊断性刮宫子宫内膜呈分泌不良

11. 黄体功能不足的体温特点是

    A. 基础体温单相,无低温相
        B. 基础体温双相,高温相下降缓慢

    C. 基础体温双相,低温相短
        D. 基础体温双相,高温相短

    E. 基础体温单相,无高温相

12. 可以诊断子宫性闭经的检查项目是

    A. 雌激素试验阳性
        B. 孕激素试验阳性

    C. 垂体兴奋试验阴性
        D. 雌孕激素序贯试验阴性

    E. 孕激素试验阴性

13. 用孕激素治疗闭经出现撤药性出血,表示

    A. 子宫内膜癌
        B. 子宫内膜结核

    C. 子宫内膜对雌激素不起反应
        D. 子宫内膜已受雌激素影响

    E. 子宫内膜已受 LH 影响

14. 与检查卵巢性闭经无关的项目是

    A. 测基础体温呈单相曲线
        B. 测血中雌孕激素值

    C. 测血 FSH 值
        D. 孕激素试验

    E. 雌孕激素序贯试验无撤药性出血

15. 与闭经诊断中行卵巢功能检查无关的项目是

    A. 测基础体温
        B. 阴道脱落细胞学检查

    C. 子宫颈黏液结晶检查
        D. 行子宫输卵管碘油造影

    E. 测血中雌、孕激素值

16. 下丘脑性闭经时功能试验的结果正确的是

    A. 孕激素试验(−),雌激素试验(−),促性腺激素试验(+),垂体兴奋试验(+)

    B. 孕激素试验(−),雌激素试验(+),促性腺激素试验(−),垂体兴奋试验(+)

    C. 孕激素试验(−),雌激素试验(+),促性腺激素试验(+),垂体兴奋试验(−)

    D. 孕激素试验(−),雌激素试验(+),促性腺激素试验(+),垂体兴奋试验(+)

    E. 孕激素试验(+),雌激素试验(+),促性腺激素试验(+),垂体兴奋试验(+)

17. 下丘脑-垂体-卵巢轴的调节存在反馈作用,下列表述错误的是

    A. 下丘脑分泌 GnRH 作用于垂体

    B. 卵泡在 LH 分泌高峰时排卵

    C. 下丘脑通过门脉循环与腺垂体密切联系

    D. FSH 有刺激卵泡生长发育的功能

    E. 卵泡成熟雌激素高峰对 Gn 分泌产生正反馈作用,触发 LH、FSH 高峰

18. 关于闭经患者垂体兴奋试验阳性,正确的是

    A. 属于子宫性闭经
        B. 属于垂体性闭经

    C. 垂体功能正常,病变可能在下丘脑
        D. 可能为睾丸女性化患者

    E. 卵巢性闭经

19. 希恩综合征属于
    A. 下丘脑性闭经　　　　　　　　　　B. 垂体性闭经
    C. 卵巢性闭经　　　　　　　　　　　 D. 子宫性闭经
    E. 下生殖道发育异常导致的闭经

20. 高催乳素血症的临床表现**不包括**
    A. 月经紊乱　　　　　　B. 不育　　　　　　C. 溢乳
    D. 腹痛　　　　　　　　E. 性功能改变

21. 闭经半年,泌乳 3 个月,首选的检查为
    A. 孕激素试验　　　　　B. 血 hCG　　　　　C. 血 PRL
    D. 蝶鞍 CT　　　　　　E. 诊断性刮宫

22. 用于治疗高催乳素血症的药物是
    A. 达那唑　　　　　　　B. 孕三烯酮　　　　C. 苯甲酸雌二醇
    D. 溴隐亭　　　　　　　E. 甲地孕酮

23. 引起高催乳素血症最常见的原因是
    A. 神经胶质瘤　　　　　B. 脑膜瘤　　　　　C. 垂体微腺瘤
    D. 糖尿病　　　　　　　E. 多囊卵巢综合征

24. 高催乳素血症患者出现头痛、眼花及视觉障碍,主要是因为
    A. 月经量增多　　　　　　　　　　　B. 血催乳素增高
    C. 垂体微腺瘤增大明显　　　　　　　D. 血 LH 增高
    E. 血 FSH 增高

25. 溴隐亭治疗高催乳素血症的机制是
    A. 多巴胺受体抑制剂　　　　　　　　B. 多巴胺受体激动剂
    C. 与催乳素竞争受体　　　　　　　　D. 能拮抗促甲状腺激素对垂体的刺激
    E. 直接杀死垂体微腺瘤细胞

26. 多囊卵巢综合征的内分泌特征正确的是
    A. 雄激素过多　　　　　B. 孕激素过多　　　C. 卵泡刺激素过多
    D. 黄体生成素过少　　　E. 胰岛素过少

27. 多囊卵巢综合征卵巢的病理变化正确的是
    A. 双侧卵巢均匀性萎缩　　　　　　　B. 卵巢表面坚韧,呈灰白色,包膜增厚
    C. 卵巢有≥5 个囊性卵泡　　　　　　D. 卵泡直径多<1mm
    E. 卵巢切面见包膜均匀性变薄

28. 多囊卵巢综合征多起病于
    A. 儿童期　　　　　　　B. 青春期　　　　　C. 妊娠期
    D. 围绝经期　　　　　　E. 哺乳期

29. 多囊卵巢综合征患者月经失调多表现为
    A. 月经频发　　　　　　B. 月经量多　　　　C. 痛经
    D. 月经稀发或闭经　　　E. 不规则流血

30. 不孕不育是育龄期多囊卵巢综合征女性的常见问题,主要原因是
    A. 排卵障碍　　　　　　B. 痛经　　　　　　C. 卵巢萎缩
    D. 胰岛素分泌障碍　　　E. 染色体异常

31. 多囊卵巢综合征患者血清 FSH 和 LH 的变化是

    A. FSH 升高　　　　　　　　B. LH 偏低　　　　　　　　C. FSH/LH 比值≥3

    D. LH 升高,LH/FSH 比值≥4　　E. 无排卵前 LH 峰值出现

32. 关于多囊卵巢综合征**错误**的是

    A. 雌酮高值　　　　　　　　　B. 体内 FSH 呈低水平

    C. 体内 LH 呈持续高水平　　　D. 胰岛素减少与黑棘皮症有关

    E. 雄激素过多持续无排卵

33. 关于多囊卵巢综合征病理生理机制**错误**的是

    A. 下丘脑-垂体-卵巢轴调节功能异常　　B. 胰岛素抵抗

    C. 肾上腺内分泌功能异常　　　　　　　D. 甲状腺功能亢进

    E. 高胰岛素血症

34. 多囊卵巢的典型病理变化**不包括**

    A. 双侧卵巢增大

    B. 白膜增厚、硬化,皮质表层纤维化,血管少

    C. 白膜下可见多个卵泡

    D. 卵泡直径一般为 2~9mm

    E. 无成熟卵泡生成及排卵迹象

35. **不属于**多囊卵巢综合征常见临床表现的是

    A. 月经稀发、闭经　　　　　　B. 多毛、痤疮　　　　　　C. 不孕

    D. 痛经　　　　　　　　　　　E. 黑棘皮症

36. 多囊卵巢综合征所致的闭经属于

    A. 子宫性闭经　　　　　　　　B. 卵巢性闭经　　　　　　C. 垂体性闭经

    D. 下丘脑性闭经　　　　　　　E. 肾上腺性闭经

37. 以下关于多囊卵巢综合征的治疗**不正确**的是

    A. 生活方式调整是一线治疗手段

    B. 定期合理应用药物,管理月经周期,更重要的意义在于保护子宫内膜

    C. 糖皮质激素类药物可用于治疗多囊卵巢综合征

    D. 对有生育要求的患者在生活方式调整、抗雄激素和改善胰岛素抵抗等基础治疗后,可进行促排卵治疗

    E. 腹腔镜下卵巢打孔术是常规治疗方式

38. **不属于**早发性卵巢功能不全临床表现的是

    A. 闭经　　　　　　　　　　　B. 卵巢体积缩小

    C. 雌激素水平波动性下降　　　D. FSH 水平低下

    E. AMH 水平低下

39. 关于绝经期概念,正确的是

    A. 绝经前后因性激素波动或减少所致的一系列症状称绝经综合征

    B. 一侧卵巢切除可导致绝经

    C. 绝经后进入老年期

    D. 绝经之前称绝经前期

    E. 绝经就是月经停止

40. 围绝经期内分泌器官功能发生变化最早的是
    A. 卵巢功能衰退　　　　　　　　　　B. 下丘脑功能衰退
    C. 垂体功能衰退　　　　　　　　　　D. 卵巢分泌雌激素增加
    E. 丘脑分泌促性腺激素释放激素减少

41. 关于绝经期内分泌发生的变化错误的是
    A. 雌激素水平降低　　　　　　　　　B. 孕激素水平降低
    C. FSH 水平降低　　　　　　　　　　D. 雄激素水平降低
    E. GnRH 水平增高

42. 围绝经期患者月经紊乱主要表现为
    A. 月经稀发　　　　　　B. 月经量少　　　　　　C. 月经周期不规律
    D. 痛经　　　　　　　　E. 闭经

43. 绝经期患者与雌激素下降无关的是
    A. 潮热　　　　　　　　B. 易怒　　　　　　　　C. 子宫内膜增生
    D. 性交困难　　　　　　E. 骨质疏松

44. 属于绝经激素治疗（MHT）适应证的是
    A. 严重高血压　　　　　B. 血栓性静脉炎　　　　C. 重症肝炎
    D. 乳腺癌　　　　　　　E. 骨质疏松

45. 不属于 MHT 禁忌证的是
    A. 妊娠　　　　　　　　B. 血栓性静脉炎　　　　C. 肝炎
    D. 乳腺癌病史　　　　　E. 骨质疏松

46. MHT 常用药物是
    A. 促甲状腺激素　　　　B. 雌、孕激素　　　　　C. 雄激素
    D. FSH　　　　　　　　E. GnRH

47. 单一雌激素治疗绝经综合征适用于
    A. 合并心血管疾病患者　B. 合并肝脏疾病患者　　C. 子宫已切除患者
    D. 严重骨质疏松患者　　E. 合并糖尿病患者

48. 进行 MHT 时不会发生的不良反应或危险性是
    A. 引起子宫出血　　　　B. 诱发子宫内膜癌　　　C. 诱发乳腺癌
    D. 诱发子宫颈癌　　　　E. 发生药物性肝炎

49. 关于绝经综合征临床表现,错误的是
    A. 月经紊乱　　　　　　B. 潮热、多汗　　　　　C. 心悸、失眠
    D. 黑棘皮症　　　　　　E. 焦虑、易怒

50. 绝经综合征的主要治疗方法是
    A. 调整月经周期　　　　B. 促排卵治疗　　　　　C. 抗焦虑治疗
    D. 绝经激素治疗　　　　E. 口服避孕药

【A2 型题】

51. 女性,14 岁。初潮后月经周期紊乱,经期长短不一 4 个月。肛门检查:子宫发育正常,双侧附件未见异常。首选的辅助检查是
    A. B 型超声检查　　　　B. 基础体温测定　　　　C. X 线检查
    D. 血雌激素水平测定　　E. 诊断性刮宫

52. 女性,45 岁。已婚已育,月经持续 8 日量仍多,伴有头晕、心悸。既往月经规则,经期 5~6 日,周期 30 日,近 3 个月来经量增多,经期延长至 10 多日,周期仍正常。妇科检查后拟行诊断性刮宫术,进行该手术的适宜时间是

    A. 下次月经前 1~2 日   B. 立即

    C. 下次月经来潮 6 小时内   D. 月经干净后

    E. 下次月经来潮第 5 日

53. 女性,6 岁。因发育过快来诊。近六个月内身高迅速增长,乳房开始发育,未见月经来潮。无头痛、视力变化等神经系统症状。家族中无类似情况。体检显示乳房发育达到 Tanner 第二期,无阴毛。基础 LH 和 FSH 水平正常,但 LH 释放激素刺激试验中 LH 水平升高。脑部 MRI 未见异常。该患者的最佳诊断是

    A. 中枢性性早熟   B. 外周性性早熟   C. 功能性卵巢囊肿

    D. 腺外肿瘤导致的性早熟   E. 家族性性早熟

54. 女性,8.5 岁,因乳房增大、身高增长加速近 1 年来院就诊。查体:身高 139cm,乳房 B3 期,阴毛 PH2 期,手腕骨 X 线片示骨龄 11 岁。此患儿最可能的诊断是

    A. 单纯乳房早发育   B. 真性性早熟

    C. McCune-Albright 综合征   D. 先天性肾上腺皮质增生症

    E. 原发性甲状腺功能减退伴性早熟

55. 女性,21 岁。继发性闭经 8 个月。检查子宫双侧附件正常。每日肌内注射黄体酮 20mg,连用 5 日,停经后出现阴道流血。再静脉注射 GnRH 100μg 后 45 分钟,血中 LH 值增高近 3 倍。本例闭经的病变部位应在

    A. 下丘脑   B. 腺垂体   C. 卵巢

    D. 子宫   E. 肾上腺

56. 女性,25 岁。结婚 4 年未孕,继发性闭经 8 个月就诊。检查子宫稍小。每日肌内注射黄体酮注射液 5 日,停药后不见阴道流血。行雌孕激素序贯试验出现阴道流血。放射免疫法测定 FSH 值正常。本例应诊断为

    A. 下丘脑性闭经   B. 垂体性闭经   C. 肾上腺性闭经

    D. 卵巢性闭经   E. 子宫性闭经

57. 女性,22 岁。经量逐渐减少 2 年,闭经半年。未婚,16 岁初潮,以后月经周期较规律。基础体温呈双相型曲线。本例应考虑的疾病是

    A. 子宫颈管狭窄   B. 子宫发育不良   C. 子宫内膜结核

    D. 卵巢支持细胞-间质细胞瘤   E. 垂体功能减退

58. 女性,26 岁。第一胎产后出血达 800ml,产后无乳汁分泌。现产后 11 个月尚未见月经来潮,自觉畏寒,周身无力,毛发脱落明显。本例属于

    A. 子宫性闭经   B. 卵巢性闭经   C. 垂体性闭经

    D. 下丘脑性闭经   E. 肾上腺性闭经

59. 女性,23 岁。未婚,因肥胖、多毛等临床表现,初步诊断为多囊卵巢综合征。该患者的月经表现最可能为

    A. 进行性加重的痛经   B. 月经稀发或闭经

    C. 经期延长,经量增多   D. 月经规律

    E. 月经量减少

60. 女性,28 岁,BMI 30kg/m², 月经不规律,同房未避孕未孕 3 年,被诊断为多囊卵巢综合征。患者治疗的近期目标是

    A. 控制体重,调整月经周期,必要时促排卵治疗

    B. 预防代谢综合征

    C. 预防子宫内膜癌

    D. 预防心血管疾病

    E. 预防卵巢癌

61. 女性,17 岁。月经周期紊乱 3 年,25~60 日 1 次。性激素检查:雄激素升高,LH/FSH>2。面部痤疮、多毛,血脂代谢未见明显异常,初步诊断为多囊卵巢综合征。下列合适的治疗措施是

    A. 卵巢楔形切除术   B. 促排卵治疗   C. IVF-ET

    D. 调整月经周期   E. 溴隐亭治疗

62. 女性,20 岁。G_0P_0,月经稀发 5 个月。3 个月前测血清基础 FSH 30IU/L,AMH 1.0ng/ml,今测基础 FSH 28IU/L,AMH 0.8ng/ml。B 型超声提示 "双侧卵巢体积较小,双侧窦状卵泡数量之和为 3 枚"。最可能的诊断是

    A. 多囊卵巢综合征   B. 早发性卵巢功能不全   C. 高催乳素血症

    D. 卵巢早衰   E. Asherman 综合征

63. 女性,35 岁。G_0P_0,闭经近 1 年。3 个月前测血清 FSH 35IU/L,今测血清 FSH 31IU/L,染色体检查示 46,XX,家族内其他女性绝经年龄正常,无其他家族性遗传病史。4 年前因 "左侧卵巢囊肿 9cm,右侧卵巢囊肿 7cm" 行双侧卵巢囊肿剥除术,术后病理提示子宫内膜异位囊肿,术后 1 年开始月经稀发。无其他手术史。最可能的诊断及病因是

    A. Asherman 综合征,遗传因素   B. Asherman 综合征,医源性因素

    C. 早发性卵巢功能不全,遗传因素   D. 早发性卵巢功能不全,免疫因素

    E. 早发性卵巢功能不全,医源性因素

【A3/A4 型题】

(64~65 题共用题干)

女性,15 岁。月经来潮两年,常于月经期发生下腹部剧烈疼痛,伴有恶心、呕吐、头晕、乏力等症状,严重影响正常学习生活。妇科检查无阳性体征,B 型超声示子宫正常大小、双侧附件未见异常。

64. 本例最可能的诊断是

    A. 子宫腺肌病   B. 子宫内膜异位症   C. 盆腔炎

    D. 原发性痛经   E. 多囊卵巢综合征

65. 与该病的发生密切相关的是

    A. 雄激素升高   B. 孕激素升高   C. 雌激素升高

    D. 促性腺激素升高   E. 前列腺素升高

(66~67 题共用题干)

女性,49 岁。月经周期延长至约 60 日,经期 8~10 日,经量多。本次月经持续 10 日,经量无明显减少,近日出现头晕、乏力症状,查血常规 Hb 82g/L,检查子宫稍大、稍软。

66. 本例止血应选择

    A. 氨甲苯酸   B. 雌激素   C. 大剂量黄体酮

    D. 大剂量丙酸睾酮   E. 立即行诊断性刮宫术

67. 为确诊生殖内分泌失常类型,在月经来潮前 4 日检查,最有价值的辅助检查方法应是
    A. 测基础体温
    B. 测血清雌二醇值
    C. 超声测定子宫内膜的厚度
    D. 子宫内膜活组织检查
    E. 测尿孕二醇值

(68~69 题共用题干)

女性,16 岁。自初潮始月经周期不规则,经期延长。本次阴道流血量多,持续 10 余日,伴头晕、乏力,Hb 92g/L,无性生活史。肛诊:子宫正常大小,质软,活动,无压痛,双侧附件未及明显异常。

68. 诊断首先考虑
    A. 无排卵性异常子宫出血
    B. 有排卵性异常子宫出血
    C. 黄体功能不足
    D. 子宫内膜炎症
    E. 子宫内膜不规则脱落

69. 首选的处理是
    A. 宫腔镜检查
    B. 孕激素止血
    C. 大剂量雌激素口服止血
    D. MRI 检查
    E. 分段诊刮病理检查

(70~72 题共用题干)

女性,35 岁。胚胎停育行清宫术后闭经 3 个月。G_5P_1,既往月经量正常,8 年前正常分娩 1 次,5 年前意外妊娠行人工流产术,术后月经量减少 1/2。

70. 本患者首先考虑的诊断是
    A. 子宫性闭经
    B. 卵巢性闭经
    C. 垂体性闭经
    D. 下丘脑性闭经
    E. 肾上腺性闭经

71. 本患者首选的检查手段是
    A. 宫腔镜检查
    B. 血清 FSH 检查
    C. 阴道分泌物检查
    D. 皮质激素水平检查
    E. 下丘脑功能检查

72. 检查确诊后需要的后续治疗是
    A. 宫腔镜下分离粘连
    B. 放置子宫腔内支架
    C. 服用大剂量雌激素
    D. 加服孕激素
    E. 以上都要

(73~74 题共用题干)

女性,18 岁。周期性下腹疼痛半年,至今未初潮。清晨扪及下腹正中一肿块而来诊。查体:发育中等,第二性征发育良好。

73. 本例应考虑诊断为
    A. 卵巢肿瘤
    B. 子宫肌瘤
    C. 处女膜闭锁
    D. 充盈膀胱
    E. 卵巢子宫内膜异位囊肿

74. 正确处理应是
    A. 腹腔镜检查
    B. 将处女膜作"×"形切口,切缘肠线缝合
    C. 用粗针抽取经血并造口
    D. "×"形切开处女膜,置橡皮条引流 48 小时
    E. "×"形切开处女膜,探查子宫颈和子宫腔有无异常

（75~77 题共用题干）

女性,30 岁。平素月经周期不规则,周期 2~6 个月,妇科超声提示子宫内膜厚度不均。结婚 3 年不孕。既往无任何疾病,母亲有高血压史 5 年。体检:身高 156cm,体重 78kg,呈腹型肥胖(腰围≥85cm),面部少量痤疮。下腹正中、腋窝、四肢、外阴部毛发浓密。妇科检查未见明显异常。

75. 最可能的诊断是

  A. 垂体性闭经　　　　　　　B. 下丘脑性闭经　　　　　　C. PCOS

  D. Turner 综合征　　　　　　E. 子宫内膜异位症

76. 暂不需要的检查是

  A. 阴道超声　　　　　　　　B. 性激素检查　　　　　　　C. OGTT

  D. 抗米勒管激素　　　　　　E. 甲状腺 B 型超声

77. 若诊断为多囊卵巢综合征,进一步诊疗方法不正确的是

  A. 调整生活方式　　　　　　B. 诊断性刮宫　　　　　　　C. 调整月经周期

  D. 促排卵治疗　　　　　　　E. 卵巢楔形切除术

（78~80 题共用题干）

女性,50 岁。月经不规律 10 个月,停经 3 个月。既往月经正常,近一年常有烦躁、潮热,伴出汗,易激动,焦虑不安,睡眠差。曾就诊于神经内科,予镇静安眠药物,病情有好转,但仍经常发作。妇科检查:阴道黏膜皱襞较平坦,子宫颈轻度糜烂样改变,子宫及双侧附件区无特殊。辅助检查:子宫内膜厚 6mm,子宫回声正常,双侧卵巢略小,未探及明显窦状卵泡回声。育有一女,健康。

78. 该患者可能的诊断是

  A. 经前期紧张症　　　　　　B. 绝经综合征　　　　　　　C. 继发性闭经

  D. 多囊卵巢综合征　　　　　E. 焦虑症

79. 首选的检查是

  A. 性激素检查　　　　　　　B. 头颅 CT　　　　　　　　C. 血常规、尿常规

  D. 心电图　　　　　　　　　E. 超声心动图

80. 如果检查未发现器质性疾病,其治疗的主要方法是

  A. 抗焦虑　　　　　　　　　B. 抗抑郁　　　　　　　　　C. 镇静安神

  D. 绝经激素治疗　　　　　　E. 口服避孕药

【B1 型题】

（81~82 题共用备选答案）

  A. 氟西汀　　　　　　　　　B. 溴隐亭　　　　　　　　　C. 螺内酯

  D. 维生素 B_{12}　　　　　　　　E. 避孕药

81. 不属于经前期综合征推荐治疗的药物是

82. 由催乳素增多所致的经前期综合征适用的药物是

（83~85 题共用备选答案）

  A. 经前诊断性刮宫,病理提示增殖期子宫内膜

  B. 经前 1 日诊断性刮宫,病理提示分泌期宫内膜,腺体分泌不足,腺体与间质发育不同步

  C. 经期第 5 日诊断性刮宫,病理提示可见分泌期宫内膜、增生早期内膜及出血坏死内膜混合存在

  D. 即时诊断性刮宫,病理提示分泌期宫内膜

  E. 淋漓出血后诊断性刮宫,病理提示子宫内膜蜕膜样改变伴 A-S 现象

83. 无排卵性异常子宫出血可见

84. 子宫内膜不规则脱落可见

85. 黄体功能不足可见

（86~88 题共用备选答案）

　　A. 基础体温单相

　　B. 基础体温呈双相,体温上升日有少量阴道流血

　　C. 基础体温呈双相,高温相时间 9 日

　　D. 基础体温呈双相,高温相下降缓慢

　　E. 基础体温呈双相,高温相时间 13 日

86. 青春期异常子宫出血可见

87. 黄体功能不足可见

88. 子宫内膜脱落不全可见

（89~91 题共用备选答案）

　　A. 子宫性闭经　　　　　B. 卵巢性闭经　　　　　C. 垂体性闭经

　　D. 下丘脑性闭经　　　　E. 肾上腺性闭经

89. 希恩综合征所致的闭经,属于

90. 卵巢功能健全且性激素分泌正常的闭经,属于

91. 颅咽管瘤所致的闭经,属于

（92~94 题共用备选答案）

　　A. 子宫内膜损伤粘连综合征　　　B. 希恩综合征

　　C. 多囊卵巢综合征　　　　　　　D. 闭经溢乳综合征

　　E. Turner 综合征

92. 有闭经、不育、多毛及肥胖等表现时,应考虑为

93. 产后大出血导致闭经,应考虑为

94. 人工流产术后闭经,应考虑为

（95~96 题共用备选答案）

　　A. 月经量多　　　　　　B. 月经量少　　　　　　C. 阴道不规则流血

　　D. 痛经　　　　　　　　E. 溢乳

95. 高催乳素血症的月经症状主要表现为

96. 高催乳素血症除月经紊乱外还常伴有

（97~99 题共用备选答案）

　　A. 胰岛素　　　　　　　B. 螺内酯　　　　　　　C. 二甲双胍

　　D. 枸橼酸氯米芬　　　　E. 戊酸雌二醇

97. 在多囊卵巢综合征的治疗中,可用于降低雄激素的药物是

98. 在多囊卵巢综合征的治疗中,可用于改善胰岛素抵抗的药物是

99. 在多囊卵巢综合征的治疗中,可用于促排卵的药物是

（100~101 题共用备选答案）

　　A. 遗传因素　　　　　　　　B. 医源性因素

　　C. 免疫因素　　　　　　　　D. 环境及其他因素

　　E. 特发性早发性卵巢功能不全

100. 女性,25 岁,诊断为早发性卵巢功能不全。无其他慢性病史,无手术史,查染色体 45,XO,其早发性卵巢功能不全最可能的病因是

101. 女性,36 岁,诊断为早发性卵巢功能不全。无其他慢性病史,3 年前双侧卵巢囊肿剥除术,术后病理提示"子宫内膜异位囊肿"。该患者查染色体正常。其早发性卵巢功能不全最可能的病因是

二、简答题

1. 中枢性性早熟的诊断标准有哪些?

2. 女性性早熟的分型有哪些?

3. 简述无排卵性异常子宫出血时子宫内膜的病理类型有哪些。

4. 无排卵性异常子宫出血需要进行哪些辅助检查?

5. 无排卵性异常子宫出血诊断和治疗中,诊断性刮宫的作用和适应证有哪些?

6. 青春期无排卵性异常子宫出血的治疗选择有哪些?

7. 生育期无排卵性异常子宫出血的治疗选择有哪些?

8. 绝经过渡期无排卵性异常子宫出血的治疗选择有哪些?

9. 排卵性异常子宫出血分为哪几种类型?

10. 什么是原发性闭经和继发性闭经?

11. 闭经的常见原因按病变部位区分主要有哪几种?

12. 简述雌孕激素序贯试验的适用对象与具体方法。

13. 简述高催乳素血症的发病机制是什么。

14. 简述高催乳素血症的临床表现有哪些。

15. 简述如何诊断高催乳素血症。

16. 简述高催乳素血症的治疗有哪些。

17. 多囊卵巢综合征的生殖内分泌特征有哪些?

18. 多囊卵巢综合征患者卵巢的病理变化有哪些?

19. 多囊卵巢综合征患者子宫内膜的病理变化有哪些?

20. 简述多囊卵巢综合征常见的临床表现有哪些。

21. 简述多囊卵巢综合征患者妇科超声检查特点有哪些。

22. 简述多囊卵巢综合征药物治疗原则是什么。

23. 简述多囊卵巢综合征诊断的鹿特丹标准是什么。

24. 简述我国《多囊卵巢综合征诊断》行业标准是什么。

25. 简述如何对早发性卵巢功能不全进行病因诊断。

26. 简述绝经期内分泌变化有哪些。

27. 简述绝经综合征临床表现有哪些。

28. 简述 MHT 的适应证有哪些。

29. 简述 MHT 的绝对禁忌证有哪些。

30. 简述 MHT 的相对禁忌证有哪些。

31. 简述 MHT 的口服给药方案有哪些。

32. 简述 MHT 的肠道外给药方案有哪些。

33. 简述 MHT 的不良反应及危险性有哪些。

34. 简述 MHT 的激素选择原则是什么。

参考答案

一、选择题

【A1 型题】

1. B	2. B	3. A	4. B	5. E	6. E	7. E	8. B	9. D	10. C
11. D	12. D	13. D	14. E	15. D	16. D	17. B	18. C	19. B	20. D
21. C	22. D	23. C	24. E	25. D	26. A	27. B	28. E	29. D	30. A
31. E	32. D	33. D	34. E	35. D	36. B	37. E	38. D	39. A	40. A
41. C	42. C	43. C	44. E	45. D	46. B	47. C	48. D	49. D	50. D

【A2 型题】

51. B	52. B	53. A	54. D	55. D	56. D	57. D	58. D	59. D	60. A
61. D	62. B	63. E							

【A3/A4 型题】

64. D	65. E	66. E	67. D	68. A	69. B	70. A	71. A	72. E	73. C
74. B	75. C	76. E	77. E	78. D	79. A	80. D			

【B1 型题】

81. D	82. B	83. A	84. D	85. D	86. A	87. C	88. D	89. C	90. A
91. D	92. C	93. B	94. A	95. B	96. E	97. B	98. C	99. D	100. A
101. B									

二、简答题

1. 中枢性性早熟的诊断标准有哪些?

答:①发育年龄:女孩在 7.5 岁之前出现第二性征(如乳房)的发育;②生长速度和骨龄:患儿表现出加速生长速度和先于实际年龄的骨龄增长;③激素水平:促性腺激素如黄体生成素和卵泡刺激素的基础水平可能升高;④促性腺激素释放激素刺激试验可进一步证实中枢性性早熟的诊断;⑤影像学检查:通常会进行脑部 MRI 检查;⑥排除其他原因。

2. 女性性早熟的分型有哪些?

答:根据下丘脑-垂体-性腺轴功能是否提前启动分为中枢性性早熟、外周性性早熟和不完全性性早熟。中枢性性早熟又分为特发性性早熟和继发性性早熟两类。外周性性早熟又分为同性性早熟和异性性早熟两类。同性性早熟指提前发育的性征与本身性别一致,可由分泌雌激素的卵巢囊肿、卵巢肿瘤、肾上腺皮质瘤或长期暴露于外源性雌激素、McCune-Albright 综合征等所致。异性性早熟可由分泌雄激素的疾病和肿瘤引起,与原性别相反,先天性肾上腺皮质增生症(CAH)是女性异性性早熟的常见原因。

3. 简述无排卵性异常子宫出血时子宫内膜的病理类型有哪些。

答:无排卵性异常子宫出血,根据体内雌激素水平高低和持续作用时间长短,以及子宫内膜对雌激素反应的敏感性,子宫内膜可表现出不同程度的增生性变化,少数可呈萎缩性改变。由此,无排卵性异常子宫出血时子宫内膜的病理类型包括增殖期子宫内膜、子宫内膜增生(包括子宫内膜增生不伴不典型性的增生和子宫内膜不典型增生)和萎缩型子宫内膜 3 种类型。

4. 无排卵性异常子宫出血需要进行哪些辅助检查?

答:无排卵性异常子宫出血行辅助检查的目的是鉴别诊断和确定病情的严重程度及是否有合

并症。包括:血常规检查、尿妊娠试验或血 hCG 检测、超声检查、基础体温测定（BBT）、生殖内分泌测定、诊断性刮宫、宫腔镜检查。

5. 无排卵性异常子宫出血诊断和治疗中,诊断性刮宫的作用和适应证有哪些?

答:诊断性刮宫可以明确子宫内膜病理诊断,兼有诊断和止血双重作用。适用于有性生活史、长期不规律子宫出血、药物治疗无效或存在子宫内膜癌高危因素（如肥胖、糖尿病等）、超声检查提示子宫内膜过度增厚且回声不均匀的患者。

6. 青春期无排卵性异常子宫出血的治疗选择有哪些?

答:①止血:选择孕激素脱落法或雌孕激素联合疗法,不推荐不良反应较大的高效合成孕激素萎缩法,不常规推荐诊断性刮宫术和宫腔镜检查,因子宫内膜癌变风险很低。②调整周期:推荐天然孕激素或地屈孕酮定期撤退法,或使用复方短效口服避孕药,可连续使用 3~6 个月为 1 个疗程。不常规推荐使用雌孕激素序贯法。

7. 生育期无排卵性异常子宫出血的治疗选择有哪些?

答:①止血:推荐复方短效口服避孕药治疗、孕激素内膜脱落法、孕激素内膜萎缩法。可将诊断性刮宫或宫腔镜检查、子宫内膜病理检查作为急性 AUB 处理的重要方法,还可明确是否有子宫内膜病变,但不建议反复使用。②调整周期:有生育要求者,推荐选择不影响妊娠的天然孕激素或地屈孕酮定期撤退法调经,给予促排卵治疗,包括口服氯米芬、来曲唑等。对于无生育要求者,推荐复方短效口服避孕药,可以长期使用,或选择左炔诺孕酮宫内释放系统（LNG-IUS）。

8. 绝经过渡期无排卵性异常子宫出血的治疗选择有哪些?

答:①止血:推荐使用孕激素内膜脱落法,或孕激素内膜萎缩法。不推荐大剂量复方短效口服避孕药止血。推荐将诊断性刮宫或宫腔镜检查、子宫内膜病理检查作为怀疑有子宫内膜病变患者首次止血的治疗选择。②调整周期:孕激素定期撤退法,推荐使用天然孕激素或地屈孕酮;LNG-IUS,可长期、有效保护子宫内膜,显著减少月经出血量。对于较常合并的子宫内膜息肉、子宫肌瘤、子宫腺肌病、子宫内膜增生等,以及伴有明确雌激素缺乏症状者有额外获益。

9. 排卵性异常子宫出血分为哪几种类型?

答:排卵性异常子宫出血,主要是黄体功能异常或子宫内膜局部异常引起,多见于生育期女性。患者有周期性排卵,临床上有可辨认的月经周期。黄体功能异常分为 2 种类型:一种是黄体功能不足（黄体期孕激素分泌不足或黄体过早衰退,致使子宫内膜分泌反应不良）;另一种是子宫内膜不规则脱落（黄体发育良好,但萎缩过程延长,导致子宫内膜不规则脱落）。

10. 什么是原发性闭经和继发性闭经?

答:原发性闭经指年龄超过 13 岁,第二性征未发育;或年龄超过 15 岁,第二性征已发育,月经还未来潮。继发性闭经指曾有月经、以后月经停止,包括原来月经频率正常者停经 3 个月或原来月经稀发者停经 6 个月。

11. 闭经的常见原因按病变部位区分主要有哪几种?

答:主要有 4 种类型:子宫性闭经（闭经的原因在子宫）、卵巢性闭经（闭经的原因在卵巢）、垂体性闭经（主要病变在垂体）和下丘脑性闭经（以中枢神经系统及下丘脑功能失调为主）。

12. 简述雌孕激素序贯试验的适用对象与具体方法。

答:适用于孕激素试验阴性的闭经患者。每晚睡前戊酸雌二醇 2mg 或 17β-雌二醇 2mg 或结合雌激素 1.25mg,连服 21 日,后 10 日加用地屈孕酮或醋酸甲羟孕酮;也可选择雌二醇/雌二醇地屈孕酮复合制剂（2/10 剂型）或戊酸雌二醇片/戊酸雌二醇醋酸环丙孕酮片,连服一周期,停药后 2 周内发生撤药性出血者为阳性,提示子宫内膜功能正常,可排除子宫性闭经,引起闭经的原因是患者体内雌激素水平低,应进一步寻找原因。无撤药性出血者为阴性,应重复一次试验,若仍无撤药性出血,可诊断为子宫性或下生殖道性闭经。

13. 简述高催乳素血症的发病机制是什么。

答:高催乳素血症的发病机制有:①下丘脑疾病:颅咽管瘤、炎症等病变。②垂体疾病:是引起高催乳素血症最常见的原因,如垂体催乳素瘤、垂体微腺瘤。③原发性甲状腺功能减退:促甲状腺激素释放激素增多,刺激垂体催乳素分泌。④特发性高催乳素血症:血清催乳素增高,但未发现垂体或中枢神经系统疾病。⑤其他:多囊卵巢综合征、自身免疫性疾病等均可引起血清催乳素轻度或明显升高。

14. 简述高催乳素血症的临床表现有哪些。

答:高催乳素血症的临床表现有:①月经紊乱及不孕:表现为月经量少、稀发甚至闭经。无排卵可导致不孕。②溢乳:通常表现为双乳流出或可挤出非血性乳白色或透明液体。③头痛、眼花及视觉障碍:垂体腺瘤增大明显时,由于脑脊液回流障碍及周围脑组织和视神经受压,可出现相应症状。④性功能改变:出现低雌激素状态,表现为阴道壁变薄或萎缩,分泌物减少,性欲减退。

15. 简述如何诊断高催乳素血症。

答:(1)临床症状:对出现月经紊乱及不孕、溢乳、闭经、青春期延迟者,应考虑本病。

(2)血液检查:血清催乳素超过 25~30μg/L 可确诊为高催乳素血症。检测最好在上午 9~12 时,抽血前尽量减少应激。

(3)影像学检查:当血清催乳素>100μg/L 时,应行垂体磁共振检查,明确是否存在垂体微腺瘤或腺瘤。

(4)眼底检查:由于垂体腺瘤可侵犯和/或压迫视交叉,引起视乳头水肿和/或视野缺损,因而眼底、视野检查有助于确定垂体腺瘤的大小及部位,尤其适用于孕妇。

16. 简述高催乳素血症的治疗有哪些。

答:(1)药物治疗:①甲磺酸溴隐亭:选择性激动多巴胺受体,能有效降低催乳素。②喹高利特:为作用于多巴胺 D_2 受体的多巴胺激动剂。多用于甲磺酸溴隐亭副作用无法耐受时。③维生素 B_6:和甲磺酸溴隐亭同时使用起协同作用。

(2)手术治疗:当垂体肿瘤产生明显压迫及神经系统症状或药物治疗无效时,应考虑手术切除肿瘤。

(3)放射治疗:用于不能坚持或耐受药物治疗者、不愿手术者或不能耐受手术者。放射治疗显效慢,可能引起垂体功能低下、视神经损伤、诱发肿瘤等并发症,不主张单纯放疗。

17. 多囊卵巢综合征的生殖内分泌特征有哪些?

答:多囊卵巢综合征的内分泌特征有:①雄激素过多;②雌酮过多;③黄体生成素/卵泡刺激素(LH/FSH)比值增大;④胰岛素过多。

18. 多囊卵巢综合征患者卵巢的病理变化有哪些?

答:大体检查:双侧卵巢均匀性增大,为正常育龄期女性卵巢大小的 2~5 倍,呈灰白色,包膜增厚、坚韧。切面见卵巢白膜均匀性增厚,较正常厚 2~4 倍,白膜下可见大小不等、直径在 2~9mm 的卵泡≥12 枚。镜下见白膜增厚、硬化,皮质表层纤维化,细胞少,血管显著存在。白膜下见多个不成熟阶段呈囊性扩张的卵泡及闭锁卵泡,无成熟卵泡生成及排卵迹象。

19. 多囊卵巢综合征患者子宫内膜的病理变化有哪些?

答:因 PCOS 患者稀发排卵或无排卵,子宫内膜长期受雌激素刺激,呈现不同程度增生性改变,甚至呈不典型增生,增加子宫内膜癌的发生概率。

20. 简述多囊卵巢综合征常见的临床表现有哪些。

答:①月经失调为多囊卵巢综合征的最主要症状,多表现为月经稀发或闭经。②不孕不育是育龄期 PCOS 女性的常见问题,主要与排卵障碍有关。③多毛、痤疮是多囊卵巢综合征患者高雄激素血症最常见的临床表现。④多囊卵巢综合征患者合并肥胖比例较高,以腹型肥胖为主。⑤黑棘皮症,即阴唇、颈背部、腋下、乳房下和腹股沟等处皮肤皱褶部位出现灰褐色色素沉着。

21. 简述多囊卵巢综合征患者妇科超声检查特点有哪些。

答:卵巢增大,包膜回声增强,轮廓较光滑,间质回声增强;一侧或两侧卵巢各有 12 个及以上直径为 2~9mm 无回声区,围绕卵巢边缘,呈车轮状排列,称为"项链征"。

22. 简述多囊卵巢综合征药物治疗原则是什么。

答:①调节月经周期;②降低血雄激素水平;③改善胰岛素抵抗;④诱导排卵。

23. 简述多囊卵巢综合征诊断的鹿特丹标准是什么。

答:①稀发排卵或无排卵;②高雄激素的临床表现和/或高雄激素血症;③超声表现为单侧或双侧卵巢内直径 2~9mm 卵泡数目≥12 个,和/或卵巢体积≥10ml;④3 项中符合 2 项并排除其他可能引起高雄激素和排卵异常的疾病。

24. 简述我国《多囊卵巢综合征诊断》行业标准是什么。

答:月经稀发、闭经或不规则子宫出血是诊断的必需条件。同时符合下列 2 项中的 1 项:①高雄激素的临床表现或高雄激素血症;②超声表现为单侧或双侧卵巢内直径 2~9mm 卵泡数目≥12 个,和/或卵巢体积≥10ml,并排除其他可能引起高雄激素和排卵异常的疾病,即可诊断为多囊卵巢综合征。

25. 简述如何对早发性卵巢功能不全进行病因诊断。

答:①遗传因素:占早发性卵巢功能不全(POI)病因的 30%~35%,包括染色体异常和基因突变。②医源性因素:约占 POI 病因的 10%,包括卵巢手术、放疗、化疗及免疫抑制剂等性腺毒性药物的应用等。③免疫因素:约占 POI 病因的 15%,主要包括伴发自身免疫性疾病、循环中存在自身免疫抗体和细胞免疫异常等。④环境及其他因素:吸烟或被动吸烟,长期服用性腺毒性药物,环境中毒物、内分泌干扰物,如有机溶剂、杀虫剂、塑化剂、工业化学制剂等也可能损伤卵巢功能。⑤特发性 POI:仍有近半数的 POI 患者病因尚不明确,属于特发性 POI。

26. 简述绝经期内分泌变化有哪些。

答:卵巢功能衰退是引起围绝经期代谢变化和临床症状的主要因素。绝经后,因卵泡分泌雌激素和孕激素的功能降低,致下丘脑-垂体-卵巢轴改变,FSH、LH 分泌量明显升高,FSH 升高更为显著,FSH/LH>1。绝经 2~3 年,FSH/LH 达最高水平,以后随年龄增长逐渐下降,但仍在较高水平;雌激素在卵泡停止生长发育后水平下降,绝经后卵巢不再分泌雌激素;绝经后无孕酮分泌;雌激素和抑制素水平降低以及 FSH 水平升高,是绝经的主要信号;绝经后总体雄激素水平下降,但使睾酮水平较绝经前增高;绝经后 GnRH 分泌增加,并与 LH 相平衡;绝经后妇女血抑制素水平下降,较雌二醇下降早且明显。

27. 简述绝经综合征临床表现有哪些。

答:(1)近期症状包括:①月经紊乱:绝经过渡期的常见症状,由于稀发排卵或无排卵,表现为月经周期不规则、经期持续时间长及经量增多或减少。②血管舒缩症状:主要表现为潮热,为血管舒缩功能不稳定所致,反复出现短暂的面部和颈部及胸部皮肤阵阵发红,伴有潮热,继之出汗。严重时可影响妇女的工作、生活和睡眠。③自主神经失调症状:常出现如心悸、眩晕、头痛、失眠、耳鸣等自主神经失调症状。④精神神经症状:注意力不易集中,并且情绪波动大,如激动易怒、焦虑不安或情绪低落、抑郁、不能自我控制等情绪症状。记忆力减退也较常见。

（2）远期症状包括：①泌尿生殖道症状：主要表现为泌尿生殖道萎缩症状,出现阴道干燥、性交困难及反复阴道感染,排尿困难、尿痛、尿急等反复发生的尿路感染。②骨质疏松：绝经后妇女雌激素缺乏使骨质吸收增加,导致骨量快速丢失而出现骨质疏松。③阿尔茨海默病：绝经后期妇女比老年男性患病风险高,可能与绝经后内源性雌激素水平降低有关。④心血管病变：绝经后妇女糖脂代谢异常增加,动脉硬化、冠心病的发病风险较绝经前明显增加,可能与雌激素低下有关。

28. 简述 MHT 的适应证有哪些。

答：①绝经相关症状,如血管舒缩症状,精神神经症状等；②泌尿生殖道相关症状,如生殖道干燥、烧灼,反复泌尿系统感染等；③低骨量、骨质疏松症及有骨折风险；④过早的低雌激素状态,如POI、下丘脑-垂体性闭经、手术绝经等。

29. 简述 MHT 的绝对禁忌证有哪些。

答：①已知或可疑妊娠；②原因不明的阴道流血,阴道流血病因包括肿瘤性、炎症、医源性、创伤性和卵巢功能失调等,MHT 前应鉴别；③已知或可疑患有乳腺癌、与性激素相关的其他恶性肿瘤等；④最近6个月内患有活动性静脉或动脉血栓栓塞性疾病；⑤严重肝肾功能不全。肝肾功能异常的患者,应用 MHT 时推荐经皮途径。

30. 简述 MHT 的相对禁忌证有哪些。

答：子宫肌瘤,子宫内膜异位症及子宫腺肌病,子宫内膜增生病史,血栓形成倾向,胆石症,免疫系统疾病(如系统性红斑狼疮、类风湿关节炎等),乳腺良性疾病及乳腺癌家族史者,癫痫,偏头痛,哮喘,卟啉病、耳硬化症和脑膜瘤(与雌激素无关,现患脑膜瘤患者禁用孕激素)。

31. 简述 MHT 的口服给药方案有哪些。

答：①单孕激素方案：适用于绝经过渡期早期尚未出现低雌激素症状,调整月经周期者。②单雌激素方案：适用于已切除子宫的女性,常连续用药。③雌孕激素序贯方案：适用于有完整子宫、围绝经期或绝经后仍希望有月经样出血者。④雌孕激素连续联合方案：可避免周期性出血,适用于绝经1年以上,有子宫但不愿意有月经样出血的绝经后期女性。⑤替勃龙方案：非预期出血较少,适用于绝经1年以上,不愿意有月经样出血的绝经后期女性。

32. 简述 MHT 的肠道外给药方案有哪些。

答：肠道外给药方案主要为阴道局部雌激素方案,是绝经生殖泌尿综合征(GSM)者首选方案,主要用于治疗下泌尿生殖道局部低雌激素症状。可单独使用或配合口服/经皮 MHT 使用。可选择普罗雌烯阴道胶丸或普罗雌烯乳膏、雌三醇乳膏和结合雌激素乳膏,阴道局部用药胶丸1粒/日、乳膏0.5~1g/d,连续使用2~3周,症状缓解后改为2~3次/周,或根据疗效逐渐递减每周使用次数。短期局部应用无须添加孕激素,长期应用(半年以上)应监测子宫内膜。

33. 简述 MHT 的不良反应及危险性有哪些。

答：①子宫出血。MHT 时的非预期出血,虽多为突破性出血,也应高度重视,查明原因,必要时行宫腔镜检查,排除子宫内膜病变。②性激素副作用。初用雌激素时可引起乳房胀、白带多、头痛等,先酌情减量,待症状缓解后再给拟定剂量；孕激素副作用包括抑郁、易怒、乳房痛和水肿等,通常并不严重；雄激素有发生高血脂、动脉粥样硬化、血栓栓塞性疾病危险。③肿瘤。有子宫的女性长期单独应用雌激素,使子宫内膜增生和子宫内膜癌的发病风险升高,足量足疗程加用孕激素可降低风险。MHT 与乳腺癌的关系复杂,单雌激素方案基本不额外增加乳腺癌风险,MHT 致乳腺癌风险与孕激素种类有关,天然孕激素或地屈孕酮相关风险较含其他合成孕激素方案低。④血栓性疾病。静脉血栓栓塞(VTE)的风险随年龄增长而增加,且与肥胖程度呈正相关。口服 MHT 增加风险,经皮雌激素不增加风险。孕激素种类不同,引起血栓风险不同,天然孕激素比合成孕激素的 VTE 风险小。

34. 简述 MHT 的激素选择原则是什么。

答:个体化原则:应根据患者年龄、子宫及卵巢功能情况(绝经过渡期、绝经早期或绝经晚期),绝经相关症状以及是否有其他危险因素等,制订个体化的激素治疗方案,随着年龄增长及绝经时限延长,合理调整雌激素剂量及给药途径,应用最低有效剂量,达到最大获益和最小风险。

(贺小进　程文俊　杨　红　秦莹莹)

第三十一章 | 不孕症与辅助生殖技术

学习重点难点

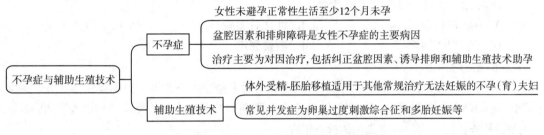

思维导图 31-1 不孕症与辅助生殖技术

习题

一、选择题

【A1 型题】

1. 不孕症是指女性未避孕正常性生活未孕

　　A. 24 个月以上　　　　　　　　B. 18 个月以上　　　　　　　　C. 12 个月以上

　　D. 6 个月以上　　　　　　　　　E. 3 个月以上

【A2 型题】

2. 女性,30 岁。婚后性生活正常,未避孕未孕 5 年,曾因化脓性阑尾炎行阑尾切除术,子宫输卵管造影提示双侧输卵管间质部梗阻,丈夫精液及夫妇双方染色体正常。目前认为适合该患者的助孕方式为

　　A. IVF-ET　　　　　　　　　　B. ICSI-ET　　　　　　　　　　C. PGT

　　D. AIH　　　　　　　　　　　　E. 中药等药物治疗

【A3/A4 型题】

(3~4 题共用题干)

女性,36 岁,已婚,性生活正常。G_1P_0,因 "计划外妊娠" 行人工流产后未避孕未孕 1 年。AMH 4.5ng/ml,子宫输卵管造影提示一侧输卵管伞部梗阻,一侧输卵管伞部不全梗阻。月经规律,既往自然周期监测卵泡发育可见优势卵泡发育、可排卵,丈夫精液检查正常。夫妇双方染色体检查正常。

3. 目前最可能的诊断及病因是

　　A. 原发性不孕,输卵管因素　　　　　　　B. 继发性不孕,输卵管因素

　　C. 原发性不孕,男方因素　　　　　　　　D. 继发性不孕,男方因素

　　E. 继发性不孕,排卵障碍

4. 目前考虑最合适的治疗方式为

    A. IVF-ET   B. ICSI-ET   C. PGT

    D. 宫腔镜手术   E. 腹腔镜手术

（5~6 题共用题干）

女性,30 岁。结婚 7 年未避孕未孕。性生活正常,月经不调,停经 3 个月。近 3 年来体重增加 10kg。超声发现每侧卵巢内卵泡数 12 个,子宫底浆膜层直径 1.5cm 的肌瘤。

5. 对于本例不孕症,应首先考虑的病因是

    A. 子宫内膜异位症   B. 子宫肌瘤   C. 免疫性不孕

    D. 多囊卵巢综合征   E. 不明原因不孕

6. 为确定诊断,下一步的主要检查是

    A. 宫腔镜检查   B. 性交后实验   C. 阴道镜检查

    D. 子宫内膜活检   E. 激素测定

（7~8 题共用题干）

女性,36 岁。G_1P_0,因 "计划外妊娠" 行人工流产后未避孕未孕 5 年。AMH 4.5ng/ml,子宫输卵管造影提示双侧输卵管梗阻。月经规律,既往自然周期监测卵泡发育可见优势卵泡发育、可排卵,丈夫精液检查正常。夫妇双方染色体检查正常。

7. 目前最可能的诊断及病因是

    A. 原发性不孕,输卵管因素   B. 继发性不孕,输卵管因素

    C. 原发性不孕,男方因素   D. 继发性不孕,男方因素

    E. 继发性不孕,排卵障碍

8. 目前考虑最合适的治疗方式为

    A. IVF-ET   B. ICSI-ET   C. PGT

    D. AID   E. 自然试孕

【B1 型题】

（9~10 题共用备选答案）

    A. AIH   B. IVF-ET   C. ICSI-ET

    D. PGT   E. AID

9. 女性,36 岁。继发性不孕 5 年,8 年前有结核性盆腔炎病史,已治愈。子宫输卵管碘油造影提示双侧输卵管阻塞,月经正常,丈夫精液常规检查正常。治疗的方法应选择

10. 女性,29 岁。原发性不孕 4 年。排卵、输卵管检查均正常。丈夫精液检查提示严重少弱精子症。治疗的方法应选择

（11~12 题共用备选答案）

    A. 夫精子宫腔内人工授精   B. 体外受精-胚胎移植

    C. 卵胞质内单精子注射   D. 胚胎植入前遗传学检测

    E. 供精人工授精

11. 女性,36 岁。继发性不孕 6 年,1 年前因卵巢子宫内膜异位症行腹腔镜双侧卵巢囊肿剥除手术,rASRM Ⅲ期,EFI 3 分。月经正常,丈夫精液常规检查正常。治疗的方法应选择

12. 女性,29 岁。原发性不孕 4 年。排卵正常,子宫输卵管检查提示双侧输卵管通畅。丈夫精液检查提示无精子,行睾丸/附睾穿刺后仍提示无精子。治疗的方法应选择

二、简答题

不孕症的超声检查包括哪些主要内容?

参考答案

一、选择题

【A1 型题】

1. C

【A2 型题】

2. A

【A3/A4 型题】

3. B   4. E   5. D   6. E   7. B   8. A

【B1 型题】

9. B   10. C   11. B   12. E

二、简答题

不孕症的超声检查包括哪些主要内容?

答:①妇科超声检查:明确子宫和卵巢大小、位置、形态、有无异常结节或囊、实性包块回声。②排卵监测:计数 2~9mm 的窦状卵泡数,评估卵巢储备功能;监测优势卵泡发育情况及同期子宫内膜厚度和形态分型。

(邵小光 秦莹莹)

第三十二章 | 生育规划

学习重点难点

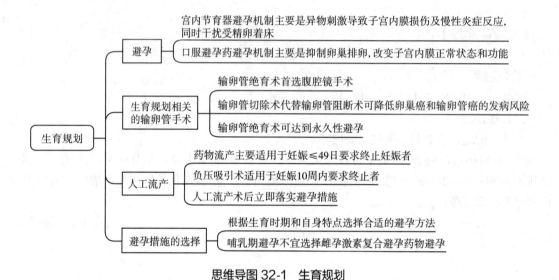

思维导图 32-1 生育规划

习题

一、选择题

【A1 型题】

1. 关于妊娠指数描述正确的是
   A. 其数值代表某种避孕方法的有效率
   B. 指每 100 名妇女使用某种避孕方法 1 年中所发生的妊娠数
   C. 避孕方法的妊娠指数值越低,可靠性越差
   D. 复方短效口服避孕药的妊娠指数不受患者依从性影响
   E. 皮下埋植剂的妊娠指数受患者依从性影响

2. 甾体激素避孕药的最主要避孕机制是
   A. 抑制排卵
   B. 使宫颈黏液变得稀薄
   C. 使子宫内膜增殖变化,与胚胎发育同步
   D. 改变输卵管的功能,保持输卵管肌肉节段运动
   E. 炎症细胞对胚胎的毒性作用

3. 应用甾体激素避孕的禁忌证是

   A. 哺乳期　　　　　　　　　B. 体重大于 180kg　　　　　C. 卵巢癌术后

   D. 子宫内膜不典型增生　　　E. 年龄>35 岁的吸烟妇女

4. 含铜宫内节育器的作用机制是

   A. 由于压迫局部发生炎症反应,炎性细胞对胚胎有毒性作用

   B. 使腺体间质蜕膜化,不利于受精卵着床

   C. 使宫颈黏液稠厚,不利于精子穿透

   D. 输卵管上皮纤毛和输卵管液体分泌受到影响

   E. 部分妇女抑制排卵

5. 关于输卵管绝育术的术后并发症,**错误**的是

   A. 出血或血肿　　　　　　　　　　B. 感染,包括局部感染和全身感染

   C. 膀胱、输尿管、肠管损伤　　　　D. 异常子宫出血

   E. 输卵管再通

6. 人工流产负压吸宫术适用于

   A. 妊娠 10 周以内者　　B. 妊娠 12 周以内者　　C. 妊娠 13 周以内者

   D. 妊娠 14 周以内者　　E. 妊娠 16 周以内者

7. 引起人工流产综合征的主要原因是

   A. 过量出血　　　　　B. 精神过度紧张　　　C. 迷走神经兴奋

   D. 手术引起的疼痛刺激　E. 心动过速

8. 药物流产常用的药物是

   A. 米非司酮　　　　　B. 卡前列甲酯栓　　　C. 环磷酰胺

   D. 米非司酮+前列腺素　E. 卡前列甲酯栓+前列腺素

9. 人工流产术后 2 年内无生育计划,首选的避孕方法是

   A. COC　　　　　　　B. IUD　　　　　　　C. 避孕套

   D. 紧急避孕药　　　　E. 避孕针

10. 应用 LNG-IUS 避孕的禁忌证是

   A. 月经过多　　　　　B. 甲状腺功能减退　　C. 乳腺癌未经治疗

   D. 40 岁以下妇女　　　E. 子宫内膜不典型增生

11. **不适于**月经过多患者的避孕方法是

   A. COC　　　　　　　B. LNG-IUS　　　　　C. 单孕激素避孕针

   D. 皮下埋植剂　　　　E. IUD

【A2 型题】

12. 女性,38 岁。4 日前性生活未采取避孕措施,咨询紧急避孕方法,既往 G_2P_2,阴式分娩 2 次,现无生育计划。最适合的避孕方法是

   A. 宫内节育器　　　　　　　　B. 单孕激素紧急避孕药

   C. 雌孕激素复方紧急避孕药　　D. 米非司酮片 25mg

   E. 米非司酮片 10mg

13. 女性,33 岁。因避孕失败,停经 52 日要求终止妊娠,近 3 年常有偏头痛发作,G_5P_2,阴式分娩 2 次,人工流产 2 次。最适宜的处理是

   A. 药物流产术　　　　　　　　B. 药物流产术+复方口服避孕药

　　　　C. 人工流产术+IUD　　　　　　　　　　　　D. 人工流产术+复方口服避孕药

　　　　E. 人工流产术

　　14. 女性,31岁,近2年月经量逐渐增加,伴痛经进行性加重,咨询避孕方法。既往 G_5P_2,剖宫产2次,人工流产3次。该患者最适宜的避孕方法是

　　　　A. 复方短效口服避孕药　　　　B. LNG-IUS　　　　　　　C. 避孕套

　　　　D. 含铜宫内节育器　　　　　　E. 避孕针

　　15. 女性,48岁,放置含铜宫内节育器10年,无明显不适。因节育器到期来诊咨询,该患者最适宜的避孕方法是

　　　　A. 坚持目前 IUD 避孕　　　　　　　　　　B. 取出 IUD+避孕套避孕

　　　　C. 取出 IUD+安全期避孕　　　　　　　　D. 取出 IUD+阴道杀精剂避孕

　　　　E. 取出 IUD+体外排精避孕

【A3/A4 型题】

（16~17 题共用题干）

女性患者,25岁。人工流产负压吸引术中出现头晕、胸闷、恶心,疑诊为人工流产综合征。

　　16. 与此诊断相符合的临床表现是

　　　　A. 心动过速　　　　　　　B. 寒战　　　　　　　　　C. 血压升高

　　　　D. 面色苍白,出汗　　　　E. 面色潮红

　　17. 患者心率48次/分,首选的药物是

　　　　A. 地西泮　　　　　　　　B. 阿托品　　　　　　　　C. 哌替啶

　　　　D. 苯巴比妥钠　　　　　　E. 异丙嗪

（18~20 题共用题干）

女性,36岁。5年前分娩1次。3周前因意外怀孕行人工流产术,术后淋漓流血不净,时多时少,伴下腹痛,近3日阴道流血有明显腥臭味,血 hCG 458U/L。

　　18. 最可能的诊断是

　　　　A. 流产不全伴宫内感染　　　B. 子宫复旧不良　　　　C. 子宫穿孔

　　　　D. 子宫内膜炎　　　　　　　E. 子宫颈鳞状上皮内病变

　　19. 首先要做的辅助检查是

　　　　A. 宫颈细胞学检查　　　　　B. 心电图检查　　　　　　C. 磁共振检查

　　　　D. 超声检查　　　　　　　　E. 性激素检测

　　20. 患者确诊后首先应进行的处置是

　　　　A. 子宫颈锥切术　　　　　　B. 开腹探查及穿孔修补术　C. 清宫术

　　　　D. 促宫缩治疗　　　　　　　E. 抗炎治疗

【B1 型题】

（21~23 题共用备选答案）

　　　　A. 复方短效口服避孕药　　　　　　　　　B. 宫内节育器

　　　　C. 左炔诺孕酮宫内释放系统　　　　　　　D. 复方长效口服避孕药

　　　　E. 紧急避孕药

　　21. 能够预防子宫内膜增生性疾病的宫内避孕方法是

　　22. 短期内没有生育计划的新婚夫妇首选的避孕方法是

　　23. 不应用作常规避孕方法的是

二、简答题

1. 简述含铜宫内节育器干扰着床的机制有哪些。

2. 简述宫内节育器的副作用及并发症有哪些。

3. 简述甾体激素避孕的机制有哪些。

4. 简述左炔诺孕酮宫内释放系统的避孕机制有哪些。

5. 简述甾体激素避孕药的副作用及处理有哪些。

6. 简述甾体激素避孕的健康获益是什么。

7. 人工流产术的并发症有哪些?

8. 简述人工流产综合征的临床表现及处理有哪些。

9. 简述吸宫不全的病因、临床表现及处理有哪些。

10. 简述生育后期女性避孕方法选择原则及适宜避孕方法有哪些。

参考答案

一、选择题

【A1 型题】

1. B　　2. A　　3. E　　4. A　　5. D　　6. A　　7. C　　8. D　　9. B　　10. C

11. E

【A2 型题】

12. A　　13. C　　14. B　　15. A

【A3/A4 型题】

16. D　　17. B　　18. A　　19. D　　20. E

【B1 型题】

21. C　　22. A　　23. E

二、简答题

1. 简述含铜宫内节育器干扰着床的机制有哪些。

答:①铜离子进入细胞,影响锌酶系统如碱性磷酸酶和碳酸酐酶,阻碍受精卵着床及胚胎发育;影响糖原代谢、雌激素摄入及 DNA 合成,使内膜细胞代谢受到干扰,受精卵着床及囊胚发育受到影响;②长期异物刺激导致子宫内膜损伤及慢性炎症反应,产生前列腺素,改变输卵管蠕动,使受精卵运行速度与子宫内膜发育不同步,受精卵着床受阻;③子宫内膜受压缺血及吞噬细胞的作用,激活纤溶酶原,局部纤溶酶活性增强,致使囊胚溶解吸收。

2. 简述宫内节育器的副作用及并发症有哪些。

答:①宫内节育器的副作用:不规则阴道流血是放置 IUD 常见的副作用,少数女性放置 IUD 后可出现白带增多或伴有下腹胀痛。②放置宫内节育器的并发症:IUD 异位;IUD 嵌顿或断裂;IUD 下移或脱落;带器妊娠。

3. 简述甾体激素避孕的机制有哪些。

答:①抑制排卵:雌、孕激素负反馈抑制下丘脑释放 GnRH,从而抑制垂体分泌 FSH 和 LH,同时直接影响垂体对 GnRH 的反应,不出现排卵前 LH 峰,排卵受到抑制。②改变子宫颈黏液性状:孕激素使子宫颈黏液量减少,黏稠度增加,拉丝度降低,不利于精子穿透。③改变子宫内膜形态与功能:避孕药抑制子宫内膜增殖变化,使子宫内膜与胚胎发育不同步,不适于受精卵着床。④改变输卵管的功能:在雌、孕激素作用下,输卵管上皮纤毛功能、肌肉节段运动和输卵管液体分泌均受到影响,进而改变了受精卵在输卵管内的正常运动,干扰受精卵着床。

4. 简述左炔诺孕酮宫内释放系统的避孕机制有哪些。

答:LNG-IUS 的避孕机制主要是孕激素的局部作用。①使子宫内膜腺体萎缩,间质蜕膜化,间质炎性细胞浸润,不利于受精卵着床;②改变子宫颈黏液性状,使子宫颈黏液稠厚,不利于精子穿透;③改变子宫和输卵管的局部内环境,抑制精子的功能,阻止受精。另外还可使部分女性抑制排卵。

5. 简述甾体激素避孕药的副作用及处理有哪些。

答:①类早孕反应:一般不需特殊处理,症状严重需考虑更换制剂或停药改用其他措施。②出血模式改变:轻者点滴出血,不用处理。流血偏多者,同时加服雌激素直至停药。流血似月经量或流血时间已近月经期,则停止服药,于下一周期再开始服用药物,或更换避孕药。闭经者需除外妊娠,若连续停经 3 个月,需停药观察。③体重及皮肤变化:近年来随着口服避孕药不断发展,体重及皮肤变化的副作用明显降低,而且能改善皮肤痤疮等。④个别女性服药后出现头痛、复视、乳房胀痛等,可对症处理,必要时停药做进一步检查。

6. 简述甾体激素避孕的健康获益是什么。

答:应用复方甾体激素避孕药有调节月经周期、减少月经量、缓解痛经及经前期紧张综合征、预防子宫内膜增生性疾病等非避孕的健康获益。

7. 人工流产术的并发症有哪些?

答:①人工流产综合征;②出血;③子宫穿孔;④漏吸或空吸;⑤吸宫不全;⑥感染;⑦羊水栓塞;⑧远期并发症:有子宫颈粘连、子宫腔粘连、慢性盆腔炎、子宫腺肌病、月经失调、继发性不孕等。再次妊娠时胚胎停止发育、早产、前置胎盘、胎盘早剥等产科并发症风险增加。

8. 简述人工流产综合征的临床表现及处理有哪些。

答:人工流产综合征指手术时疼痛或局部刺激,使受术者在术中或术毕出现恶心呕吐、心动过缓、心律不齐、面色苍白、头昏、胸闷、大汗淋漓,严重者甚至出现血压下降、昏厥、抽搐等迷走神经兴奋症状。发现症状应立即停止手术,给予吸氧,一般能自行恢复。严重者可加用阿托品 0.5~1mg 静脉注射。

9. 简述吸宫不全的病因、临床表现及处理有哪些。

答:病因与操作者技术不熟练或子宫位置异常有关,是人工流产术常见的并发症。临床表现为手术后阴道流血时间长,血量多或流血停止后再出现多量流血,应考虑为吸宫不全,血或尿 hCG 检测和超声检查有助于诊断。治疗可根据情况采取药物保守治疗或清宫术。无明显感染征象可行清宫术,清出物送病理检查,术后给予抗生素预防感染。若同时伴有感染,应控制感染后再行清宫术。

10. 简述生育后期女性避孕方法选择原则及适宜避孕方法有哪些。

答:①选择原则:选择长效、可逆、安全、可靠的避孕方法,减少非意愿妊娠进行手术带来的痛苦及并发症。②选用方法:各种避孕方法(宫内节育器、皮下埋植剂、复方口服避孕药、避孕针、避孕套等)均适用,根据个人身体状况进行选择。

(杨　清)

第三十三章 | 妇女保健与全生命周期健康管理

学习重点难点

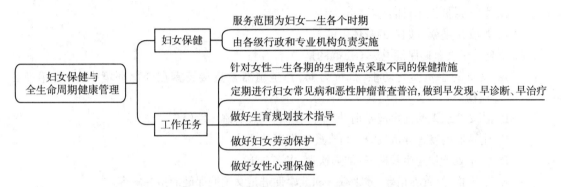

妇女保健与全生命周期健康管理
- 妇女保健
  - 服务范围为妇女一生各个时期
  - 由各级行政和专业机构负责实施
- 工作任务
  - 针对女性一生各期的生理特点采取不同的保健措施
  - 定期进行妇女常见病和恶性肿瘤普查普治,做到早发现、早诊断、早治疗
  - 做好生育规划技术指导
  - 做好妇女劳动保护
  - 做好女性心理保健

思维导图 33-1　妇女保健与全生命周期健康管理

习题

一、选择题

【A1 型题】

1. 妇女保健学核心是
   - A. 生殖健康
   - B. 心理健康
   - C. 身体健康
   - D. 孕产妇健康
   - E. 妇女全生命周期健康

2. 生殖健康的定义为
   - A. 妇女没有疾病和虚弱
   - B. 孕妇围产期安全
   - C. 生育健康的下一代
   - D. 在生命所有阶段的生殖功能和生命全过程中,身体、心理和社会适应的完好状态,而不仅仅是没有疾病和虚弱
   - E. 母子保健

3. 下列**不属于**妇女保健工作的行政机构的是
   - A. 妇幼健康服务司
   - B. 出生缺陷防治处
   - C. 儿童卫生处
   - D. 预防保健科
   - E. 中国红十字会

4. 下列关于妇女保健工作方法的描述**不恰当**的是
   - A. 充分发挥各级妇幼保健专业机构及三级妇幼保健网的作用

B. 积极健全以妇幼保健机构为核心、以基层医疗卫生机构为基础、以大中型医院和教学科研机构为支撑的妇幼健康服务网络

C. 制订工作计划和防治措施,做好群体保健,预防疾病发生

D. 组织培训和继续教育,不断提高专业队伍的业务技能和水平

E. 开展广泛的社会宣传和健康教育,提高群众的自我保健意识

5. 下列描述正确的是

A. 妇女保健工作以个体为服务基础

B. 妇女保健的服务对象为育龄期妇女

C. 妇女保健工作是一个社会系统工作,由各级行政和专业机构负责实施

D. 妇女保健工作目的是疾病治疗

E. 妇女保健就是妇女的身体保健

6. 下列关于女童期保健说法**不正确**的是

A. 女童的生殖器官幼稚,抵抗力弱,外生殖器常直接暴露在外部环境中,易受感染和损伤

B. 让女童认识两性生理差别,树立自我保护意识,避免性侵犯

C. 生殖器的发育异常或畸形可在此期发现并矫治

D. 女童处于快速生长期,应加强饮食,多多益善

E. 卫生指导、营养指导、健康教育和健康促进是女童期保健的主要内容

7. 下列**不属于**青春期保健一级预防的是

A. 性知识教育　　　　　　　　　B. 营养指导

C. 体育锻炼　　　　　　　　　　D. 预防接种

E. 对青春期女性疾病治疗

8. 生育期保健主要内容**不包括**

A. 维护生殖功能的正常　　　　　B. 保证母婴安全

C. 避免非意愿妊娠　　　　　　　D. 降低孕产妇死亡率

E. 降低围产儿死亡率

9. 关于生育期保健说法**不正确**的是

A. 婚前医学检查可以通过医学检查手段发现有影响结婚和生育的疾病,导致结婚率或生育率降低,所以应避免婚前检查

B. 早发现、早防治妇女在生育期因孕育或节育导致的各种疾病,提高防治质量

C. 提高对高危孕产妇的处理水平,降低孕产妇死亡率和围产儿死亡率

D. 普及孕产期保健和生育规划技术指导是生育期保健的重点内容

E. 婚前医学检查可以提出"暂缓结婚""不宜结婚""不宜生育"等意见

10. 关于围产期保健说法**不正确**的是

A. 孕前3个月补充叶酸或含叶酸的复合维生素可明显降低胎儿神经管畸形、先天性心脏病等风险

B. 妊娠早期是胚胎、胎儿分化发育阶段,易受外界因素及孕妇疾病的影响,导致胎儿畸形或发生流产,应注意防病致畸

C. 妊娠中期是胎儿生长发育较快的阶段,应进行出生缺陷的筛查、妊娠并发症的筛查、胎儿生长监测和评估、加强营养、孕产妇心理评估

D. 分娩期是整个妊娠安全的关键,提倡所有孕妇提前入院备产

E. 产褥期保健均在初级保健单位进行,产后访视应在产后 3 日内、产后 14 日、产后 28 日进行

11. 关于孕前期保健说法**不正确**的是

A. 选择最佳受孕时期　　　　　　　　B. 协调夫妻感情

C. 积极治疗对妊娠有影响的疾病　　　D. 戒除烟酒嗜好

E. 避免接触有毒物质和放射线

12. 下列说法**不正确**的是

A. 人工流产可作为避孕措施

B. 指导育龄夫妇选择安全有效的节育方法,降低非意愿妊娠

C. 做好流产后关爱

D. 预防性传播疾病

E. 保证和提高节育手术质量,减少和防止手术并发症的发生

13. 下列关于妇女劳动保护说法**不正确**的是

A. 妊娠 7 个月以上的女职工用人单位不得延长劳动时间或者安排夜班劳动,并应当在劳动时间内安排一定的休息时间

B. 妊娠女职工在劳动时间内进行产前检查,所需时间不计入劳动时间

C. 不得在女职工妊娠期、分娩期、哺乳期降低其基本工资或解除劳动合同

D. 对有两次以上自然流产史现又无子女的女职工,应暂时调离有可能导致流产的工作岗位

E. 哺乳时间为 1 年,不得安排夜班及加班

14. 健康的心理对妇女的身心健康有不可忽视的意义,下列关于妇女心理健康说法**不正确**的是

A. 月经初潮来临,身心发生的巨大变化会造成少女困惑、焦虑和烦躁,需要对少女进行适当的性教育

B. 孕妇最常见心理问题为焦虑或抑郁状态,这时需充分休息,进行心理咨询和心理疏导

C. 产妇在产后两周内特别敏感,情绪不稳定,具有易受暗示和依赖性强等特点,要依靠家人和社区妇幼保健人员及时了解产妇的心理需要和心理问题,鼓励进行母乳喂养和产后锻炼,并进行心理疏导

D. 人工授精解决妇女因输卵管堵塞而引起的不育问题,目前成功率仍较低,可能导致多胎妊娠,导致孕妇的患病率和死亡率增加

E. 鼓励围绝经期及老年期妇女从事力所能及的工作,增加社会文体活动,必要时加强心理咨询、健康教育和激素替代治疗

15. 孕产妇死亡评审制度及孕产妇危重症评审制度的原则**不包括**

A. 保密　　　　　　　　　　　　　　B. 少数服从多数

C. 相关科室参与　　　　　　　　　　D. 回避

E. 公开

二、简答题

1. 简述女童期保健的主要内容有哪些。

2. 简述围产期保健的主要内容有哪些。

3. 简述生育规划技术指导的主要内容有哪些。

参考答案

一、选择题
【A1 型题】
1. A　　2. D　　3. E　　4. C　　5. C　　6. D　　7. E　　8. C　　9. A　　10. D
11. B　　12. A　　13. B　　14. D　　15. E

二、简答题
1. 简述女童期保健的主要内容有哪些。

答：卫生指导、营养指导、健康教育和健康促进是女童期保健的主要内容,帮助女性儿童认识两性差别,树立自我保护意识,避免性侵犯。注意合理营养、体重控制,适时进行代谢与内分泌治疗,通过有效保健以保障女性儿童正常生长发育。

2. 简述围产期保健的主要内容有哪些。

答：选择最佳的受孕时机,有计划妊娠,以减少危险因素和高危妊娠;妊娠早期应注意防病致畸;妊娠中期注意出生缺陷、妊娠并发症等筛查,胎儿生长监测和评估、加强营养、孕产妇心理评估;加强妊娠晚期营养及生活方式、孕妇自我监护、分娩及产褥期相关知识、母乳喂养、新生儿筛查及预防接种等宣教;分娩期是整个妊娠安全的关键,提倡住院分娩,防产后出血、产褥期感染、产程停滞、产道损伤、新生儿窒息,加强产时监护和产程处理;产后保护、促进和支持母乳喂养。

3. 简述生育规划技术指导的主要内容有哪些。

答：开展生育规划技术咨询,普及节育科学知识,以妇女为中心,指导育龄夫妇选择安全有效的节育方法,降低非意愿妊娠,预防性传播疾病。人工流产只能作为避孕失败后的最后补救手段,不应作为避孕措施。保证和提高节育手术质量,减少和防止手术并发症的发生,确保受术者安全与健康。降低服务对象流产后 1 年内重复流产率,保护生育能力,保护妇女健康。

（林永红）

第三十四章 | 性及女性性功能障碍

学习重点难点

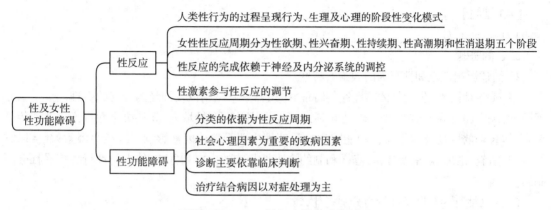

思维导图 34-1 性及女性性功能障碍

习题

一、选择题

【A1 型题】

1. 有关性反应周期,正确的是
   A. 女性性反应周期与男性有显著的区别
   B. 性欲期开始出现明显的心率、呼吸加快,血压升高等生理变化
   C. 女性在性欲期之前即可出现阴道润滑和生殖器充血
   D. 性兴奋期只有心理变化,无明显生理变化
   E. 性持续期是性反应周期中最关键、最短暂阶段

2. 关于性反应的神经内分泌调节,正确的是
   A. 神经调控的最高中枢还可通过分泌垂体激素参与性反应的调控
   B. 通常条件性刺激主要由脊髓低级中枢完成反射
   C. 大脑中有多巴胺敏感和 5-羟色胺抑制这两个中心参与调控性反应
   D. 雌激素通过促进一氧化氮合成引起生殖器血管平滑肌松弛
   E. 孕激素一般对女性性反应起抑制作用

二、简答题

1. 简述影响性欲和性行为的因素有哪些。
2. 狭义性行为和广义性行为分别指什么?

3. 女性性反应周期一般包括哪几部分?

4. 女性性反应周期与男性性反应周期相比有哪些不同?

5. 参与性反应的神经调控包括哪几个中枢?

6. 女性性功能障碍的常用行为疗法有哪些?

7. 性健康教育的内容主要是什么?

参考答案

一、选择题

【A1 型题】

1. C　　2. C

二、简答题

1. 简述影响性欲和性行为的因素有哪些。

答:①生理因素:包括个体的性遗传特征、生殖器解剖结构以及神经内分泌的生理调节。②心理因素:决定性行为的动力和方式,也可通过影响性别认同和性取向,间接决定性行为。③遗传因素:个体长期的性功能水平及性功能障碍的易感性主要受遗传因素影响。④社会因素:社会以它的风俗、宗教、伦理、规章及法律,修饰和制约个人性行为的内容和方式,使人类性行为接受社会的制约。

2. 狭义性行为和广义性行为分别指什么?

答:性行为指为满足性欲和获得性快感而出现的动作和活动,可分为狭义和广义两种。狭义性行为专指性交,具有生殖意义。广义性行为指接吻、拥抱、爱抚、手淫、口交、肛交及自慰等各种性刺激形成的行为,以及更广泛意义上的各种准备性、象征性、与性有联系的行为,如阅读成人书刊、观看成人电影等。

3. 女性性反应周期一般包括哪几部分?

答:①性欲期;②性兴奋期;③性持续期;④性高潮期;⑤性消退期。

4. 女性性反应周期与男性性反应周期相比有哪些不同?

答:①女性性欲期可发生在性兴奋之后。②女性的性唤起除生物学基础外更多地依赖于社会心理基础;女性主观性唤起与生殖道性唤起并不一致。③女性不出现性高潮期也属完整的性反应周期。

5. 参与性反应的神经调控包括哪几个中枢?

答:①初级中枢位于腰骶部脊髓。②第二级中枢位于下丘脑和垂体。③第三级中枢即最高中枢位于大脑皮质和边缘系统。

6. 女性性功能障碍的常用行为疗法有哪些?

答:①性感集中训练;②自我刺激训练;③盆底肌肉锻炼;④脱敏疗法。

7. 性健康教育的内容主要是什么?

答:性健康教育的内容主要是性知识教育。性医学知识包括男女生殖器解剖、生理,性行为特点,避孕,与性有关的疾病、性功能障碍、性传播疾病及其预防等;性心理知识包括男女性心理形成、发展和成熟,性欲和性反应的特点等;性道德知识包括恋爱和婚姻道德、男女平等、尊重女性等;性法学知识包括性犯罪防范等。

(许君芬)

第三十五章 | 妇产科常用辅助检查

学习重点难点

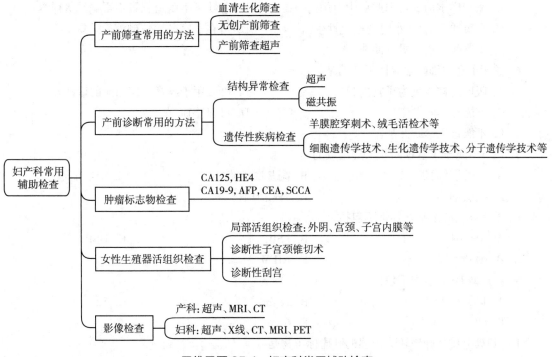

思维导图 35-1 妇产科常用辅助检查

习题

一、选择题

【A1 型题】

1. 中孕期母血清学产前筛查的主要检查项目是

    A. 唐氏综合征,18-三体综合征,开放性神经管缺陷

    B. 18-三体综合征,开放性神经管缺陷

    C. 13-三体综合征,开放性神经管缺陷,性染色体异常

    D. 唐氏综合征,13-三体综合征,开放性神经管缺陷

    E. 唐氏综合征,13-三体综合征,性染色体异常

2. 开放性神经管缺陷阳性切割值为母血清

    A. AFP≥0.5~1.0MoM   B. AFP≥1.0~1.5MoM

C. AFP≥1.5~2.0MoM   D. AFP≥2.0~2.5MoM

E. AFP≥3.0~3.5MoM

3. 羊膜腔穿刺术的最佳适用孕周是

A. 孕 11~13^{+6} 周   B. 孕 14~18^{+6} 周   C. 孕 16~22^{+6} 周

D. 孕 18~24^{+6} 周   E. 孕 24 周后

4. 以下诊断方法中**不依赖**于核酸序列特异性识别的是

A. 核型分析   B. QF-PCR   C. FISH

D. MLPA   E. WES

5. 关于采集生殖道脱落细胞,正确的是

A. 采集样本前 3 日内避免阴道用药   B. 急性下生殖道感染不影响采集样本

C. 采集样本前 24 小时内避免性生活   D. 可在子宫颈涂抹碘液后采集

E. 采集前可进行阴道冲洗

6. 关于子宫腔细胞学取样正确的是

A. 吸取的样本仅为子宫内膜   B. 可以用于异常子宫出血的诊断

C. 不能在诊间操作   D. 可以止血

E. 不能替代诊断性刮宫

7. 以下**不属于**子宫颈鳞状上皮组成的是

A. 生发层细胞   B. 副基底细胞   C. 中层细胞

D. 表层细胞   E. 吞噬细胞

8. 子宫颈上皮细胞学异常**不包括**

A. ASC-H   B. LSIL   C. HSIL

D. AIS   E. NILM

9. 高危型 HPV 型别**不包括**

A. 16   B. 18   C. 52

D. 58   E. 6

10. 卵巢上皮性肿瘤较为敏感的肿瘤标志物是

A. hCG   B. CA125   C. CA19-9

D. AFP   E. SCC

11. 能分泌雌激素的卵巢肿瘤为

A. 无性细胞瘤   B. 颗粒细胞瘤   C. 黏液性囊腺瘤

D. 浆液性囊腺瘤   E. 间质瘤

12. 疑为子宫内膜不规则脱落,取内膜活检的时间应是

A. 月经第 1 日   B. 月经第 5~7 日   C. 月经干净后 3 日

D. 月经周期中间   E. 月经来潮前 12 小时

13. 卵巢分泌的激素是

A. 催乳素   B. 黄体生成素   C. 卵泡刺激素

D. hCG   E. 孕激素

14. 输卵管通畅试验检查时间应在

A. 月经期   B. 月经干净 1~3 日   C. 月经干净 3~7 日

D. 排卵后 3~7 日   E. 黄体期

15. 输卵管妊娠破裂最简单可靠的诊断方法是

    A. B 型超声检查　　　　　　B. 宫腔镜检查　　　　　　C. 腹腔镜检查

    D. 血或尿 hCG 测定　　　　E. 阴道后穹隆穿刺

16. 羊水过多进行羊水穿刺胎儿染色体检查时容易发生

    A. 胎膜破裂　　　　　　　　B. 羊膜腔感染　　　　　　C. 胎儿死亡

    D. 胎盘出血　　　　　　　　E. 细胞培养失败

17. 可用超声测量胎儿颈项透明层厚度的妊娠周数是

    A. 妊娠 10 周前　　　　　　B. 妊娠 11~13^{+6} 周　　　C. 妊娠 20~24 周

    D. 妊娠 24~28 周　　　　　E. 妊娠 28 周后

18. 临床上常用于子宫肌瘤的辅助检查是

    A. CT　　　　　　　　　　B. 宫腔镜　　　　　　　　C. B 型超声

    D. 探针探查宫腔　　　　　　E. 子宫输卵管造影术

19. 诊断输卵管妊娠的辅助检查方法中**不适宜**的是

    A. 阴道后穹隆穿刺　　　　　B. B 型超声　　　　　　　C. 血 β-hCG

    D. 宫腔镜检查　　　　　　　E. 腹腔镜检查

20. 临床上鉴别葡萄胎和正常妊娠最重要的辅助检查方法是

    A. B 型超声检查　　　　　　　　　　B. 超声多普勒检查

    C. 诊断性刮宫病理学检查　　　　　　D. 血 β-hCG 放射免疫测定

    E. 尿 hCG 酶联免疫吸附测定

21. **不用于**子宫内膜癌的辅助检查是

    A. 子宫输卵管造影术　　　　　　　　B. 子宫镜检查活检术

    C. 分段诊刮病理检查　　　　　　　　D. B 型超声或加彩色多普勒

    E. MRI 检查,必要时行 PET/CT

【A2 型题】

22. 女性,41 岁。既往月经规则,G_1P_0,目前孕 12^{+4} 周,双绒毛膜双羊膜囊双胎妊娠,NT 正常,目前推荐的产前筛查或诊断方式是

    A. 整合产前筛查　　　　　　　　　　B. 血清序贯筛查

    C. 脐带血穿刺　　　　　　　　　　　D. 羊水穿刺

    E. 无创 DNA 检查

23. 女性,29 岁。单绒毛膜双羊膜囊双胎妊娠,既往月经规则,G_1P_0,未正规产检,今日首次就诊,根据末次月经及超声结果推算预产期,目前孕 15^{+4} 周,建议提供的产前筛查方式是

    A. 整合产前筛查　　　　　　B. NIPT　　　　　　　　　C. 绒毛穿刺

    D. 羊水穿刺　　　　　　　　E. NT 筛查

24. 30 岁女性行子宫颈脱落细胞学检查,细胞学诊断报告:鳞状上皮细胞<5 000 个,NILM,真菌。**不正确**的解读是

    A. 不满意样本

    B. 可能合并真菌感染

    C. 细胞学检查正常,不需要进一步检查

    D. 进行白带常规检查

    E. 需重新取材

25. 45 岁女性,子宫颈细胞学检查报告为 AGC-FN,高危型 HPV 检测阴性,**不需要**进行的检查是

　　A. 超声检查　　　　　　　　　　　　B. 诊断性刮宫

　　C. 阴道镜检查,必要时活检　　　　　D. ECC

　　E. 血清 CA125 检测

26. 26 岁女性,无自觉不适,高危型 HPV 检测阳性,接下来的推荐是

　　A. 重复高危型 HPV 检测　　　　　　B. 子宫颈脱落细胞学检查

　　C. HPV 全分型检测　　　　　　　　　D. 阴道镜检查

　　E. 血清 SCC 检测

27. 17 岁女孩,下腹包块 2 个月,增大迅速。查体:肿物如妊娠 3 个月大小、质地不均匀、实性,血性腹腔积液,血清甲胎蛋白>400μg/L。最可能的诊断是

　　A. 浆液性囊腺癌　　　　　　　　　　B. 无性细胞瘤

　　C. 卵黄囊瘤　　　　　　　　　　　　D. 颗粒细胞瘤

　　E. 黏液性囊腺癌

28. 女,23 岁。外阴瘙痒、白带增多 5 日。妇科检查:外阴皮肤黏膜充血,小阴唇内侧见多个小菜花状赘生物,子宫颈柱状上皮异位,子宫正常大,附件无明显异常。为确诊,应选择的辅助检查是

　　A. 子宫颈高危人群 HPV DNA 检测　　B. 白带革兰氏染色检查

　　C. 子宫颈细胞学检查　　　　　　　　D. 外阴细胞学检查

　　E. 赘生物活组织检查

29. 女,33 岁。接触性阴道流血半年。初步诊断为"子宫颈癌"。子宫颈刮片多次检查为阳性,而子宫颈活检为阴性。为确诊需做的进一步检查为

　　A. 不做任何处理 1 个月后再次活检　　B. CT

　　C. 子宫颈锥切术　　　　　　　　　　D. MRI

　　E. 诊断性刮宫

30. 女,60 岁。原发不育、绝经 10 年。既往高血压、糖尿病病史。因不规则阴道少量流血 2 周就诊。妇科检查:除子宫增大如妊娠 6 周外,余均正常。为明确诊断,应进行的检查是

　　A. 血清 CA125 测定　　　　　　　　　B. 细胞学检查

　　C. 盆腔磁共振成像　　　　　　　　　D. B 型超声检查

　　E. 分段诊刮

31. 女,34 岁。月经量进行性减少 1 年,闭经半年,溢乳 3 个月,首选检查项目是

　　A. 孕激素实验　　　　B. hCG 测定　　　　　C. PRL 测定

　　D. 盆腔彩超　　　　　E. 诊断性刮宫

32. 女性,28 岁。G_1P_0。继发不孕 2 年,月经 5~6/28~30 日。妇科检查:子宫颈光滑,宫体大小正常,子宫旁左侧及后方有粘连及压痛,右侧附件可及。进一步处理首选

　　A. 人工周期　　　　　B. 全身抗炎治疗　　　　C. 氯米芬

　　D. 输卵管通液　　　　E. 宫颈扩张

33. 女性,29 岁,G_1P_0,孕 15^{+2} 周,此次系辅助生殖妊娠,既往产检均未见异常,今日前来门诊咨询一般何时进行胎儿心脏检查。行胎儿超声心动图筛查胎儿心脏结构是否存在异常的孕周是

　　A. 妊娠 10~18 周　　　B. 妊娠 14~22 周　　　C. 妊娠 18~26 周

　　D. 妊娠 20~28 周　　　E. 妊娠 22~30 周

34. 女性,25 岁。停经 7 周,阴道流血 1 日。首选的影像学检查方法为

    A. X 线　　　　　　　　　B. 超声　　　　　　　　　C. CT

    D. MRI　　　　　　　　　E. 核医学

二、简答题

1. 孕妇有哪些情形的,经治医师应当建议其进行产前诊断?

2. 简述卵巢恶性肿瘤常用的肿瘤标志物及其临床意义。

3. 简述子宫颈活组织检查的适应证有哪些。

4. 简述人绒毛膜促性腺激素测定的临床应用有哪些。

参考答案

一、选择题

【A1 型题】

1. A　　2. D　　3. C　　4. A　　5. C　　6. B　　7. E　　8. E　　9. E　　10. B

11. B　　12. B　　13. E　　14. C　　15. E　　16. A　　17. B　　18. C　　19. D　　20. A

21. A

【A2 型题】

22. D　　23. B　　24. C　　25. E　　26. B　　27. C　　28. E　　29. C　　30. E　　31. C

32. D　　33. C　　34. B

二、简答题

1. 孕妇有哪些情形的,经治医师应当建议其进行产前诊断?

答:①羊水过多或者过少的;②胎儿发育异常或者胎儿有可疑畸形的;③孕早期时接触过可能导致胎儿先天缺陷的物质的;④有遗传病家族史或者曾经分娩过先天性严重缺陷婴儿的;⑤年龄超过 35 周岁的。

2. 简述卵巢恶性肿瘤常用的肿瘤标志物及其临床意义。

答:卵巢恶性肿瘤的肿瘤标志物有很多,根据不同的病理类型有各自特征性的肿瘤标志物,主要有 CA125、HE4、CA19-9、AFP、CEA、LDH、NSE。

具体如下:①CA125 和 HE4 是卵巢上皮性肿瘤标志物;②CA19-9 升高,见于未成熟或成熟性畸胎瘤,也可以见于卵巢黏液性肿瘤;③AFP 升高,可见于卵巢的卵黄囊瘤、胚胎癌和未成熟性畸胎瘤;④CEA 升高,可见于黏液性或转移性卵巢癌;⑤LDH 升高,常见于无性细胞瘤;⑥NSE 升高,常见于卵巢未成熟性畸胎瘤或伴有神经内分泌分化的肿瘤。

此外,人绒毛膜促性腺激素升高,见于卵巢非妊娠性绒毛膜癌;抑制素的升高可能与卵巢颗粒细胞瘤和黏液瘤有关。

3. 简述子宫颈活组织检查的适应证有哪些。

答:①阴道镜诊断为子宫颈 HSIL 或可疑癌者。②阴道镜诊断为子宫颈 LSIL,但细胞学为 ASC-H 及以上或 AGC 及以上,或 HPV16/18 阳性,或阴道镜检查不充分,或检查者经验不足等。④肉眼检查可疑癌。

4. 简述人绒毛膜促性腺激素测定的临床应用有哪些。

答:(1)妊娠检测:hCG 是最早在尿液或血液中检测到的妊娠标志物。其浓度在受精后大约 11 日开始上升,是家用早孕测试和临床上确认怀孕的关键指标。

（2）妊娠监测：在妊娠早期，hCG 水平的测定可以用于评估妊娠的进展。hCG 水平的异常增加或减少可能提示异位妊娠、胚胎停止发育、流产等情况。

（3）胎儿畸形筛查：在怀孕中期，结合其他标志物（如甲胎蛋白和雌激素水平），hCG 的测定可用于筛查唐氏综合征等染色体异常。

（4）滋养细胞疾病：在妊娠滋养细胞疾病（如葡萄胎、恶性葡萄胎）的诊断和治疗监控中，hCG 是重要的标志物。在这些疾病中，hCG 水平异常升高。

（5）睾丸或卵巢肿瘤的标志：某些生殖细胞肿瘤（如睾丸癌、卵巢癌）可能产生 hCG，因此在这些肿瘤的诊断和治疗监测中 hCG 水平的测定是重要的。

（6）辅助生殖技术：在辅助生殖技术（如试管婴儿）中，hCG 注射用于诱发排卵，其后的 hCG 水平监测有助于评估治疗效果。

（7）某些非肿瘤性疾病：在少数情况下，某些非肿瘤性疾病（如肝病）也可能导致 hCG 水平升高，这需要在临床上加以区分。

（孙路明　王新宇　孙　阳　贺小进　郭　清）

第三十六章 | 妇产科内镜

学习重点难点

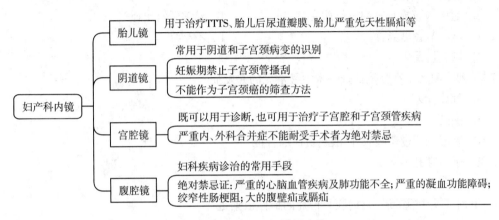

妇产科内镜
- 胎儿镜 —— 用于治疗TTTS、胎儿后尿道瓣膜、胎儿严重先天性膈疝等
- 阴道镜 —— 常用于阴道和子宫颈病变的识别
  - 妊娠期禁止子宫颈管搔刮
  - 不能作为子宫颈癌的筛查方法
- 宫腔镜 —— 既可以用于诊断，也可用于治疗子宫腔和子宫颈管疾病
  - 严重内、外科合并症不能耐受手术者为绝对禁忌
- 腹腔镜 —— 妇科疾病诊治的常用手段
  - 绝对禁忌证：严重的心脑血管疾病及肺功能不全；严重的凝血功能障碍；绞窄性肠梗阻；大的腹壁疝或膈疝

思维导图 36-1 妇产科内镜

习题

一、选择题

【A1 型题】

1. 以下疾病中**不属于**胎儿镜治疗适应证的是
   - A. 双胎输血综合征
   - B. 胎儿严重先天性膈疝、后尿道瓣膜
   - C. 选择性胎儿生长受限
   - D. 开放性脊髓脊膜膨出
   - E. 羊膜带综合征

2. 胎儿镜治疗的禁忌证**不包括**
   - A. 先兆流产
   - B. 侧壁胎盘
   - C. 怀疑宫内感染
   - D. 前壁完全胎盘无穿刺途径
   - E. 严重内外科合并症或产科并发症不适合手术

3. 以下需转诊阴道镜，**除外**
   - A. 单次 HPV 阳性，细胞学 NILM
   - B. HPV16 阳性，无论细胞学结果
   - C. 细胞学结果为 LSIL
   - D. 临床可疑子宫颈癌
   - E. 高危型 HPV52 阳性，细胞学 ASC-US

4. 以下为子宫颈管搔刮指征,**除外**

    A. 细胞学 AGC   B. HPV18 阳性

    C. Ⅲ型转化区   D. 阴道镜下可见高级别病变

    E. 妊娠期

5. 以下为阴道镜下异常所见,**除外**

    A. 厚醋白上皮   B. 粗大不一的镶嵌

    C. 粗大血管   D. 快速出现并持续的醋白反应

    E. 子宫颈腺囊肿

6. 宫腔镜检查的适应证为

    A. 超声检查显示宫内占位病变   B. 异常子宫出血

    C. 宫内节育器异常   D. 不孕症

    E. 以上均是

7. 下列哪项属于宫腔镜检查手术中最常见的并发症

    A. 气体栓塞

    B. 感染

    C. 灌流介质过量吸收-体液超负荷综合征

    D. 子宫穿孔

    E. 出血

8. 下列选项中,诊断子宫内膜异位症的最佳依据是

    A. 进行性痛经,子宫后方可及痛性结节   B. CA125 测定值升高

    C. 超声检查   D. 宫腔镜检查

    E. 腹腔镜检查并做组织活检

9. 下列情况,**不适宜**行腹腔镜检查或治疗的是

    A. 双侧卵巢肿大   B. 青春期前卵巢肿大

    C. 绝经后卵巢体积增大   D. 一侧卵巢巨大囊性肿瘤

    E. 生育期口服避孕药期间卵巢肿大

【A2 型题】

10. 56 岁女性,绝经 6 年,细胞学检查 AGC-NOS,HPV16 阳性,转诊阴道镜检查,**不正确**的是

    A. 询问病史,了解既往史,签订知情同意   B. 仅观察子宫颈

    C. 评估子宫颈暴露是否充分   D. 碘试验非必需,是必要时的补充

    E. 需要 ECC

二、简答题

1. 简述胎儿镜治疗的常见并发症有哪些。

2. 简述什么是胎儿镜治疗。

3. 简述阴道镜检查的适应证和禁忌证有哪些。

4. 简述阴道镜检查的重要步骤有哪些。

5. 简述宫腔镜的操作步骤有哪些。

6. 简述宫腔镜检查的适应证有哪些。

7. 腹腔镜检查的绝对禁忌证及相对禁忌证有哪些?

8. 腹腔镜检查的适应证有哪些?

参考答案

一、选择题

【A1 型题】

1. C 2. B 3. A 4. E 5. E 6. D 7. D 8. E 9. D

【A2 型题】

10. B

二、简答题

1. 简述胎儿镜治疗的常见并发症有哪些。

答：①母体并发症,如出血、羊水渗透、感染、胎膜早破、流产、早产等;②胎儿并发症,如一胎或两胎的宫内死亡、假性羊膜带综合征、胎儿躯(肢)体灼伤等。

2. 简述什么是胎儿镜治疗。

答：胎儿镜是用直径 2nm 左右的光纤内径,以套管针从孕妇腹壁穿刺,经过子宫壁进入羊膜腔,观察胎儿形态或行胎儿活组织检查以及对胎儿进行宫内治疗的方法。

3. 简述阴道镜检查的适应证和禁忌证有哪些。

答：有以下情况需要转诊阴道镜:HPV16 或 18 型阳性;高危型 HPV 持续阳性;高危型 HPV 阳性伴子宫颈细胞学检查 ASC-US;子宫颈细胞学检查≥LSIL;肉眼见子宫颈溃疡、肿块或可疑子宫颈癌;不能解释的下生殖道出血、异常阴道排液等;外阴、阴道可疑病变;子宫颈锥切术前确定切除范围,子宫颈癌术前评估病灶累及范围;子宫颈、阴道及外阴病变治疗后随访。

阴道镜检查无绝对禁忌证,妊娠期禁止子宫颈管搔刮或取样。

4. 简述阴道镜检查的重要步骤有哪些。

答：阴道镜检查的重要步骤如下:①评价和记录阴道镜检查的指征和既往史,避孕措施,妊娠状态,绝经状态,子宫切除状态,吸烟史,HIV 状态,HPV 疫苗接种状况等。获得患者知情同意。②观察子宫颈:在避免患者不适的前提下充分暴露子宫颈,观察子宫颈全貌,用绿色滤光镜片并放大 10~15 倍,进一步观察血管变化。③醋酸试验:5% 醋酸棉球浸湿阴道上段和子宫颈表面,作用时间充分(至少 1 分钟),放大观察子宫颈和阴道上段,如果阴道上段有异常,应进一步观察阴道中下段。④碘试验:用 5% 复方碘溶液(Lugol 碘溶液)棉球涂抹阴道上段和子宫颈表面,观察碘染色的情况,如果阴道上段有异常,则应进一步观察阴道中下段。碘试验是醋酸试验必要时的补充。⑤评估并识别异常上皮,确定病变大小、轮廓、形状、位置和范围,根据病史及阴道镜图像决定是否活检及颈管搔刮。在异常部位或可疑病变部位单点或多点活检,按取材部位标记后送病理检查。⑥记录阴道镜所见,描述图像特征,标注活检部位,说明注意事项,形成阴道镜报告。

5. 简述宫腔镜的操作步骤有哪些。

答：①受检者排空膀胱,取膀胱截石位,常规消毒、铺巾,宫颈钳夹持子宫颈,探针了解子宫腔深度和方向,扩张子宫颈至大于镜体外鞘直径半号。接通液体膨宫泵,调整压力,膨宫液膨开子宫,宫腔镜在直视下缓慢插入子宫腔,调整出水口液体流量,使子宫腔内压达到所需压力。②观察子宫腔:先观察子宫腔全貌,子宫底、子宫腔前后壁、双侧输卵管开口,在退出过程中观察子宫颈内口和子宫颈管。③宫内操作:在确诊后可立即施行快速、简单的手术操作,如宫内节育器嵌顿、易切除的子宫内膜息肉、子宫内膜活检等。操作时间较长、较复杂的宫腔镜手术需择期在手术室麻醉下进行。

6. 简述宫腔镜检查的适应证有哪些。

答：①异常子宫出血。②可疑子宫腔粘连及畸形。③可疑妊娠物残留。④影像学检查提示子宫腔内占位病变。⑤原因不明的不孕或反复流产。⑥宫内节育器异常。⑦子宫腔内异物。⑧宫腔镜术后相关评估。⑨子宫内膜癌早期诊断及随访的评估。⑩幼女阴道异物及占位病变的病因检查。

7. 腹腔镜检查的绝对禁忌证及相对禁忌证有哪些。

答：（1）绝对禁忌证：①严重的心脑血管疾病及肺功能不全。②严重的凝血功能障碍。③绞窄性肠梗阻。④大的腹壁疝或膈疝。

（2）相对禁忌证：①盆腔肿块过大。②妊娠>16周。③腹腔内广泛粘连。④晚期或广泛转移的妇科恶性肿瘤。

8. 腹腔镜检查的适应证有哪些?

答：腹腔镜检查的适应证包括：①急腹症（如异位妊娠、卵巢囊肿破裂、卵巢囊肿蒂扭转等）。②盆腔包块。③子宫内膜异位症。④确定不明原因急、慢性腹痛和/或盆腔痛的原因。⑤不孕症。⑥妇产科相关并发症（如寻找和取出异位宫内节育器、子宫穿孔等）。⑦有手术指征的各种妇科良性疾病。⑧子宫内膜癌分期手术。⑨子宫颈癌与卵巢癌腹腔镜手术目前存在争议，经术前全面评估并在患者充分知情前提下，可谨慎选择早期子宫颈癌（病灶直径<2cm）手术治疗、早期卵巢癌全面分期手术或再分期手术以及晚期卵巢癌的术前评分手术。

（孙路明　王新宇　胡丽娜　孙　阳）